肿瘤患者生殖保存

主　编　李长忠　姜　辉

科　学　出　版　社
北　京

内 容 简 介

本书介绍了生殖保存的概念、历史、发展现状及意义，重点介绍了女性生殖保存的指征、伦理学问题及女性生殖保存技术和方法，对女性生殖道恶性肿瘤保留生育功能的治疗及治疗后的生育管理也做了详细的阐述。为保护女性恶性肿瘤患者的生育力免受疾病或放疗、化疗的损伤，患者先进行生殖保存咨询和心理支持，将肿瘤患者卵子或卵巢组织进行体外冷冻保存。肿瘤和肿瘤治疗也会损害男性生育力，书中还介绍了男性肿瘤患者的生育力保护相关内容，介绍了人类精子库这一成熟的技术平台，以及贯穿于男性肿瘤患者整个治疗周期的生育力保护技术和方法。对于恶性肿瘤患者，实施生育力保护是保留生育力的重要环节，临床医生应结合疾病预后和患者的生育意愿，按照不同人群、疾病特点和技术实施时间制订相应的生育力保存策略。

本书适合妇产科、男科、泌尿外科、生殖医学中心专业人士及广大育龄人群等参考阅读。

图书在版编目 (CIP) 数据

肿瘤患者生殖保存 / 李长忠，姜辉主编 . -- 北京：科学出版社，2025. 3. -- ISBN 978-7-03-080703-8

Ⅰ . R169

中国国家版本馆 CIP 数据核字第 2024BV4598 号

责任编辑：王海燕 / 责任校对：张　娟
责任印制：师艳茹 / 封面设计：牛　君

科 学 出 版 社 出版

北京东黄城根北街 16 号
邮政编码：100717
http://www.sciencep.com

北京中科印刷有限公司印刷
科学出版社发行　各地新华书店经销

*

2025 年 3 月第　一　版　　开本：787×1092　1/16
2025 年 3 月第一次印刷　　印张：12　彩插：8
字数：297 000

定价：118.00 元
（如有印装质量问题，我社负责调换）

《肿瘤患者生殖保存》编写人员

主　编　李长忠　姜　辉

副主编　石玉华　田　莉　姚吉龙

编　者　（按姓氏笔画排序）

王　芳　内蒙古自治区人民医院

王桂泉　厦门大学附属妇女儿童医院

邓　敏　广东省人民医院

邓伟芬　深圳恒生医院

石玉华　南方医科大学南方医院

田　莉　北京大学人民医院

刘德高　北京大学深圳医院

孙　艳　福建省妇幼保健院

孙小单　吉林省肿瘤医院

苏田田　北京大学人民医院

李　萍　厦门大学附属妇女儿童医院

李长忠　北京大学深圳医院

李爱华　山东第一医科大学附属聊城医院

杨　卓　辽宁省肿瘤医院

杨　沫　首都医科大学附属北京朝阳医院

余志英　深圳中山妇产医院

余颖娟　北京大学深圳医院

宋宇仪　首都医科大学附属北京朝阳医院

张　旸　首都医科大学附属北京朝阳医院

张　燕　武汉大学人民医院

张金玲　深圳市人民医院

陈士岭　南方医科大学南方医院

林燕莺　福建省妇幼保健院

金　平　深圳市妇幼保健院

赵　烨　山西医科大学第一医院

姜　辉　北京大学第一医院

姚吉龙　深圳市妇幼保健院

唐文豪　北京大学第三医院

黄卓敏　深圳市妇幼保健院

鹿　群　首都医科大学附属北京朝阳医院

曾薇薇　深圳市妇幼保健院

潘　烨　首都医科大学附属北京朝阳医院

秘　书　余颖娟　刘德高

主编简介

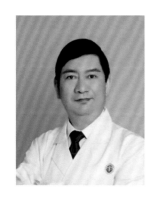

李长忠　医学博士，主任医师，北京大学深圳医院妇产中心主任、妇产科教研室主任。北京大学教授，山东大学、山东第一医科大学、山东中医药大学博士研究生导师，北京大学、深圳大学、南方科技大学、汕头大学硕士研究生导师。至今培养硕士64人，博士21人，博士后2人。曾到美国梅奥诊所（Mayo Clinic）、约翰·霍普金斯医院（Johns Hopkins Hospital）、安德森（M.D.Anderson）癌症中心担任高级访问学者。担任中国抗癌协会生育力保护专业委员会主任委员，中华预防医学会生育力保护分会副主任委员，全国卫生产业企业管理协会妇科智能诊疗分会副会长，中国优生优育协会妇产专业委员会副主任委员，中国性学会妇产科分会副主任委员，中国抗癌协会理事会理事，中国抗癌协会宫颈癌专业委员会常委，山东省医师协会妇科微创医师分会前任主任委员，广东省卫生经济学会妇产科分会副会长，广东省医学会机器人外科学分会妇科学组副组长，深圳市妇科临床质量控制中心主任，深圳市医学会妇产科专业委员会候任主任委员，深圳市阴道镜与宫颈病理学分会主任委员等。担任《现代妇产科进展》《中国计划生育与妇产科》《山东第一医科大学（山东省医学科学院）学报》编委。

从事妇产科工作30余年，擅长诊治各种妇科良恶性肿瘤、宫颈病变、子宫内膜异位症等疾病。精通开腹手术、腹腔镜微创手术、经阴道手术等各种手术类别。被评为2019年度山东省有突出贡献的中青年专家，2021年深圳市地方级领军人才，第十三批"济南专业技术拔尖人才"，2023年度人民好医生（妇产科）·特别贡献奖，山东大学优秀教师，第一届山东省立医院（集团）"十佳青年医师"，获得首届山东省立医院"诚仁科研奖励基金"等。

作为项目负责人承担国家重点研发计划1项，国家自然科学基金面上项目1项，其他国家级课题2项，省部级课题3项。先后发表学术论文100余篇，核心期刊论文60余篇，SCI收录期刊论文40余篇。主编和主译学术论著2部。发明专利多项。在多个医学平台及电视平台等宣传科普妇产科知识，在生育力保护方面有独到见解。

主 编 简 介

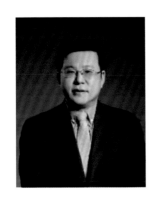

姜辉 医学博士，主任医师、二级教授，博士生导师，北京大学第一医院党委书记，我国著名男科学和性医学专家，享受国务院政府特殊津贴。长期以来为推动中国男科快速发展及走向国际做出了巨大贡献，更是大众男性生殖健康科普教育和健康促进方面的中国领军人物。担任亚太性医学会候任主席，中国妇幼健康研究会副会长，中华预防医学会生育力保护分会主任委员，北京健康教育协会副会长，北京医学会男科学分会候任主任委员，北京医学会生殖医学分会副主任委员。担任《中国性科学》杂志主编，*Asian Journal of Andrology*《中国男科学杂志》《中国生育健康杂志》《中国医院院长》《中国医院管理》等杂志副主编，《中国计划生育学杂志》常务编委和《生殖医学杂志》编委等。

姜辉教授是首批国家健康科普专家，国家辅助生殖技术评审专家库核心专家，国家药监局医疗器械分类技术委员会专家。先后发表学术论文200余篇，主编和参编学术论著10余本，出版科普专著10本，先后获国家基金委重大项目课题、科技部重点研发计划、国家自然科学基金、北京市卓越计划等20多个项目经费支持。先后获得中华医学科技奖、教育部科技成果奖、中华预防医学会科技奖、华夏医学科技奖和全国妇幼健康科技奖等7项省部级科技奖，在教学领域获得2022年高等教育（研究生）国家级教学成果奖一等奖，并获得"全民科学素质工作先进个人"称号。

前　言

生育问题不仅关乎每个家庭的幸福和谐，也是社会发展的重要组成部分。近年来人类生育力呈下降趋势，生育问题已成为继肿瘤与心脑血管疾病之后困扰人类的第三大健康问题。生殖健康与生育力保护逐步成为临床医生经常面临的问题和社会关注的焦点。

随着肿瘤治疗技术的不断发展，恶性肿瘤患者的生存率不断提高，但在杀灭癌细胞、拯救患者生命的同时，也不可逆转地损伤了女性的卵母细胞及男性的精子，造成育龄女性的不孕、早绝经及男性生育力下降。2022年，中国新发癌症患者人数为482.47万，且越来越呈现发病年轻化的趋势，为这些患者提供及时的生育力保护（保存）咨询并选择适合的治疗方式非常重要。

与此同时，生育力保护（保存）方法技术正在飞速发展，女性生育力保护从传统的胚胎冻存、卵母细胞冻存，到新技术卵巢组织冻存，卵母细胞体外成熟等，给患者带来更多选择、更多希望。而男性生育力保护技术亦更加成熟，且拥有人类精子库这一规范的技术平台。当患者的疾病治疗对生育力有影响时，医生有责任告知患者生育力保护的方法。本书将概述男性与女性生育力保护（保存）的主要方法及进展，为育龄期女性及男性恶性肿瘤患者提供更多、更合适的生育力保存方法，不断促进肿瘤生殖学的进展，满足肿瘤患者的生育需求，提高生育力保存医疗服务质量。

当前我国生育力保护既面临重大挑战，也迎来重大发展机遇。国际生育力保护领域取得突破性成果，为我国提供了技术借鉴与经验参考，将进一步推动我国生育力保护体系的完善。我国已将保障生殖健康作为重大民生工程纳入国家发展战略，我们应当抓住机遇，克服困难，凝聚一批有志于人类生育力保护研究的跨领域、跨学科优秀人才，推动多学科联合诊疗及跨区域转诊的有效协作，开创我国生育力保护的新局面，为生殖健康事业做出贡献。

李长忠

中国抗癌协会生育力保护专业委员会主任委员

中华预防医学会生育力保护分会副主任委员

中国优生优育协会妇产专业委员会副主任委员

中国性学会妇产科分会副主任委员

深圳市阴道镜与宫颈病理学分会主任委员

目　　录

第1章

绪　论

在现代医学发展的时代背景下，人类不仅可以延长寿命，也能有效应对各种疾病的挑战。然而许多疾病、医疗过程及意外事故，会使人类的生殖能力受到严重威胁。生殖保存是指使用药物、手术或辅助生殖技术等方法，为存在不孕不育风险的成人或特殊人群提供帮助，保护其生殖内分泌功能，并获得遗传学后代。

生殖保存的应用范围非常广泛。对于女性来讲，各种盆腔及宫腔手术可能造成瘢痕子宫、宫腔粘连，降低妊娠安全性；卵巢肿瘤的剥除、电凝止血、输卵管切除等会影响卵巢血供，降低卵巢储备，甚至造成早发性卵巢功能不全；随着医疗水平的提高，许多年轻女性肿瘤患者的生存期延长，但是大剂量的放疗或化疗使得生殖功能明显减退甚至丧失。此外，炎症、自身免疫性疾病、遗传、外伤、精神心理因素等也影响着女性的生殖健康，这使得越来越多的女性希望可以保存生育功能或内分泌功能。男性生育力保存（male fertility preservation，MFP）是指通过冻存男性精子或睾丸组织，以期预防未来生育风险，并借助辅助生殖技术（assisted reproductive technology，ART）最终达到生育的目的，适用于有生殖保存需求的男性和有不育风险的人群，为男性在接受可能影响生育力的治疗或暴露前保存生育力，最大限度地降低无可用精子的风险。

因此，生殖保存对于保护人类的生殖能力和生育力具有重要意义。为解决这一问题，生殖保存技术应运而生，旨在保护个体的生育力，使其在需要时能够获得健康的后代。随着医学技术的不断发展和人们对生殖健康的关注度提高，生殖保存成为一个备受关注的话题。本书将重点探讨生殖保存的意义、方法与挑战，并对其未来发展进行展望。

一、生殖保存的发展

生殖保存的历史可追溯到19世纪末和20世纪初，最初的研究是关于动物冷冻和复苏的实验，这些实验为后来的人类生殖保存技术的发展奠定了基础。1986年美国第一例人类精子冷冻案例被报道，自此以后，该技术得到了广泛应用，并逐渐发展成为一项成熟的辅助生殖技术。随着技术的不断发展，生殖保存的方法也在不断改进和完善。目前，许多国家和地区的医疗机构已经开始为肿瘤患者提供生殖保存服务，其中包括精子冷冻、卵子冷冻、卵巢冷冻、睾丸冷冻、胚胎冷冻、卵巢移植等技术，子宫移植仅在少数技术先进的国家开展。

在我国，生殖保存的需求仍未得到广泛关注，卵巢组织冷冻保存仅在个别机构实验性地开展，尚无统一的标准化流程和评价体系，但生殖保存理念日益得到重视。自2006年美国临床肿瘤学会（American Society of Clinical Oncology，ASCO）与美国生殖医学学会（American Society for Reproductive Medicine，ASRM）联合发表肿瘤患者生育力保存指南以来，英国、澳大利亚、日本等国先后发布了生殖保存指南，旨在通过生殖保存技术为肿瘤等疾病康复者的生育需求和生殖健康提供保障和希望。2020年5月我国首次发布了《中国女性肿瘤患者生育力保护及保存专家共识》，其后中国医师协会生殖医学专业委员会、中华医学会生殖医学分会先后推出了中国男性生育力保存专家共识及生育力保存中国专家共识等，我国生殖保存领域进入了新时期。

二、肿瘤患者生殖保存现状

对于肿瘤患者，生殖保存技术的应用历史相对较短。在过去的30年中，年轻的恶性肿瘤患者获得了较高的生存率，甚至达到了80%～90%，但手术及放化疗是把双刃剑，在治疗肿瘤的同时，也可能给患者带来生育及生殖内分泌功能的丧失，越来越多的患者关心并咨询生殖保存相关问题。

肿瘤患者生育力损伤或丧失可以来自肿瘤和手术本身，也可以来自化疗、放疗及其他治疗对卵巢的毒性作用，放化疗可严重损害卵巢功能。化疗药物直接作用于卵巢颗粒细胞，诱导细胞凋亡；通过神经酰胺、Bax和Caspases介导卵母细胞染色体断裂及细胞质分裂，导致卵母细胞凋亡；可通过PI3K/PTEN/AKT信号通路，导致卵巢储备功能下降；并可通过损伤卵巢基质细胞，导致卵巢间质纤维化。有研究发现约1/3的女性患者在放化疗后卵巢功能衰竭（Meuleman et al.，2018）。卵母细胞和卵巢基质对放疗高度敏感，可诱导卵母细胞凋亡，导致原始细胞池耗竭；放疗还可诱导卵泡闭锁、加速卵泡凋亡，并导致卵巢血管损伤和间质纤维化发生。因而，保留生育功能的策略应是癌症治疗计划的一部分。

目前妇科肿瘤患者现行生殖保存方法如下。

（1）卵子及胚胎冻存：胚胎冻存是最为成熟的保留生育功能的方法，妊娠的累积成功率可高达60%（Liu et al.，2020）。但该技术不适于儿童及单身女性。该技术需要2～4周促排时间，以获取卵母细胞，这将会延迟癌症治疗，不适用于已开始化疗或恶性度高的肿瘤患者及对激素敏感的癌症患者，而卵母细胞冷冻保存及解冻技术尚不成熟（Ohara et al.，2022），临床应用局限。

（2）卵巢组织的冻存与移植：通过腹腔镜获得卵巢皮质进行冷冻，待肿瘤治疗完成后，再将冻存组织移植到患者体内，但该技术尚不成熟，冷冻是否存在损伤及移植缺血再灌注损伤等问题尚不清楚。Dolmans首次报道将卵巢组织移植后获得妊娠，但卵巢组织移植后试管婴儿成功率较低。

（3）垂体降调节对卵巢功能的保护：患者注射长效促性腺激素释放激素激动剂（gonadotropin-releasing hormone agonist，GnRHa）后2周左右会出现垂体降调节状态，导致卵巢缺乏促性腺激素刺激，处于静止状态，无卵泡募集、生长与排卵。

GnRHa可强效抑制性腺，被认为具有保护卵巢，避免化疗毒性的作用。一项前瞻性多中心研究显示，281名年轻乳腺癌患者于化疗前使用GnRHa，一年后卵巢早衰发生率低于未使用组，但也有不同的结论（Bertolino et al.，2019）。2018年ASCO对生育力保存指南更新建议：垂体降调节不能作为一种确切的生育力保存方法，原因是目前垂体降调节对卵巢的保护作用尚存在争议。在不具备辅助生殖技术或卵巢组织冷冻与移植技术的情况下，或者患者拒绝生育力保存的情况下，可考虑使用降调节方法减少放化疗对卵巢功能的影响。

（4）卵巢移位：作为保留卵巢功能的手术，将正常卵巢移位至盆腔放射野外，是避免术后卵巢放射损伤的有效方法。卵巢移位术适合于恶性肿瘤可能需要接受盆腔放疗，并有保留卵巢生理和生育功能的患者，建议年龄小于35岁、性激素水平正常者实施。但卵巢功能衰退、卵巢转移风险较高的患者是卵巢移位术的禁忌证。

男性肿瘤患者生殖保存的相关研究表明化疗药物可杀伤各级生精细胞，使男性精子数量减少和（或）精子活力下降，严重者可导致不育（Matsubayashi et al.，2018）。如何避免化疗所致生精功能损伤一直是人们研究的热点及难点。

对于化疗所致生殖功能保护的研究有以下几种。

（1）药物和细胞保护：激素类药物如GnRHa及GnRH抑制剂和雄激素拮抗剂、维生素C及维生素E等抗氧化剂等，可能会减轻化疗药物对性腺的损害，但目前未在临床开展。

（2）化疗前冷冻精液：目前临床应用最多，由于精液冷冻储存技术的提高，以及生殖医学技术如体外受精技术的发展，大大提高了冷冻后精子的受孕率。

（3）生精干细胞移植：目前正在研究阶段，随着研究的深入，该技术可能成为生殖保存的一种较好方法。

总之，肿瘤患者生殖保护已从理论关注上升至实验研究及临床实践阶段，采取行之有效且安全性高的生育保护方案既是年轻肿瘤患者的迫切需求，也是肿瘤学家和生殖学家面临的紧迫问题，因而需要肿瘤学家和生殖学家的密切合作研究。

三、当前生殖保存技术和存在的问题

目前，生殖保存技术已经广泛应用于辅助生殖技术中，包括卵母细胞冻存、卵母细胞体外成熟培养（in vitro maturation，IVM）、体外授精（in vitro fertilization，IVF）、卵胞质内单精子注射（intracytoplasmic sperm injection，ICSI）、胚胎冷冻、卵巢组织冻存、卵巢移植、子宫移植等，IVF和ICSI技术已经成为治疗不孕不育症和其他生殖问题的重要手段。对于未成熟卵母细胞获取，可通过直接卵巢穿刺或GnRHa短暂刺激后取卵获得。未成熟卵母细胞可先冻存，待使用时进行成熟培养，或体外培养成熟后进行玻璃化冷冻保存。而卵巢组织的冷冻与移植国际上尚无统一的标准，主要适用于年轻、疾病预后好、卵巢储备功能良好、先前未接受过化疗或放疗、抗肿瘤治疗后早发性卵巢功能不全（premature ovarian insufficiency，POI）发生风险高于50%的患者。移植时间需要与患者充分沟通，一般选择原发病完全缓解，距放化疗结束时间至少3～6个月。

对于男性患者，生殖保存技术应用相对较晚，但随着男性肿瘤治疗技术的不断发展和改善，越来越多的男性肿瘤患者能够在治疗过程中保存生殖能力。男性生育力保存采用何种方法取决于患者性成熟和睾丸发育程度。成人首选精子冷冻保存，对于青春期前儿童可通过手术获取的未成熟睾丸组织进行冷冻保存。精子冷冻是男性生殖保存的成熟

技术,但未成熟睾丸组织冷冻保存仍在实验阶段,其临床价值未获证实。近年国内男性生殖保存领域取得重要进展,已建立超细麦管和超薄片法等冻融稀少(单)精子体系,并出生了健康子代,这些技术的发展为男性不育患者,尤其是严重少、弱、畸形精子症患者带来了福音。

生殖保存技术主要涉及冷冻的生殖细胞或组织得以长期保存,冷冻技术通过降低温度来减缓生物过程,并使用特定的保护液来保护生殖细胞和组织免受冷冻和解冻过程的损伤。冷冻组织的保存时间取决于技术和设备的先进程度和特定情况。因此,生殖保存在技术层面也存在一些挑战。首先,保存生殖细胞和组织需要适当的设备和专业知识,这限制了其在全球范围内的普及。其次,冷冻技术尚存在一定的风险,如细胞和组织的冷冻和解冻过程可导致细胞结构损伤等。

四、生殖保存涉及的其他问题

生殖保存的研究和应用涉及多个学科领域,包括生物学、医学、化学、物理学、心理学、医学伦理等。其中,生物学是最为基础的学科领域,为生殖保存提供了基本理论和方法,通过维护基因组、配子发生和受精过程的完整性,确保生殖健康和种群延续过程;医学为生殖保存提供了临床应用和实际操作技术,通过各种医疗手段,如药物治疗、手术干预、辅助生殖技术等,帮助患者达成生育愿望,并维护生殖健康;生殖保存主要通过使用化学物质实现,包括激素替代物、药物、抗氧化剂和其他化合物等,在此过程中,也离不开温度控制、辐射防护和磁场控制等。另外,生殖保存过程也需要心理干预,包括心理咨询和心理治疗等,同时应尊重患者的自主权和尊严,确保患者获得安全和有效的医疗服务,并避免任何形式的歧视和虐待。

当前,生殖保存技术也面临如下一些限制。

(1)成功率:生殖保存技术的成功率受到年龄、健康状况、治疗方案、医疗机构等诸多因素的影响。

(2)费用:生殖保存技术的费用较高,一些低收入家庭可能无法承担。

(3)可及性:一些生殖保存技术在一些地区或医疗机构中无法开展。

(4)伦理问题:一些生殖保存技术可能存在伦理和法律限制。

五、生殖保存未来的发展方向

随着科学技术的不断进步,生殖保存技术有望迎来更好的发展。新兴的技术和创新方法,如卵巢及睾丸组织冷冻和细胞再生技术,为更多个体提供了希望。此外,未来的研究将关注改进冷冻和解冻过程,以减少技术本身造成的损伤,提高保存效果。生殖保存技术的发展将为更多需要保护生育力的个体提供更广阔的选择和机会。

生殖保存技术未来的发展方向可能包括以下几个方面。

(1)创新技术的应用:如干细胞研究、再生医学和基因编辑等新兴技术的发展将为生殖保存带来新的突破。通过应用这些创新技术,个体的生殖细胞或组织有望得到更好的保存和利用。

(2)个性化医学的发展:随着个性化医学的不断发展,生殖保存技术也将向更为个体化和精细化方向发展,根据个人的具体情况和需求,出现更多定制化的生殖保存方案。

（3）社会伦理问题的关注：随着生殖保存技术的广泛应用，社会伦理问题也日益突显。如何平衡个体的自主决策权和科学技术的合理应用，如何处理保存期限和使用权限等问题，都需要进一步深入研究和探讨。

（4）提供教育和信息：随着时间的推移，人们对生殖保存技术的认可和社会接受度可能会逐渐提高。在生殖保存技术推广过程中，提供准确的教育和信息非常重要。个体应该全面了解生殖保存技术的优点、局限性和风险，并在明确自身需求的基础上作出决策。

（5）政策和法律支持：为了保护个体的权益和规范生殖保存技术的应用，相应的政策和法律支持是必不可少的。应注意加强立法工作，确保个体在使用生殖保存技术时受到适当的保护和监管。

总之，生殖保存技术的出现为那些可能失去生育力的个体带来了希望和安慰。它不仅能够保护个体的生殖能力，还能够实现他们的家庭构建愿望。生殖保存是一个非常重要的医学领域，它对于保护人类的生殖能力和生育力具有重要意义。随着科学技术的发展，相信生殖保存的技术和方法将会不断改进和完善，为人类带来更多的福祉。尽管生殖保存技术面临一些挑战和限制，需要进一步研究和改进，但生殖保存技术在未来将扮演更为重要的角色。随着人们对生殖健康的重视和对个体自主决策权的认可，生殖保存技术将逐渐成为一项常规的医疗选择。

（李爱华　李长忠　刘德高　余颖娟　王　芳）

参考文献

梁晓燕，方丛，李晶洁，等，2020. 中国女性肿瘤患者生育力保护及保存专家共识［J］. 中国肿瘤临床，47（5）：217-221.

王毓斌，陈斌，汪铮，2008. 精原干细胞移植现状和应用前景［J］. 中华男科学杂志，14（7）：635-639.

姚元庆，2013. 肿瘤患者生育功能保护的研究现状［J］. 解放军医学院学报，34（8）：797-798.

中国妇幼保健协会生育力保存专业委员会，2021. 女性生育力保存临床实践中国专家共识［J］. 中华生殖与避孕杂志，（5）：383-391.

中国医师协会生殖医学专业委员会，2021. 中国男性生育力保存专家共识［J］. 中华生殖与避孕杂志，（3）：191-198.

中华医学会生殖医学分会，2021. 生育力保存中国专家共识［J］. 生殖医学杂志，30（9）：1129-1134.

Barrett J，2022. Fertility preservation for transgender individuals［J］. Reprod Fertil，3（2）：C11-C13.

Bertolino E，Fabbri L，Deiana M，et al.，2019. Reproductive preservation：current techniques and future prospects［J］. Fertil Steril，112（5）：1137-1145.

Del Mastro L，Boni L C，Michelotti A，et al.，2011. Effect of the gonadotropin-releasing hormone analogue triptorelin on the occurrence of chemotherapy-induced early menopause in premenopausal women with breast cancer：a randomized trial［J］. JAMA，306（3）：269-276.

Dolmans M M，Donnez J，Camboni A，et al.，2009. IVF outcome in patients with orthotopically transplanted ovarian tissue [J]. Hum ReprodHum Reprod, 24 (11): 2778-2787.

Dolmans M M, Hossay C, Nguyen T Y T, et al., 2021. Fertility preservation: how to preserve ovarian function in children, adolescents and adults [J]. J Clin Med, 10 (22): 5247.

Fabbri L, Bertolino E, Deiana M, et al., 2019. Reproductive preservation: a review of current techniques and future prospects [J]. Fertil Steril, 112 (5): 1137-1145.

Liu H C, Xie Y, Deng C H, et al., 2020. Stem cell-based therapies for fertility preservation in males: current status and future prospects [J]. World J Stem Cells, 12 (10): 1097-1112.

Micu R, Petrut B, Zlatescu-Marton C, et al., 2017. Current strategies and future perspectives in fertility presenvation for cancer patients. [J] J BUON. 22 (4): 844-852.

Meistrich M L, Shetty G, 2003. Inhibition of spermatogonial differentiation by testosterone [J]. J AndrolJ Androl, 24 (2): 135-148.

Meuleman N, Vermeulen N, Dunselman G, et al., 2018. Fertility preservation in patients with hematological malignancies: ESMO Clinical Practice Guidelines for diagnosis, treatment and follow-up [J]. Annals of Oncology, 29 (5): 44-50.

Ohara T, Kuji S, Takenaga T, et al., 2022. Current state of fertility preservation for adolescent and young adult patients with gynecological cancer [J]. Int J Clin Oncol, 27 (1): 25-34.

Osterberg E C, Ramasamy R, Masson P, et al., 2014. Current practices in fertility preservation in male cancer patients [J]. Urol Ann, 6 (1): 13-17.

Sonmezer M, Oktay K, 2006. Fertility preservation in young women undergoing breast cancer therapy [J]. Oncologist, 11 (5): 422-434.

Suzuki N, Yoshioka N, Takae S, et al., 2015. Successful fertility preservation following ovarian tissue vitrification in patients with primary ovarian insufficiency [J]. HUM REPRODHum Reprod, 30 (3): 608-615.

Wallace W H, Anderson R A, Irvine D S, 2005. Fertility preservation for young patients with cancer: who is at risk and what can be offered? [J]. Lancet OncolLancet Oncol, 6 (4): 209-218.

第2章

生殖保存的概念

第一节　生殖保存的历史与发展

一、生殖保存的历史及背景

（一）生育力保护的发展背景

2006年，国际上实现了世界首例女性肿瘤患者胚胎的医学临床冻存；同年9月，国际生育力保护协会（International Society for Fertility Preservation，ISFP）成立，标志着生育力保护从理论探索到实践运用的开始。2007年，Woodruff首次提出肿瘤生殖学（oncofertility）的概念。2019年5月18日，中华预防医学会生育力保护分会（Chinese Society on Fertility Preservation，CSFP）在北京成立；同年7月15日，国务院印发《关于实施健康中国行动的意见》，提出实施妇幼健康促进行动，促进生殖健康，维护生命周期健康。随着2015年10月党的十八届五中全会提出实施全面二孩政策，有研究提出，可以以2015年为标志，将我国的生育力保护的发展分为两个阶段：第一阶段（2006～2015年）为生育力保护的实验探索和科普推进阶段；第二阶段（2016年至今）为生育力保护的临床实践和运用转化阶段。

（二）肿瘤患者生育力保护的发展背景

近20年来，肿瘤发病率呈上升趋势，育龄期患者占比逐年增加。以妇科恶性肿瘤为例，据统计，全球每年15～40岁女性新发卵巢恶性肿瘤约38 500例，其中育龄期占12%，70%以上年轻患者有生育意愿。基于上述背景，2007年，Woodruff首次提出"肿瘤生殖学"的概念，作为肿瘤学与生殖医学交叉整合的新兴学术领域，由内科或外科肿瘤学家、生殖内分泌学家、遗传学家、围生医学专家和心理学家共同组成研究团队，制订治疗策略，在保证疾病治疗的前提下更加有效保护恶性肿瘤放化疗患者的生育力，实现延长生命和保存生育力的平衡。

二、生殖保存相关概念

（一）生育力

1. 生育力的定义   生育力指成年男性或女性所具有的生育子女的生理能力。女性的生育力自15岁开始，历时30年，高峰年龄在25岁，生育力随年龄增长自然下降，35岁生育力下降50%，38岁减少到25%，40岁以上不足高峰年龄的5%，随着绝经的到来女性生育力终止。人类生育力易于受内外环境因素的影响，女性的实际生育力远低于生理生育力。据估计，全球10%～15%的育龄夫妇受到不孕不育的困扰。我国的不孕不育发病率亦呈现持续上升的趋势。调查显示，育龄人群中不孕不育夫妇所占比例2009年为12.5%，1988年仅为6.89%。

2. 女性生育力的定义   女性生育力包含广义的生育力和狭义的生育力。广义的女性生育力是指女性生育后代的能力，女性生育力受到政治、经济和社会因素的影响，通常采取人口学的数据评估方式来评判生育力。人口学生育力评估包括生育率、生育年龄和妊娠年龄。

狭义的女性生育力是指女性个体本身配子产生、受精和胚胎着床，以及成功妊娠并维持妊娠的能力，是指女性个体生育后代的能力，是从生理学的角度探讨女性生育的能力。关于女性生育力的理解和评估主要分为卵巢及对卵巢功能的评估、子宫及对子宫生理状态的评估。卵巢是卵泡发育的场所，也是女性卵母细胞产生和成熟的场所。当卵泡发育成熟时，卵母细胞排出，在输卵管内与精子结合，成功受精后形成胚胎，在子宫腔内种植并逐渐发育至成熟的胎儿直至分娩。这才完成女性生育的全过程。在这个过程中，各个环节和器官相互作用，其中卵巢功能直接影响到女性的生殖内分泌和配子发生，而子宫作为胎儿孕育的场所也起着不可替代的重要作用。

3. 男性生育力的定义   男性生育力是指人群中育龄男子能够使其配偶在一定时间（月经周期）内自然妊娠的能力或概率。世界卫生组织（WHO）的数据表明，正常夫妇有规律性生活而不避孕12个月内的受孕概率约为85%，24个月内为93%～95%。胎儿的娩出是评价男性生育力的终极目标。国际上公认采用"受孕时间（time to pregnancy，TTP）"研究方法，以配偶妊娠作为评价男性生育力的"金标准"对男性生育力进行评价，即观察育龄夫妇不避孕而获得妊娠所需时间及后续影响因素分析。

妊娠等待时间在使用时是有一定限制的，实际评估的是一种生物学功能。然而，实际情况比这个生物学概念复杂很多，女方12个月内妊娠只是评估生育力的一个间接方法。有一部分男性的生育力没有包括在内，因为可能进行了避孕的性交而不能检测生育力。第二个潜在的问题是，男性的生育力和其使配偶妊娠的可能性不完全直接相关，生育力还取决于其配偶的生殖能力和生育机会。传统男性"有生育力"的标准是至少能生育一个孩子，但这个标准是有缺陷的，因为一些严重的弱生育力男性有时也会有孩子，只是更难一些。因此，从这方面考虑，12个月使配偶妊娠的标准限制了可育男性的范围，将更多弱生育力男性排除在外，从而更加接近正常生物学功能的概念。

（二）生育力保存与保护

1.生育力保存与保护的定义　生育力保存（fertility preservation）是指使用手术、药物或实验室技术对存在不育风险的成人或儿童提供帮助，保护和保存其产生遗传学后代的能力。

2006年以来，虽然"生育力保护"概念已经形成，但无论是专业技术研究，还是理论基础研究，我国学者大多使用的是"生育力保存""生育力保留""保护生育力"等名称，并无统一约定的说法。2014年北京大学第三医院生殖医学中心乔杰发表的《生育力保护与妇科恶性肿瘤治疗后患者的辅助生育问题》一文中首次使用"生育力保护"一词。这与"生育力保护"概念形成不久，国内对生育力保护还处于探索尝试阶段有关，反映出人们对"生育力保护"概念的初始认识，主要集中在生育力保存及其保存技术上，对生育力保护的认识不深，也说明生育力保护的概念没有塑造定型，在发展演变中。

生育力保护是生殖医学领域一门新兴崛起的分支学科，医学及人口学历史上并无生育力保护概念的说法。生育力保护产生的起因是随着肿瘤等重症患者发病年轻化趋势及其生存率的提高，人们对生育力的延续保护产生需求，在人类辅助生殖技术快速进步的基础上，生育力的保存在技术层面得以实现，并扩展到其他有需求的人群，由此形成了生育力保护的概念。生育力保护最初的概念是运用辅助生殖技术中的深低温冻存技术，对肿瘤等重症患者开展实施生育力的保存，如对女性的胚胎、卵母细胞等，以及男性的精子等进行冷冻冷存，形成生育力保护技术。生育力保存是生育力保护的初始概念，生育力保护的英文名称为"fertility preservation"，"preservation"一词在英语中就有保护、保存、储存、维护、保养等多重意涵。

2.女性生育力保护定义　如前所述，生育力是指男女双方通过性交产生后代的能力，包括女性排卵、性交受精、胚胎发育和妊娠分娩等环节，这些过程均在体内完成，是自然的生命活动。女性生育力是特指女性能够产生卵母细胞、受精并孕育胎儿的能力，即女性成为母亲的潜力。

影响女性生育力的因素包括年龄、不良的生活方式（如吸烟、喝酒、熬夜等）、不良的生育行为（如多次人工流产导致流产后并发症）、精神因素及肿瘤相关的放疗和化疗等。

女性生育力保护就是指对上述可能引起女性生育力下降的各种因素采取早防早治及一些特殊的保护或保存措施，使这些存在不孕风险的成人或儿童能够保护其生殖内分泌功能或保存生殖潜能，以达到产生遗传学后代的能力。潜在的生育力保护对象不仅包括病患人群，还包括有生育需求的健康人群。虽然影响生殖健康的因素复杂、种类繁多，但有一些生殖健康问题是可以预防和避免的。

保护生育力首先要做好预防，维护生殖健康。保护生育力：一要做到强身健体，养成良好的生活工作习惯，生活中戒烟、戒酒，避免熬夜，合理饮食，工作中舒缓精神压力，如果经常接触一些有毒或者放射性物质要严格防护；二要洁身自爱，养成良好的卫生习惯，按时接种一些必要的疫苗来预防危害生育力的传染性疾病；三要正确采取避孕措施，避免反复流产，选择合适的生育时机。

对有生育需求的患病人群采取保护生育力的手术和药物治疗是生育力保护的第二项措施。随着新型化疗药物的出现、放化疗方案的改进及癌症早期诊断率的提高，儿童及年轻患者的生存率大幅度提高，使大部分青春期和育龄期的癌症患者有望生育。因此，保护这部分患者的生育力，选择合适的个体化治疗方案，是目前面临的重要课题。

不孕不育人群和特殊人群如癌症患者、特殊职业人员，应及时向医疗单位寻求医疗咨询服务，采用生育力保护和保存技术，制订个性化的生育力保存方案。

3. 女性生育力保存定义　生育力保存是指用药物、手术或实验室手段对存在不孕风险的成人或青少年提供帮助，保存其产生遗传学后代的能力。

广义的生育力保存是指用药物及手术治疗疾病时采用毒性小、对生育力损伤少的方法和技术。以子宫内膜异位囊肿为例，卵巢内膜异位囊肿的手术处理过程中存在矛盾，即过度手术和手术不彻底。大量研究显示，卵巢内膜异位囊肿剥除术会不可避免地切除部分正常卵巢组织，尤其是卵巢门部位，这一比例高达69%。因此，越来越多的学者提出行卵巢内膜异位囊肿部分剥除，而对于卵巢门部位的病灶采取双极电凝等进行电灼处理，这一方法可以去除80%～90%的囊肿壁，很好地兼顾了手术的彻底性和卵巢功能的保护性。

狭义的生育力保存是指通过实验室技术保存配子、组织或细胞。近30年来，生育力保存领域有了飞速发展。一方面由于生育力保存的主要对象，即癌症患者的生存率逐渐提高；另一方面得益于生育力保存技术的改进和新技术的发展。

目前，生育力保存的主要方法是生殖细胞或组织的低温冷冻保存技术。对于女性而言，生育力保存是一个快速发展的领域。最初的方法十分有限，直至20世纪80年代体外受精-胚胎移植技术的开展，胚胎冷冻保存成为人类辅助生殖技术必不可少的重要组成部分。玻璃化冷冻技术显著促进了生育力保存技术的发展，显示出良好的临床应用前景。它能够使细胞损伤减少至最低，并且避免了冰晶的形成，使卵子冷冻复苏存活率高达90%。卵巢组织冷冻与移植技术也取得了很大成功，2004年第一名冻存卵巢的患者经复苏及自体移植后获得自然妊娠并诞下健康女婴，随后有越来越多的成功妊娠分娩的报道。卵母细胞冷冻、卵巢组织冷冻和体外成熟培养的联合应用，为保存女性生育力提供了更灵活、可行的方案，成为发展趋势。

4. 男性生育力保护定义　如前所述，男性生育力是指人群中育龄男子能够使配偶在一定时间（月经周期）内自然妊娠的能力或概率。而男性生育力保护则是指采用各种预防、治疗措施等来减轻或规避可能引起男性生育力下降的各种因素，保护其生殖内分泌功能或保存生殖潜能，以实现产生遗传学后代的目的。

近半个世纪以来，全球男性精子数量下降超过50%，育龄夫妇不孕症发生率呈现上升趋势，其中约50%为男性因素或混合因素所致。男性生育力保护作为男性不育症治疗的前哨，已成为一个重要课题，越来越为临床医生及育龄夫妇所重视。

5. 男性生育力保存定义　男性生育力保存是指采用各种技术手段保存男性现有生育力以备将来使用。男性生育力保护强调的是采取措施减少各种因素对男性生育力的影响，而生育力保存强调的则是采取技术手段对男性现有生育力加以保存，两者可以取长补短、相互结合，以实现尽可能延长男性生育力这一共同目的。

三、生育力保存的研究现状

（一）女性生育力保存现状

1.女性生育风险评估　　生育力保存对于高龄女性或癌症患者具有重要意义，因此非常有必要在女性生育力保存前对其生育风险进行评估。目前，普通女性卵巢功能评估指标包括基础卵泡刺激素（follicle-stimulating hormone，FSH）和黄体生成素（luteinizing hormone，LH）的测定及窦卵泡计数。而对于癌症患者来说，发病年龄的不同及所患癌症种类的不同导致很难对其生育风险做出准确评估。另外，不同患者性腺对治疗的反应性不同，放、化疗药物在不同患者体内的代谢和治疗效果也不一样，因此，在进行风险评估的时候很难做到个性化。除此之外，不同的放、化疗方案对卵巢功能的影响亦不同。有些放、化疗引起的卵巢损伤的组织学改变，比如卵巢皮质和间质的纤维化、卵巢血液供应的损害、卵泡成熟障碍及放化疗导致的原始卵泡直接丢失，虽然随着时间的推移卵巢功能有可能恢复，但大部分情况下这种卵巢功能的损害是永久性的。

放疗对卵子的毒性是直接的，无论卵泡的径线。剂量2Gy会导致约50%的卵泡丢失，累积达24Gy可导致卵巢衰竭，颅脑照射达50Gy可导致中枢性闭经。

化疗对各级卵泡的损伤程度不同，主要损伤分裂活跃的细胞，如成熟期卵泡及颗粒细胞。而对于始基卵泡的化疗损伤机制是不同的，包括直接诱导卵子凋亡、导致卵巢皮质的纤维化而影响供血。通过损伤颗粒细胞影响始基卵泡募集，导致卵泡闭锁或者对化疗损伤更敏感。不同的化疗药物对卵巢的损伤程度不一，因为细胞周期的非特异性，烷化剂类化疗药物对卵巢功能损伤明显。

2.女性生育力保存方法

（1）促性腺激素释放激素激动剂（GnRHa）在卵巢功能保护中的作用：放、化疗对生殖细胞杀伤力比较大是因为生殖细胞分裂速率很快，如果采取措施使这些细胞处于静止状态就有可能降低甚至避免放、化疗对生育力的伤害。GnRHa可以有效抑制放、化疗带来的卵巢功能丧失，进行生育力的保护。最近的一项系统评价认为GnRHa应常规用于接受放、化疗的生育期女性，在治疗前或治疗的过程中使用可以有效地保存这些患者的生育力。2014年的一项随机对照研究证实GnRHa的应用可以显著降低放、化疗对年轻癌症女性生育力的破坏。美国肿瘤协会会议上报道了一项Ⅲ期临床试验，发现化疗前使用GnRHa可以降低卵巢功能下降的发生率，提高妊娠率。但是，这些临床试验选取的都是生育年龄的女性，并没有将年龄小于18岁的女性患者纳入研究。目前，并没有证据表明GnRHa在青春期患者或青春前期患者生育力保存中的作用。

（2）生育力保存的手术治疗：生育力保存的手术治疗主要适用于女性癌症患者，手术方式主要包括保留生育力的手术（单侧输卵管卵巢切除术）、卵巢移位、冷冻卵巢组织移植等。

1）单侧输卵管卵巢切除术：关于青春期癌症患者保留生育力的手术尚未见报道，但该方面的需求却日益上涨，尤其是对于交界性卵巢肿瘤的年轻患者。18岁以下的患者中，50%～60%的卵巢肿瘤为来自于生殖细胞的无性细胞瘤。对于这部分患者来说，生育力的保存显得非常必要。可以先进行保留生育力的手术，然后再进行放、化疗治疗。手术方式为切除患侧卵巢和输卵管，保留对侧的卵巢和子宫。在切除患侧卵巢的时候需要将输卵管一同切除，这是因为输卵管和卵巢之间存在丰富的血管及淋巴交通。虽然对侧卵巢被癌症细胞转染的概率为5%～10%，但由于该类肿瘤细胞对放、化疗十分敏感，因此其治疗效果非常理想。一项回顾性的分析纳入了169名年龄范围在8～41岁的卵巢癌患者，包括70例无性细胞瘤患者、28例内胚窦瘤患者、24例混合肿瘤患者和47例未成熟畸胎瘤患者。其中的138例患者实施了保留生育力的手术，81%的患者在手术后接受了化疗。无性细胞瘤、内胚窦瘤、混合肿瘤和未成熟畸胎瘤患者的生存率分别为94%、89%、100%及98%。治疗后的9个月内，仅1例患者月经未恢复，其余患者月经均恢复且获得了满意的妊娠结局。

另外一类青春期患者发生率较高的卵巢肿瘤亚型是卵巢交界性肿瘤，在卵巢肿瘤中的发生率约为30%，对于这类肿瘤患者，子宫和双侧输卵管卵巢切除术、网膜切除术和腹膜活检是常规的手术治疗方式。但是，最近研究表明保留对侧输卵管和卵巢的保守性手术不影响其生存率。一项前瞻性的随机对照研究表明，双侧卵巢交界性肿瘤患者进行保守手术效果好，生育力得到了很好的保护，但是可能肿瘤再发的风险稍高。因此，对这种交界性肿瘤行保守手术治疗后，要进行密切随访。

2）卵巢移位：放疗是治疗癌症的一种常规方式。如果卵巢直接暴露在放疗部位，对卵巢的伤害非常大。卵巢功能丧失的程度与放射线的剂量、类型、照射部位及患者的年龄相关。研究表明，一次小于4Gy的射线足以破坏卵巢50%以上的始基卵泡。如果放射剂量达到10Gy，可能破坏卵巢80%的始基卵泡，甚至导致卵巢功能的完全丧失。1958年卵巢移位的手术方法首次被用来保护卵巢功能，移位是指卵巢被转移至放射线无法照射的部位，比如转移至结肠间隙、腰大肌处或子宫后方，可以通过开腹手术、腹腔镜手术或机器人辅助腹腔镜手术等多种方式完成。

3）冷冻卵巢组织移植：冷冻卵巢组织移植是女性生育力保存的一个新突破。虽然其成功率尚需要进一步的研究证实，但对于那些急需保留生育力的女性患者来说，将卵巢皮质冷冻保存并在适当的时候重新移植回体内是非常理想的选择。其优势在于患者选择余地较大，并且手术的安全性和卵巢功能保护的有效性较高。该方法也是这些癌症患者获得自然妊娠的唯一途径。由于患者多数处于青春前期或青春期，因此切除卵巢组织进行冷冻保存的时候，需要其父母知情并签署手术同意书。当患者成人之后有生育需求的时候，他们可以自己重新考虑做出第二次选择。卵巢移植部位可有两种选择：一种是移植回原位；另一种是异位移植，比如皮下组织、腹腔或前臂。原位移植的卵巢组织被重新植入其原来的生理环境中，更有利于卵泡的生长发育，且可不需要辅助生殖即可自然受孕，如需促排、取卵、体外受精等辅助生殖操作也更容易和简便。但也有其劣势所在，如患者盆腔粘连较重，将导致手术困难甚至无法进行原位移植。卵巢组织的原位移植一般在术后2～9个月可检测到卵巢活性，最多可持续7年之久，此类研究已获得多个成功妊娠的案例。有报道30例患者进行了卵巢冷冻保存后移植回体内，其中6例获得了妊娠并成功分娩。将患者卵巢组织移植到盆腔以外的部位，称为异位移植。其手术操作简单，对于盆腔粘连较重的患者或恶性肿瘤放疗后盆腔血供条件较差的患者，均无法行原位移植，可行异位移植。但异位移植也有其劣势所在，其生存的微环境不利于卵泡的生长发育及恢复卵巢功能，且术后无法自然受孕，均需进行辅助生殖。2012年Kim报道了一项5例癌症患者卵巢组织异位移植的寿命研究，用缝线将8～10片卵巢皮质贯穿于线上，局部麻醉下切开皮肤约2cm切口移植到腹直肌与和腱鞘之间，患者内分泌功能最长维持达7年之久。

因异位移植将会有空卵泡大量产生、卵泡停止发育、受精率降低等问题，其原因可能与环境温度的不同、血供的不同等相关，截至目前研究报道异位移植后活产率很低。2015年的一项研究分析比较了小鼠卵巢移植的原位移植及异位移植，结果表明原位移植的卵泡存活多，移植成功率更高。有研究者认为冷冻卵巢组织的原位移植是年轻癌症患者保留生育力的最好选择也是唯一选择，建议年轻女性和青春前期的癌症女性在接受放、化疗治疗之前，应首选卵巢组织的冻存和移植来进行生育力的保存。

4）卵巢种植和子宫移植：卵巢卵泡周围血管稀少，因此单纯进行卵巢皮质冻存就足以对原始卵泡进行充分保存，不需要将卵巢全部切除。但有研究证实卵巢组织整体冻存后进行移植完全可行，且不影响细胞类型超微结构的改变。有些放疗可能会影响子宫容受性，从而影响胚胎着床的情况，对于这些患者需要进行子宫移植，以最大程度地保存其再生育力。据报道，2019年1月20日，接受中国首例人子宫移植手术的患者顺利生产一健康婴儿，这是我国第1个、全球第14个在移植子宫内孕育出生的宝宝。

（3）配子和胚胎的冷冻保存：无论是男性还是女性，配子和胚胎的冷冻保存都是进行生育力保存的标准方案且得到广泛接受及使用。对于年轻的男性患者，精子的冷冻操作过程简单，解冻后存活率也较高。但是对于女性患者来说，卵母细胞的冷冻目前还存在一些缺陷，比如首先需要接受卵巢的超促排卵以获得更多的卵母细胞。另外，卵子冷冻解冻后存活率低，解冻后的卵母细胞质量差。但是，卵子冷冻对单身的年轻女性和不愿意接受供精试管婴儿助孕的女性来说是一种非常理想的治疗方案。胚胎的冷冻保存是目前临床上普遍应用的一种生育力保存方式。而且，现在的胚胎冷冻和解冻技术水平也得到了很大的提升，成功率也较高。胚胎冷冻解冻操作过程标准化、简单、可重复性强且冷冻效率高，应用较广泛。

（二）男性生育力保存现状

1. 男性生育力评估 男性生育力评估包括初始评估、实验室评估、遗传学评估、影像学评估、病理学评估，以及男性性功能评估等方面。评估内容包括病史采集、体格检查、精液分析、内分泌激素、病原微生物、免疫学、生殖遗传、影像学、病理学和性功能等方面。传统的精液分析是生育力评估的初始方法，结果评判基于对精子浓度、活力和形态的描述性分析，但这些常规参数并不能完全满足临床需要，尚有部分不育症病例仍未得到合理解释。现有精子获能、顶体反应、精子活性、精子DNA损伤等检测方法，可通过检测一些精子特性来研究其生理和病理。引入卵细胞质内单精子注射技术后，精子成熟、形态和非整倍体检测在探究不明原因男性不育方面也得到了更多关注。因此，临床需要全面且系统的检测技术，对男性生育力进行评估。

2. 男性生育风险的评估 80%的患有癌症的男性儿童有望治愈，但这部分患者中有约1/3在成年时表现出无精子症，丧失了生育力。对于患有睾丸癌、白血病等恶性肿瘤的儿童患者来说，放、化疗可能会导致其永久性的生育力丧失。放、化疗对生育力的影响与所使用的方法和剂量相关，氮芥衍生物、烷（基）类和顺铂类的化疗药物对生殖细胞的伤害最大。放疗时使用的射线对生殖细胞的损害随着射线剂量的增加而增大。累计放射剂量过大时可能导致生育力永久丧失。青春期前的男孩，虽然精子发生并未开始，但是睾丸组织已经开始活动。精原干细胞和生殖细胞都在进行一系列的分裂活动以形成输精管。虽然化、放疗主要对分裂中的细胞具有杀伤力，但是精原干细胞同样会受到影响。

对成年男性癌症患者来说，将精液冷冻保存可能是保存其生育力的第一选择，因为这是一种非常有效的手段且是非侵入性无创伤的方式。人类辅助生殖技术的出现降低了对男性精子数量的要求，更提高了这种治疗方法的可实施性，并且取得了非常理想的再生育结果。

15%的男性无精子症患者病因是克氏综合征。克氏综合征是男性常见的性染色体异常疾病，发生率约为1/600。但是，只有10%的克氏综合征患者在青春期前被明确诊断。一项回顾性的分析报道，有7例克氏综合征患者冷冻睾丸组织，平均年龄13～16岁，其中有5例睾丸组织中发现了精原细胞；年龄最小的患者在输精管管内发现精原细胞。事实上，克氏综合征者在青春期前睾丸内存在精原细胞，但是在青春期中期的时候这些精原干细胞逐渐退化，从而导致成年时的无精子症。成年克氏综合征患者也可能存在精子发生，但只有不到1/2的患者通过睾丸组织活检可以得到精子细胞。这项研究表明，克氏综合征患者一旦确诊应立即进行生育力保护，最好在青春期前进行睾丸组织或精液的冷冻保存。

3.男性生育力的保存方法　对成年男性患者来说，将精液冷冻保存可作为其保存生育力的第一选择。青春期前尚未产生精液的男性患者不能采取精液冷冻的办法，但可以冷冻精原干细胞或睾丸组织。无论是冷冻精原干细胞还是睾丸组织，都为其成年后生育力的恢复提供可能，使其可以生育自己的后代。睾丸组织冷冻解冻后生育力恢复的办法很多，包括：①自体精原干细胞移植；②睾丸组织移植回睾丸或其他部位；③体外诱导精子发生。睾丸细胞悬液可以冷冻保存，但是不能移植回体内，而睾丸组织冷冻保存后可以重新移植回患者体内，是男性生育力保护的第一选择。这些生育力保护措施都可以成功实现男性生育力的保护，临床应用前景广阔。

（1）精液冷冻保存：通常采取手淫法取精。对处于青春期的男性癌症患者来说，大部分患者可以通过体外射精获得精液并进行冷冻，由于试管婴儿技术的出现和进步，这些精子已足够使女方卵子受精。手淫取精困难的患者也可以采取电刺激法或振动刺激法取精。如果各种方法都取精困难，可以采取附睾或睾丸穿刺取精，并进行冷冻。为更好地保存男性生育力，避免对生殖的损害，精液冷冻仍是最好的选择。

（2）睾丸组织冷冻：1996年，睾丸组织冷冻技术开始作为无精子症患者保存生育力的有效并且安全的手段。试管婴儿技术的出现使得男性患者仅需少量的精子便可成功使女方卵母细胞受精，不仅避免了反复手术操作，还降低了医疗费用。早期的睾丸组织冷冻方案要点是为了保护成熟的精子细胞。但是，后来有研究发现把精原干细胞移植回小鼠输精管内后，精子发生可以重新启动。这项研究为睾丸组织冷冻带来了新的希望，研究报道青春期前男孩接受放、化疗前进行睾丸组织冷冻保存可有效地保护其生育力。因此，后续的研究着重于有效保存睾丸组织中的精原干细胞和睾丸支持细胞，而不再是着重于保存睾丸组织中的成熟精子。因此，如何最大程度地减少冷冻损伤、提高解冻复苏率是最大的挑战。目前的研究成果主要聚集在优化睾丸组织的准备、降温过程、冷冻保护剂的选择、解冻复苏过程等。以往的研究表明小鼠睾丸针刺分离的白膜组织冷冻效果较好，而对于青春期前的男孩来说，不同体积的睾丸组织都可以成功进行冷冻保存。虽然有报道女性整个卵巢可以成功进行冻存，但是男性睾丸组织是否可以整体冻存尚未见报道，这也是将来可以研究的方向之一。

相比细胞，组织的冷冻要求更高。睾丸组织冷冻目前常用的方法有慢速程序化冷冻和玻璃化冷冻，两者的区别主要是冷冻保护剂的浓度不同和降温速率不同。慢速程序化冷冻可以调控等温温度，使细胞在冰晶形成前达到脱水状态，最大程度地减少了冰晶对细胞的伤害。最近的一项研究表明，与-7℃和-8℃相比，-9℃作为浸泡温度更有利于小鼠精原干细胞发育为精子细胞。慢速程序化冷冻有很多优势，如所需的冷冻保护剂浓度较低、细胞毒性较小，但是细胞外冰块的形成对组织冷冻伤害较大。相比之下，玻璃化冷冻可以避免细胞外冰块的形成，但是由于降温速率过快，可能导致细胞脱水不完全、胞内冰晶的形成，以及细胞膜易发生破裂等，对细胞伤害较大。

（3）睾丸细胞悬液冷冻：1996年睾丸细胞悬液冷冻开始作为青春期前男孩生育力保存的重要措施。相较于其他冷冻方式，睾丸细胞悬液冷冻更有助于精原干细胞解冻后的存活和分化。睾丸细胞悬液冷冻的缺点是操作过程复杂，需要消化酶和冷冻保护剂，这些操作有可能影响细胞复苏率和功能；优点是睾丸细胞可以长期保存。如何对睾丸细胞悬液冷冻方法进行改进一直是研究的热点，以往多采用酶消化法，2015年有学者报道了机械消化法在睾丸细胞悬液冷冻中的作用，发现其不仅可获得较高的复苏率，还可获得较高的生精能力。虽然小鼠实验证实睾丸组织或精原干细胞冻存解冻后可以恢复生育力，但其临床应用尚未成功，关于其安全性仅有少数报道。因此，其研究仍停留在临床前阶段，有待进一步深入探索与验证。

四、生育力保存的局限性

虽然生育力保存的方法得到了很多的改进和提高，但仍有些局限是目前无法克服的。

（一）手术损伤

任何手术治疗都有可能导致盆腔粘连。此外，一项前瞻性的随机对照研究表明，双侧卵巢交界性肿瘤患者进行保守手术效果非常好，其生育力得到了很好的保护，但是肿瘤再发的风险可能稍高。因此，对这种交界性肿瘤的保守手术治疗之后，要进行密切的随访。另外，无论哪一种手术方式，都应注意避免损伤卵巢的血液供应。卵巢移位手术完成之后，要进一步确定位置并用止血夹进行固定，以保证其在放疗期间位置不发生改变。这种手术方式仍有10%～14%的患者卵巢功能在放疗期间被破坏，且该术式有一系列的并发症，如肠管阻塞、性交不适、卵巢囊肿或盆腔粘连等。如果手术后输卵管功能未被破坏，患者还可以自然妊娠，但如果术后发生了输卵管阻塞则可能需进行试管婴儿助孕治疗。

（二）病毒污染

通常情况下，卵巢/睾丸组织、卵母细胞、睾丸细胞悬液或胚胎是在液氮中冷冻保存的。这种储存方法虽然温度稳定安全，但却有可能交叉感染一些来自其他样本的病原体，尤其是一些病毒的污染。除了在组织/细胞冷冻前进行有效的预防隔离措施以外，目前尚无有效的解决方案。

（三）肿瘤细胞再移植

卵巢/睾丸组织移植也有其令人担忧的地方，癌症患者的卵巢/睾丸组织可能携带有肿瘤细胞，当这些组织或细胞被重新移植回患者体内时，肿瘤细胞也有可能被重新带回体内。这就要求术前对病情进行充分的评估，并对获得的卵巢组织进行组织学和分子生物学的鉴定。因此，如何获得没有携带肿瘤细胞的卵巢/睾丸组织、避免肿瘤细胞的感染是迫切需要解决的问题。在大鼠体内，当20个肿瘤细胞转移至睾丸组织时，即称为肿瘤复发。在人体内，这个数字尚不得而知。因此，在生育力保存前如何评估卵巢/睾丸组织中是否存在肿瘤细胞非常重要。对于那些肿瘤细胞感染的卵巢/睾丸组织，如何分离出未被感染的生殖细胞非常重要。尤其是对于睾丸组织的移植，虽然尝试了很多方法，如活细胞免疫磁珠分离法、荧光激活细胞分选术、选择性基质黏附法或选择性细胞培养法，但无论是在小鼠还是人类中效果都不理想。这是因为目前分离精原干细胞和肿瘤细胞的标志物尚不明确。因此，对于睾丸组织高度怀疑有肿瘤细胞转移的患者，尚不建议自体睾丸组织移植，睾丸细胞悬液或许是一个比较好的选择。

（四）遗传学改变

虽然很多研究报道卵巢/睾丸组织或生殖细胞冷冻保存的有效性，但是很少有人关注其在遗传学上的安全性。当组织被暴露于各种冷冻操作、消化组织的酶或冷冻保护剂后，可能导致生殖细胞发生一些遗传学上的修饰和改变，比如DNA甲基化的改变、染色体异常和表观遗传学上的改变。如果卵母细胞与这种表观遗传学发生改变的精子细胞结合，那么所产生的胚胎就是异常的。同样，表观遗传学发生改变的卵母细胞和正常的精子细胞结合后产生的胚胎也有可能是异常的。但是截至目前，只有少数的报道是关于冷冻保存技术对精原干细胞遗传学和表观遗传学的影响。在灵长类动物中，来源于冷冻睾丸组织的精原干细胞可以产生成熟的精子，这种精子可以使恒河猴的卵母细胞成功受精并且发育为早期胚胎，但是，是否可以产生正常后代尚未可知。因此，睾丸组织冷冻后的精原干细胞是否会产生遗传学或表观遗传学的改变？其后代是否也可能发生同样的改变？这些问题都有待于进一步的研究发现。

（五）临床应用的不确定性

癌症的放化疗带来的生殖毒性目前尚不可避免，轻者可导致生育力下降，重者可导致生育力不可逆的丧失。睾丸组织冷冻是保存男性生育力的有效办法，考虑到睾丸组织中的精原干细胞数目的有限性，如何优化冷冻方案、提高解冻复苏率和其发育为成熟精子的潜力一直是研究的重点。Picton等报道有24家医院中的超过260名年轻男性患者选择了冷冻睾丸组织来进行生育力的保存，但也有部分国家的生育力保存中心无法进行睾丸组织的冷冻保存，一些儿童肿瘤中心也尚未开展生育力保存技术。截至目前，在青春期前冻存的男性睾丸组织解冻后无论在体外或体内均未得到成熟的精子细胞，获取并冷冻保存其精原干细胞尚处在科学研究阶段，在进行该治疗措施之前，尚无明确的临床数据表明其的临床有效性，尚需进一步的研究证实。

（六）生育力保存的伦理困境

在生育力保存工作中应当遵循尊重、有利/不伤害、公平的医学伦理学总原则。虽然无论从技术还是相关法律规范、指南共识方面，生育力保存体系都在逐步发展、完备、正规，然而，生育力保存的实际工作过程中所涉及的诸多伦理问题仍亟待探讨与解决。

1.生育力保存技术相关伦理困境 首先，冷冻保存技术对子代的潜在影响未知。理论上，生育力资源冷冻保存可能影响遗传物质的稳定性，并可能改变基因的转录翻译、表观修饰等。冷冻胚胎移植技术问世距今不过数十年，卵母细胞冷冻、卵巢组织冷冻移植等技术更为新兴，不足以明确其是否会对子代健康产生远期影响。其次，胚胎或配子的冷冻时限问题也有待探讨。技术方面，长时间冷冻保存可能进一步改变胚胎或配子的遗传物质，影响其活力、种植能力及安全性。伦理方面，冷冻时间过长可能有代际关系混乱的隐忧。从多方面考虑，英国"人类受精与胚胎学法"将冷冻时限限制在10年，特殊情况下可以延长5年。我国规定胚胎冷冻保存期限不超过10年，且女方年龄达到或超过52岁则不再进行胚胎的冷冻保存、复苏和使用。这些规范在一定程度上有助于解决伦理难题。

2.肿瘤患者生育力保存的伦理争议 肿瘤患者行生育力保存的必要性已得到广泛认可，国内外多项指南规范中均给出肿瘤患者的生育力保存策略。其在伦理上主要存在以下几点争议：①妊娠对肿瘤复发是否存在影响，是否会降低患者生存率和生活质量；②实施生育力保存技术出生的后代是否遗传或携带肿瘤致病基因，此两者伦理争议集中在科学层面，需要加强肿瘤科、生殖科、遗传科等多学科协作，共同制订患者个性化的生育力保存策略；③如肿瘤患者提前离世，子代幼年丧亲会面临严重的心理创伤，这与辅助生殖技术保护后代的原则是否相违背。

（孙小单）

第二节 人类生育力保存的意义

生育是人类繁衍的唯一源泉，也是婚姻和家庭的重要功能之一。近年来，随着人类生存环境的不断变化和社会压力、工作压力的增加，癌症发病率的逐年上升（郑荣寿等，2015）；很多女性因各类疾病导致生育器官的丧失等，以及女性权益意识的觉醒，比如东亚地区日本、韩国的女权运动，导致两性关系的对立等等各方面的因素，造成人类的生育力及生育欲望都在普遍下降，预示着未来人群数量会呈现大幅度降低的趋势，甚至出现韩国这种出生率零增长或负增长的情况。随着社会的发展和科技的进步，人类生育力保存已成为一种可能实现的医学技术，而非科幻中的设想，现下生育力保存已经成为一个备受关注的话题。生育力保存不仅关系到个人的生殖健康，还关系到家庭的完整、社会的发展和国家的安全。生育力保存（fertility preservation）主要针对的是适龄人群在处于适当生育条件下不想或不能生育，今后可能存在生育需求或生育担忧的不孕不育群体。即对于不孕不育忧虑的群体通过人为医疗伦理干预，保存或保护其产生遗传学后代能力的一种保障举措。包括采用手术、药物或辅助生殖技术等方式，对存在不育风险的成人或未来生育力可能受到损害的青春期前少年儿童提供保存生育力的各种帮助（叶云等，2020）。如何保存及保护人类生育的能力，无论对国家、社会，还是对每个家庭都具有深远的意义。

本节将从保持人类的生育力、防止不孕不育、避免年龄相关的生育力下降问题、保障未来家庭完整和保障个人生育选择权等方面探讨人类生育力保存的意义。

一、保持人类的生育力

保持人类的生育力是人类生育力保存的重要方面，是人类生育力保存的核心。生育力是人类生殖系统正常运作的基础，也是繁衍后代的基本保障。然而，生活中存在许多因素可能影响生育力，包括不良的生活习惯，如吸烟、酗酒等，环境因素、疾病和意外事故等，都会对生育力造成负面影响。因此，保持健康的生活方式、避免过度压力和注意生殖保健等措施，对于保持生育力至关重要。以下是一些保持生育力的方法。

（1）健康的生活方式：避免吸烟、酗酒和滥用药物等不良习惯，这些可能会对生育力产生负面影响。保持健康的饮食、充足的睡眠和适量的运动可以促进身体的健康和生殖系统的正常运作。

（2）避免过度压力：长期或过度的压力可能会影响生育力。寻找适合自己的应对压力的方法，如放松技巧、冥想、运动或咨询专业人士，可以帮助缓解压力和保持生育力。

（3）关注生殖健康保健：定期进行生殖健康检查和保健是保持生育力的重要措施，包括定期进行妇科检查、乳腺检查、精液分析等，以及遵循医生的建议进行必要的治疗和管理。

（4）避免暴露于有害物质：接触某些有害物质，如辐射、化学物质和某些药物等，可能会对生育力产生负面影响。尽量避免长时间或过度暴露于这些物质，特别是在高剂量或高风险的情况下。

（5）维护心理健康：心理健康与生育力之间存在密切联系。焦虑、抑郁和其他心理健康问题可能会影响生育力。寻求专业心理咨询和治疗，以及保持良好的心理健康状态，有助于保持生育力。

（6）避免生殖系统感染：生殖系统感染，如阴道炎、宫颈炎等，可能会影响生育力。遵循良好的卫生习惯、避免性传播疾病和及时治疗任何生殖系统感染可以有助于保持生育力。

（7）及时接受生育力保存的相关措施：对于那些面临生育力下降风险或已经失去生育力的人来说，考虑采取适当的生育力保存措施是保持生育力的关键。这包括咨询专业医生、了解生育力保存的选项和程序，以及在适合的情况下采取合适的行动来保存生育力。

总之，保持生育力需要综合考虑多个因素，包括生活方式、环境和心理健康等。通过采取必要的保健措施和寻求专业帮助，我们可以更好地维护和保持生育力，从而为未来的家庭提供更多的选择和机会。

二、防止不孕不育

不孕不育是指夫妻在正常性生活的情况下，未采取避孕措施一年仍未怀孕。不孕不育症已成为继恶性肿瘤、心脑血管疾病之后的全球第三大疾病（单旭东等，2020）。不孕不育不仅会给夫妻带来身体上的困扰和痛苦，也会对他们的心理造成极大的压力和困扰，影响夫妻的感情和家庭稳定，影响家庭的生活质量和幸福感。此外，不孕不育还可能对夫妻的身体健康产生负面影响。例如，女性不孕不育可能是由于某些妇科疾病导致的，而这些疾病如果不及时治疗，可能会进一步恶化，导致更严重的后果。不孕不育还可能破坏夫妻之间的感情和信任，由于无法自然生育，夫妻之间可能会出现矛盾和误解，导致感情疏远甚至婚姻破裂。因此，防止不孕不育对于维护家庭和谐和社会稳定具有重要意义，而且降低不孕不育率具有以下重要的意义。

（1）促进家庭幸福：由于不孕不育对于夫妻的生育意愿和家庭幸福感会产生负面影响，降低不孕不育率可以增强夫妻生育意愿和增进家庭幸福感。

（2）促进人口和社会发展：防止不孕不育可以增加育龄夫妇的生育概率，促进人口和社会发展。

（3）减轻社会负担：不孕不育治疗费用高，治疗过程复杂，降低不孕不育率可以减轻家庭和社会的经济负担。

（4）提升国家竞争力：防止不孕不育可以增加新生儿数量，增加全国的未来人口数量，提升我国的劳动力水平和国家竞争力。

因此，防止不孕不育对于提升我国人口健康水平和促进社会与经济发展具有重要意义。预防不孕不育的方法包括良好的生活习惯、合理的饮食和适当的锻炼等，同时定期进行体检和生殖健康检查也是必要的。对于那些已经患有不孕不育的夫妻，应及早寻求专业的医疗帮助，以便更好地治疗和管理这个问题。

三、避免年龄相关的生育力下降问题

年龄是影响生育力的重要因素之一，女性的最佳生育年龄是25～28岁，随着年龄的增长，女性的卵巢功能逐渐衰退，28岁之后生育力逐渐下降，32岁之后下降幅度增大，37岁之后下降幅度更快，这可能导致不孕问题的出现。随着年龄的增长，男性的精子质量也会下降，这都会导致人类生育力的降低。自国家放开二孩政策以来，高龄孕产妇大幅度增加，据《中国妇女报》的统计显示，现阶段符合条件生育二孩的夫妇中女性年龄在35岁以上的人数占60%，40岁以上的人数占49.6%，她们大多面临着生育难的现状，同时高龄产妇更易孕育染色体异常或先天畸形的胎儿（刘海婷，2018）。因此，避免年龄相关的不孕不育问题对于想要生育的夫妻来说至关重要。延迟生育或者在适宜的年龄段进行生育有助于降低不孕不育的风险。为了预防这种情况，女性应该采取一些措施来保持生育力，延缓年龄相关的生育力下降。

1.保持健康的生活方式　保持健康的生活方式是预防不孕问题的关键。女性应该注意保持均衡的饮食，摄入足够的营养物质，包括蛋白质、维生素、矿物质和抗氧化物质。多吃蔬菜、水果、全谷物、坚果和健康脂肪等食物；避免过度减肥或增肥。体重过轻或过重都可能影响生育力；保持正常的生活节奏，避免过度压力和焦虑。适量的运动和休息可以帮助缓解压力；避免长时间坐立，以免影响盆腔血液循环；保持正常睡眠时间，避免熬夜和对身体造成不适。

2.维持良好的卵巢功能　卵巢是产生卵子的主要生殖器官，因此维持良好的卵巢功能对于生育力至关重要。

（1）在生活中应注意避免接触有害物质，如放射线、化学物质等，这些物质可能对卵巢功能产生负面影响。

（2）定期进行生育力评估，以便及早发现问题。医生可以根据女性的年龄、月经周期和其他因素来评估其生育力。

（3）避免长时间处于高温环境，以免影响卵巢功能，尽量避免桑拿、热水浴等高温活动。

（4）保持生殖系统卫生，预防和及早治疗阴道炎、子宫内膜炎等生殖系统感染疾病；避免乱用药品，尤其是抗生素及激素类可能会影响生育力的药物。

（5）避免长时间暴露于有害物质，减少暴露于辐射和电磁辐射的时间等可能对生育力产生负面影响的因素；避免长期久坐，以免影响盆腔血液循环。

（6）避免过度减肥或增肥。吸烟和饮酒都可能对女性生育力产生负面影响，丹麦哥本哈根大学的Andersen等研究发现（邹阳等，2018），如果孕妇吸烟，则会导致男性胚胎睾丸内的精子和体细胞显著减少。因此，女性应戒烟戒酒，以保持身体健康和正常的生育力。通过放松、冥想、运动等减轻压力、保持心理健康，必要时可以寻求专业的心理咨询和治疗来帮助缓解心理问题。

四、保障未来家庭完整

家庭是人类社会的基本单位，具有提供情感支持、照顾和教育子女等功能，也是传承生命的重要场所。生育力保存可以为未来的家庭提供完整的家庭结构，保障家庭的延续和发展。通过保存生育力，夫妻可以在未来拥有健康的后代，从而维持家庭的完整性。这对于社会的稳定和发展也具有积极的作用。

（1）促进社会稳定：家庭是社会的基础，保障未来家庭完整有助于维护社会稳定。一个完整、和睦的家庭能够培养出有责任感、有担当的公民，为社会创造和谐、稳定的环境。

（2）增强抵御风险能力：一个完整的家庭能够提供必要的支持和照顾，帮助家庭成员更好地应对生活中的挑战和风险。保障未来家庭完整有助于提高整个社会的抵御风险的能力。

（3）传承价值观和文化：家庭是价值观和文化传承的重要载体。保障未来家庭完整有助于维护和传承优秀的价值观和文化传统，增强社会的凝聚力和认同感。

（4）实现可持续发展：家庭是社会可持续发展的重要组成部分。保障未来家庭完整有助于实现人口、经济和环境的可持续发展，促进社会的长期繁荣。

因此，保障未来家庭完整对于个人和社会都具有重要意义。政府和社会各界应共同努力，创造有利于维护家庭完整的社会环境和政策支持，以促进个人和社会的共同发展。

五、保障个人生育权利及生育力

每个人都有权利选择是否生育和生育的时间等，生育力保存可以帮助人们实现这一权利。保持个人生育权利不仅是基本人权，也是实现社会和谐与可持续发展的重要途径。在现实生活中，一些疾病或意外事故可能会剥夺人们的生育力，如何保障这些人群的生育力也是近年来研究的热点话题，各项生育力保存计划和措施可以为这些人群提供后续的生育机会和生育希望。此外，对于那些希望拥有孩子的人来说，保存生育力也可以为他们提供更多的时间来规划未来的家庭和事业，从而更好地为孩子的成长和教育做好准备。

1.尊重个人选择权　当今年轻一代女性对生育的态度和认知发生了很大的改变，使得女性整体的生育年龄推迟，这些影响对人类生育力的下降产生了叠加效应。但尊重个人选择权是维护社会公正和民主的基础，也是促进人口均衡发展的关键。我国自2016年起实施"全面二孩"政策，给一些女性的生育问题带来了希望，国家也陆续出台了相关法律法规，以保障公民的生育选择权，确保其在实践中得到有效落实。鼓励生育政策旨在提高生育率，缓解人口老龄化问题，促进人口长期均衡发展。通过互联网媒体等方式提高公众对生育选择权的认识是重要手段。通过开展生殖健康的知识普及、政策解读等活动，进一步增强公众的生育选择意识和能力。对于青春期前的儿童应在学校开展生殖健康教育和性教育，提高学生和年轻人的生殖健康知识和自我保护意识。

2.改善生育环境及生育力　生育环境包括外部环境及生育个体的内部环境，改善生育环境是保障个人生育选择权的重要措施之一。不断优化医疗服务能力、医疗科普教育等服务，降低生育成本，提高生育的可能性、便利性和舒适性。

近年来不孕症患者的发生率逐年升高，世界卫生组织在25个国家的33个研究中心的调查结果表明，发达国家不孕症的患病率为5%～8%，一些发展中国家甚至可达30%（宗璇和乔杰，2022；何方方，2015），加上高龄女性在面临生育需求的同时带来的生殖健康相关问题，如妊娠合并症的高发、生育困难、胎儿染色体异常、胎儿畸形率高等，以及与头胎妊娠女性生育时间的叠加状态，这些情况都对女性生育力下降产生了严重影响。除了不孕症之外，妇科生殖系统肿瘤的高发，尤其是肿瘤的年轻化趋势，使得人类生育力不断下降。据估计2018年中国新发癌症超过428万例，约占全球该年癌症发病的23.7%，且大部分年轻癌症患者（40岁以下）确诊时未生育（Okamoto et al.，2021）。在肿瘤治疗过程中，性生殖能力受到巨大的冲击，放化疗及生殖器官的手术治疗等治疗手段均会造成生育力不可逆转的损伤及衰竭，文献报道癌症导致了77%的女性患者卵巢功能丧失、卵巢早衰（Carter et al.，2010）。世界卫生组织估计，到2030年每年新发的处于生育年龄的女性癌症患者将达到140万（Lyttle et al.，2017）。

虽然治疗初期女性恶性肿瘤患者以保存生命健康为前提，使得很多患者在治愈后不得不面临严重的生育力折损，其中包括无生育史的青年甚至未成年人，但医疗科技的进步使得肿瘤的临床治愈率显著升高，生存率不断提升，育龄女性或青春期及儿童肿瘤患者的生育力保护及保存日显重要。随着医疗理念的不断推陈出新，这类恶性肿瘤患者在选择治疗方案的同时也在思考其生育力保存的相关问题。2017年美国的一项研究数据显示，自1975年儿童肿瘤发生率每年增高0.66%，这些群体都存在着潜在的生育需求。2020年，欧洲肿瘤内科学会（European Society for Medical Oncology，ESMO）针对青春期后恶性肿瘤患者生育力保存和治疗后妊娠发布了基于循证医学证据的临床实践指南，指南推荐：无论所患肿瘤类型及疾病进展情况，所有青春期后育龄患者均应在治疗过程中尽早接受系统、全面的生育咨询（Lambertini et al.，2020）。研究显示，70%的卵巢癌患者有生育需求，29%的乳腺癌治愈后患者希望能恢复生育力（Jukkala et al.，2010）。而对于这些具有强烈生育意愿的肿瘤患者，应在病情的允许下尊重患者的生育要求。2006年美国、澳大利亚、日本等各国先后发布了生育力保存指南，旨在通过对癌症患者治疗前采取冷冻保存精子、卵母细胞、胚胎和卵巢组织等措施，为肿瘤等疾病康复者的生育需求和生殖健康提供保障和希望。美国国家综合癌症网络（NCCN）指南指出，保留生育力是癌症治疗的重要方面（Coccia et al.，2018），治疗前应告知所有育龄患者卵巢功能及生育潜力丧失的相关风险，为其选择适合保留生育的决策提供帮助（Melo et al.，2018）。

在我国，肿瘤及非肿瘤患者生育力保存的需求仍未得到广泛关注。比如卵巢组织冷冻保存仅在个别机构实验性地开展，还缺乏全国统一的标准化流程和评价体系。综上，建立和规范生育力保存规范和标准化操作流程，达成全面统一的生育力保存专家共识，对于提高我国人口出生率、提升人口整体健康水平具有重要的战略意义。

随着当今国际化战略的发展，世界各国思想文化相互交流渗透，社会文明、医学技术在进步，人们对先进知识和理念的接受度在广泛提升，生育观念改变，适龄育龄人群对生育力保存的理解逐渐加深，对生育力保存的诉求亦日渐增加。"社会化生育力保存"作为一种新观念已逐渐为当代育龄人群所接受。尤其是在校大学生作为育龄期群体的重要一部分人群，已成为"社会化生育力保存"这一新观念的引领者，来自一份对某省在校大学生生育力保存现状的调查分析显示，2/3以上的大学生接受"生育力保存"措施。除此之外，因个人、职业或经济等其他因素推迟生育计划的女性日益增多（单旭东等，2020），而这些人群大多数有愿望和渴望在其年轻时代保存自身的生育力，以备将来的妊娠需求。生育力保存需要内科、外科、妇产科、放疗、生殖内分泌、护理、遗传、心理、法律及伦理等多领域的交互合作，共同全面评估治疗方案、不孕风险，并制订个体化的生育力保存方案。

总之，人类生育力保存具有重要意义。通过保持生育力、防止不孕不育、避免年龄相关的生育力下降问题、保障未来家庭完整，以及保障个人生育权利和生育力等方面的努力，我们可以更好地维护人类的生殖健康和家庭的幸福。对生育力保存认知的进步给妇科恶性肿瘤患者提供了生育机会，同时也迎来了挑战。如何平衡在治疗疾病与保存生育力之间的关系，往往需要多学科协作，制订个体化治疗方案，是一项需要长期关注和重点研究的内容。目前临床上已建立了一些有效的生育力保存技术，推荐任何有生育要求或未完成生育的女性患者尽早进行生育力保护及保存的咨询。在这个过程中，社会各界应加强对生育力保存的宣传和教育，提高公众的认识和意识，从而更好地促进人类生殖健康和社会的发展。

（张金玲　李长忠　刘德高　余颖娟　王　芳）

参考文献

单旭东, 代雨涵, 黎程平, 等, 2020. 女性生育力保存现状 [J]. 中国计划生育和妇产科, 12 (10): 49-51, 55.

郝桂敏, 罗卓野, 王奕卓, 2022. 生育力保存的伦理问题及思考 [J]. 山东大学学报 (医学版), 60 (9): 47-52.

何方方, 2015. 女性生育力及其影响因素 [J]. 实用妇产科杂志, 31 (1): 1-2.

蓝建发, 陈小军, 丁景新, 等, 2023. 卵巢非良性肿瘤生育力保护及保存中国专家共识 (2023年版) [J]. 中国实用妇科与产科杂志, 39 (8): 809-816.

梁晓燕, 方丛, 李晶洁, 等, 2020. 中国女性肿瘤患者生育力保护及保存专家共识 [J]. 中国肿瘤临床, 47 (5): 217-221.

刘海婷, 2018. 二胎政策带来的临床问题及其解决策略 [J]. 现代医学与健康研究电子杂志, 2 (2): 140-141.

乔杰, 2013. 生育力保护与生殖储备 [M]. 北京: 北京大学医学出版社.

乔杰, 夏曦, 李红真, 2014. 生育力保护与妇科恶性肿瘤治疗后患者的辅助生育问题 [J]. 实用妇产科杂志, 30 (10): 729-731.

孙莹璞, 2020. 人类生育力保护与辅助生殖 [M]. 北京: 人民卫生出版社.

吴瑞芳, 姜辉, 2020. 生育力保护与生殖健康 [M]. 北京: 科学出版社.

吴瑞芳, 姜辉, 2021. 生育力保护与相关疾病诊治 [M]. 北京: 科学出版社.

吴瑞芳, 李长忠, 2022. 女性生育力保护的现状与进展 [J]. 山东大学学报 (医学版), 60 (9): 1-7.

徐晓燕, 杨月华, 2023. 实现提升生育力的战略转变: 生育力保护概念的演变与拓展: 对生育力保护文献的研究和认识 [J]. 中国计划生育和妇产科, 15 (1): 52-56.

许灵波, 刘海飞, 沈豪飞, 等, 2021. 男性生育力保存的现状和伦理思考 [J]. 中国性科学, 30 (11): 158-160.

叶云, 陈昂, 刘哲, 2020. 医院员工生育力保存认知度现状及其影响因素的调查 [J]. 生殖医学杂志, 29 (12): 1603-1611.

郑荣寿, 孙可欣, 张思维, 等, 2019. 2015年中国恶性肿瘤流行情况分析 [J]. 中华肿瘤杂志, 41 (1): 19-28.

中国妇幼保健协会生育力保存专业委员会, 2021. 女性生育力保存临床实践中国专家共识 [J]. 中华生殖与避孕杂志, 41 (5): 383-391.

中国医师协会生殖医学专业委员会生殖男科学组, 2022. 男性生育力评估中国专家共识 [J]. 中华男科学杂志, 28 (9): 848-858.

宗璇, 乔杰, 2022. 女性生育力及其影响因素 [J]. 中国实用妇科与产科杂志, 38 (6): 580-585.

邹阳, 张子宇, 黄欧平, 等, 2018. 一种快速检测新生儿胎粪中尼古丁和可替宁含量的方法: CN201610067899. 8 [P]. 2018-11-23.

Carter J, Chi D S, Brown C L, et al., 2010. Cancer-related infertility in survivorship [J]. Int J Gynecol Cancer, 20 (1): 2-8.

Coccia P F, Pappo A S, Beaupin L, et al., 2018. Adolescent and young adult oncology, version 2. 2018, NCCN clinical practice guidelines in oncology [J]. J Natl Compr Canc Netw, 16 (1): 66-97.

Coccia P F, Pappo A S, Beaupin L, et al., 2018. Adolescent and Young Adult Oncology, Version 2. 2018, NCCN Clinical Practice Guidelines in Oncology [J]. J Natl Compr Canc Netw, 16 (1): 66-97.

Crafton S M, Cohn D E, Llamocca E N, et al., 2020. Fertility-sparing surgery and survival among reproductive-age women with epithelial ovarian cancer in 2 cancer registries [J]. Cancer, 126 (6): 1217-1224.

Del-Pozo-Lérida S, Salvador C, Martínez-Soler F, et al., 2019. Preservation of fertility in patients with cancer (Review) [J]. Oncol Rep, 41 (5): 2607-2614.

Gosden R G, 2009. Fertility preservation: definition, history, and prospect [J]. Semin Reprod Med, 27 (6): 433-437.

Gosden R G, 2013. Memoir of fertility preservation [J]. Adv Exp Med Biol, 761: 85-94.

Halpern J A, Das A, Faw C A, et al., 2020. Oncofertility in adult and pediatric populations: options and barriers [J]. Transl Androl UrolTransl Androl Urol, 9 (Suppl 2): S227-S238.

Jukkala A M, Azuero A, McNees P, et al., 2010. Self-assessed knowledge of treatment and fertility preservation in young women with breast cancer [J]. Fertil Steril, 94 (6): 2396-2398.

Kim S S, 2012. Assessment of long term endocrine function after transplantation of frozen-thawed human ovarian tissue to the heterotopic site: 10 year longitudinal follow-up study [J]. J Assist Reprod Genet, 29 (6): 489-493.

Kwan H C K, 2023. Reconsideration of the safety and effectiveness of human oocyte cryopreservation [J]. Reprod Biol Endocrinol, 21 (1): 22.

Lambertini M, Peccatori F A, Demeestere I, et al., 2020. Fertility preservation and post-treatment pregnancies in post-pubertal cancer patients: ESMO Clinical Practice Guidelines [J]. Ann Oncol, 31 (12): 1664-1678.

Lyttle Schumacher B, Grover N, Mesen T, et al., 2017. Modeling of live-birth rates and cost-effectiveness of oocyte cryopreservation for cancer patients prior to high-and low-risk gonadotoxic chemotherapy [J]. Hum Reprod, 32 (10): 2049-2055.

Melo C, Fonseca A, Silva C, et al., 2018. Portuguese oncologists' practices regarding female fertility preservation: which barriers most relate to these practices? [J]. Eur J Cancer Care (Engl), 27 (2): e12812.

Okamoto S, Fujii N, Yoshioka N, et al., 2021. Nationwide survey of fertility preservation in patients with hematological malignancies in Japan [J]. Int J Clin Oncol, 26 (2): 438-442.

Woodruff T K, 2007. The emergence of a new interdiscipline: oncofertility [M] //Oncofertility Fertility Preservation for Cancer Survivors. Boston, MA: Springer US: 3-11.

Youm H W, Lee J R, Lee J, et al., 2015. Transplantation of mouse ovarian tissue: comparison of the transplantation sites [J]. Theriogenology, 83 (5): 854-861.

第 3 章

女性生殖保存

第一节　女性生殖细胞的发育

生殖系细胞（germline cells）是指多细胞生物个体中携带种系遗传物质的所有细胞类型，包括由精子与卵细胞结合而产生的全能性受精卵、胚胎着床前后的多能性内细胞团细胞和上胚层细胞、单能性胚胎生殖细胞、个体出生后的生殖细胞及成熟的精子与卵细胞。在多细胞生物物种数百万年的进化历程中，其生殖系细胞是"永生"的细胞类型，会将该物种的遗传信息不断从上一代传递到下一代。

一、卵母细胞的发生与发育

（一）原始生殖细胞

人类的性腺是生殖细胞和体细胞共同组成的，生殖细胞的前体是原始生殖细胞（primordial germ cell，PGC），起源自外胚层近端区域，接近内胚层，在妊娠的第4周左右形成。性腺中的体细胞来源于生殖嵴（genital ridge），由中胚层发育而来，位于体腔的背侧，因此原始生殖细胞形成后需要经过长距离定向迁移后才能到达生殖嵴，与生殖嵴共同发育成性腺。在妊娠的第5周，原始生殖细胞自卵黄囊上皮细胞迁移至后侧的体壁，并且最终于妊娠第6周在诱导中线两侧形成生殖嵴。生殖嵴形成过程中与中肾相连，其中外侧分化成为中肾，内侧部分的间质不断增殖，向腹膜腔突出，形成两条生殖嵴，也称为性腺原基。妊娠6周时男性和女性的生殖系统在外形上仍无差别，从妊娠第7周开始，男性和女性的生殖系统在外形上开始出现分化，由于男性*SRY*基因的表达，未分化性腺中的体细胞分化成支持细胞（sertoli cell），快速聚集后形成管状结构包裹生殖细胞，形成睾丸索或者精索结构，在青春期分化为生精小管（seminiferous tubule）结构。女性没有*SRY*基因，未分化性腺的体细胞就分化成卵巢的颗粒细胞，颗粒细胞与生殖细胞形成卵泡结构，使得未分化的性腺发育为卵巢。在上述过程中，还会产生一类体细胞，成为激素合成细胞，分别为睾丸中的间质细胞（leydig cell）和卵巢的泡膜间质细胞（theca-interstitial cell），这类细胞的主要功能是合成雄激素和雌激素。

（二）卵原细胞、初级卵母细胞、次级卵母细胞

迁移到生殖嵴的生殖细胞称为卵原细胞（oogonium）。在妊娠第8～13周，部分卵原细胞开始进入第一次减数分裂并停留在减数分裂前期，转化为初级卵母细胞（primary oocyte），未经历减数分裂的卵原细胞在妊娠28周发生程序性细胞死亡，在出生后的卵巢中通常没有卵原细胞存在。在妊娠第20周时，生殖细胞（卵原细胞占1/3，初级卵母细胞占2/3）的数量达到最高峰（600万～700万枚），出生时下降到100万～200万枚，青春期时为30万～40万枚，其中有400～500枚会作为成熟卵子排出，50岁绝经时下降到1000枚。在排卵前的LH峰作用下，初级卵母细胞完成第一次减数分裂，形成一个次级卵母细胞和一个第一极体，其中次级卵母细胞当即进入第二次减数分裂并停留在第二次减数分裂中期，若排卵后的次级卵母细胞受精，才能完成第二次减数分裂，同时排出第二极体。

二、卵泡的生长发育

（一）卵泡的形成

始基卵泡（primordial follicle）最早出现于妊娠第20周，是由单层扁平颗粒细胞围绕着一个初级卵母细胞形成的，作为卵母细胞储存的唯一形式，始基卵泡的数量决定了女性生育力储备的高低。从妊娠第20～24周开始，始基卵泡被随机选择脱离静止状态，进入生长发育的轨道，形成由单层立方形颗粒细胞围绕一个初级卵母细胞构成的初级卵泡，在初级卵泡的末期，前卵泡膜细胞迁移至卵泡表面并增生形成卵泡膜。初级卵泡继续发育成由多层立方形颗粒细胞围绕一个初级卵母细胞构成的次级卵泡，次级卵泡的颗粒细胞开始出现FSH、雌激素和雄激素的受体，其卵泡膜细胞也开始出现LH的受体，具备了合成性激素的能力。次级卵泡及其之前发育阶段的卵泡统称为窦前卵泡，窦前卵泡阶段的卵泡发育是不依赖于促性腺激素（gonadotropins，Gn）的。次级卵泡在FSH的作用下转变为窦卵泡，窦卵泡阶段的卵泡发育则依赖于Gn的作用。窦卵泡的募集开始于FSH的升高，每个卵泡均存在FSH阈值，只有FSH升高超过阈值，才会引起窦卵泡的募集，我们可以通过经阴道超声观测到直径2～9mm的窦卵泡，随着FSH的继续升高，单一的优势卵泡会从被募集的卵泡簇中脱颖而出，进一步生长发育，FSH可以诱导卵泡膜细胞表面LH受体的表达，使得卵泡可以接受LH的作用，最终导致卵泡的成熟，实现排卵。

（二）卵母细胞的成熟与卵泡排卵、黄体形成

卵母细胞的减数分裂起始于胚胎期，在出生前后，卵原细胞均进入第一次减数分裂期成为初级卵母细胞，并停滞于第一次减数分裂的双线期，进入青春期后，随着性成熟，在激素的调控下，初级卵母细胞陆续恢复减数分裂，排出第一极体，形成次级卵母细胞，并停滞于第二次减数分裂中期直到排卵。从初级卵母细胞减数分裂恢复到次级卵母细胞形成的过程，称为卵母细胞的成熟。若排卵后的次级卵母细胞受精，才完成第二次减数分裂，同时排出第二极体。排卵（ovulation）是指卵泡破裂并释放出其中的卵泡

液和次级卵母细胞的过程。排卵的卵泡受到FSH和LH峰的刺激，特别是LH峰的刺激，LH作用于颗粒细胞和卵泡膜细胞产生雌激素，卵丘细胞和颗粒细胞产生大量细胞外基质使得卵丘扩展，卵泡液进入卵丘细胞之间，最终使得卵丘细胞与颗粒细胞之间逐渐分离。卵母细胞和卵丘细胞在与颗粒细胞分离后，一起游离于卵泡液中，然后随着卵泡液从卵泡的破裂口一同排出，发生排卵。排卵后塌陷的卵泡腔形成黄体，黄体的颗粒细胞受到LH作用，合成分泌高水平的孕酮和一定水平的雌二醇。在月经前因为失去LH的支持，黄体发生退化，其中充满了结缔组织，称为白体。

（三）卵泡中体细胞的功能

卵泡结构是由生殖细胞和体细胞构成的。卵母细胞是女性的生殖细胞，体细胞由颗粒细胞层及卵泡膜细胞层构成。颗粒细胞层没有血管结构，其中有两种亚型，一种是卵丘细胞，直接与卵母细胞接触，另外一种是壁层颗粒细胞，靠近基底膜和卵泡膜细胞。卵泡膜层包含血管组织、纤维组织和具有内分泌功能的卵泡膜细胞，可以向颗粒细胞层和卵母细胞输送营养物质和关键的内分泌调节因子。胆固醇在颗粒细胞和卵泡膜细胞内转化成孕酮，卵泡膜细胞受到LH的刺激，以孕酮为底物合成雄激素（也就是睾酮），它通过基底膜转运至颗粒细胞，颗粒细胞受到FSH刺激，在颗粒细胞内的芳香化酶的作用下转化为雌激素，这就是雌激素合成的经典的"两种细胞-两种促性腺激素"学说。卵母细胞、颗粒细胞、卵泡膜细胞的相互作用和协调，对于卵泡的发育、排卵和激素分泌意义重大，是维持女性正常生育功能的必要条件。

（邓　敏　邓伟芬　石玉华）

第二节　影响女性生育力的因素

女性生育力是指女性在一定年龄段内，通过自然或辅助方式，成功受孕并分娩健康子女的能力。女性生育力是人类生存和发展的基础，也是女性健康和幸福的重要组成部分。然而，随着社会经济的发展和人口老龄化的加剧，女性生育力面临着越来越多的挑战和威胁。2023年WHO最新估计，全球约6对夫妇中就有1对存在不孕不育问题，其中有40%～50%的原因与女性有关（WHO，2023）。影响女性生育力的因素是多方面和复杂的，包括年龄、生活方式、环境、遗传、疾病等。这些因素可能通过不同的机制影响女性的卵巢功能、卵子质量、受精能力、着床能力、胚胎发育等方面，从而降低女性生育力或增加不良妊娠结局的风险。了解这些因素对女性生育力的影响，有助于采取有效的预防和改善措施，提高女性生育力和生殖健康水平。

一、年龄

年龄是影响女性生育力的最重要和最直接的因素之一。随着年龄的增长，女性的卵巢功能逐渐衰退、卵子质量下降、染色体异常增加，导致受孕难度增加、流产率升高、出生缺陷风险增加（Richardson et al.，2014）。

女性出生时就具有一定数量的卵泡，随着月经周期的重复，卵泡逐渐消耗，到达更年期时几乎耗尽，这个过程称为卵巢储备（ovarian reserve）的减少。卵巢储备的减少不仅影响卵泡数量，还影响卵泡质量。随着年龄的增长，卵泡内部的线粒体功能下降，导致能量代谢紊乱和氧化应激增加。这些变化会影响卵子的成熟、排卵、受精和分裂过程。另外，随着年龄的增长，卵子内部的染色体会出现异常，如非整倍体、易位、缺失等，此外还可伴随线粒体基因突变、表观遗传学改变、端粒长度缩短等。这些异常会导致受精后形成异常胚胎，从而增加流产率或出生缺陷的风险。

根据统计数据，女性在20～24岁时自然受孕率为86%，到35岁时降为52%，到40岁时降为36%，到45岁时降为5%（Li et al.，2020）。同样，在辅助生殖技术（assisted reproductive technology，ART）中，女性年龄也是影响成功率的关键因素。根据美国国家生殖健康中心的报告，2020年美国进行了326 468个ART周期，其中非供卵供胚的周期中，＜35岁的女性活产率为51.1%，35～37岁的女性活产率为37.1%，38～40岁的女性活产率为23.7%，＞40岁时活产率为7.6%，而＞42岁时活产率仅为3.9%。因此，对于有生育要求的女性来说，一般建议在30～35岁前尽量完成生育，而对肿瘤患者或近期因不可抗力无法完成生育的患者，可采取一些措施保存自己的卵子或胚胎。对于年龄较大的女性来说，应及时咨询专业的生殖医生，选择合适的生殖方式，必要时进行相关遗传检测和筛查，以提高受孕成功率和降低不良孕产结局的风险。

二、生活方式

生活方式可能通过影响女性的体重、内分泌平衡、免疫功能、心理状态等方面，直接或间接地影响女性生育力（表3-1）。

1.饮食　饮食是维持人体健康和功能的重要来源，也是影响女性生育力的重要因素之一。一些研究表明，饮食结构、营养素摄入、饮食模式等与女性生育力有关（Skoracka et al.，2021）。例如，过多或过少的能量摄入会导致体重异常（过重或过轻），从而影响卵巢功能，最常表现为月经周期紊乱；由于促炎特性，过多的反式脂肪酸摄入可能会增加2型糖尿病、多囊卵巢综合征等代谢性疾病的风险（Chavarro et al.，2007；Lefevre et al.，2005；Mozaffarian et al.，2004）；过多的咖啡因摄入可能会影响胚胎发育潜力，增加流产风险（Silvestris et al.，2019）。与此同时，有研究发现，富含抗氧化剂和单不饱和脂肪酸的食物或可改善卵子质量和胚胎着床环境（Wathes et al.，2007；Melo et al.，2018），而地中海饮食模式可能有利于提高自然受孕概率和ART成功率（Karayiannis et al.，2018）。

表3-1　膳食成分与女性生育力

膳食成分	研究现状	推荐食物来源
碳水化合物	高糖饮食对生育力具有负面影响	蔬菜、水果、全麦食品、谷物和大米
脂肪	摄入过多的反式脂肪酸和饱和脂肪酸可能会对女性生育力产生负面影响。多不饱和脂肪酸对生育力的直接影响尚不明确，而单不饱和脂肪酸可能对女性生育力有积极影响	鱼油、菜籽油、亚麻籽油和橄榄油等植物油、鳄梨和坚果

续表

膳食成分	研究现状	推荐食物来源
蛋白质	植物蛋白质可能对生育力有积极影响，而动物蛋白质，尤其是加工肉类，可能对生育力具有负面影响	豆类、鱼类、瘦肉、鸡蛋和乳制品（尤其是发酵类乳制品）等
乳制品	关于乳制品的研究结果并不一致，虽然乳制品作为健康饮食的一部分，但很难确定是高脂还是低脂乳制品对增加生育力更好。根据目前研究，不常规推荐食用高脂乳制品以增加生育力	低脂乳制品，尤其是发酵的乳制品
碘	碘对于胎儿的正常发育和甲状腺功能至关重要，尽管轻度和中度碘缺乏在女性中很常见，但应确保足够的碘摄入	碘化盐、乳制品和海产品
叶酸	补充叶酸，尤其是与维生素B_{12}联合使用，可能会增加妊娠和辅助生殖技术成功的概率	绿叶菜、鸡蛋和禽类
维生素 D	血清维生素 D 浓度可能与多囊卵巢综合征和子宫内膜异位症相关，并可能影响辅助生殖技术的成功率，但在正常生育力人群中，似乎没有显著的相关性	鱼、鸡蛋、奶酪和牛奶
抗氧化剂	低质量证据显示，抗氧化剂补充可能对不孕女性有益，但需要更多研究来评估可能的副作用；肌醇、左旋肉碱和 N-乙酰半胱氨酸可能对女性生育力有利	新鲜水果（尤其浆果类）、蔬菜、植物油、肉桂、茶和适量咖啡
植物雌激素	植物雌激素与女性生育力之间的关系仍不明确；大豆异黄酮的摄入对 ART 的成功率具有积极影响	豆制品和亚麻籽油
咖啡因	高咖啡因摄入可能与受孕时间延长和妊娠丢失风险增加相关	咖啡和可可（推荐摄入量范围内）
酒精	一些证据表明过度饮酒与排卵障碍和生育力下降呈正相关	不作推荐

2.运动 研究发现，运动、BMI 和排卵之间可能存在 U 形关联，即适度的运动可以改善体重、内分泌平衡、心血管功能、免疫功能等，从而改善女性生育力；过度或过少的运动可能会导致月经紊乱、排卵障碍、激素水平异常等（Hakimi and Cameron，2017）。不同类型的运动可能对女性生育力有不同的影响，如有氧运动可以改善卵巢功能和胚胎发育；抗阻力运动可以改善胰岛素敏感性和卵巢功能。更重要的是，运动对不同 BMI 的女性影响不同（Hakimi and Cameron，2017），例如，对于正常或低 BMI 女性，高强度运动可能通过消耗能量导致 HPO 轴紊乱进而影响排卵（Warren and Perlroth，2001；Chan and Mantzoros，2005），而对于肥胖女性，可以通过运动、减重增加胰岛素敏感性进而改善排卵障碍和妊娠结局（Palomba et al.，2008）。

3.吸烟 烟草烟雾中含有几千种成分，如尼古丁、多环芳烃和镉等。研究表明，吸烟对女性生育力的影响可能包括：加速卵巢储备的减少，降低卵子质量和数量，增加染色体异常的风险，影响内分泌平衡和免疫功能，增加宫腔环境的不良改变，增加异位妊娠、流产、早产、低出生体重等不良妊娠结局的风险（Dechanet et al.，2011；Hakim et al.，1998）。吸烟对女性生育力的影响与吸烟量、时间、类型等有关，一般来说，吸烟越多、越早、越长，影响越大。此外，被动吸烟同样会对女性生育力产生负面影响。

4.饮酒　目前酒精对女性生育力的影响缺乏高质量研究，现有研究未能得出一致结论，但是基于酒精对身体健康的影响，不建议过量饮酒。

5.睡眠　睡眠是维持人体正常生理和心理功能的必需条件，也是影响女性生育力的重要因素之一。一些研究表明，睡眠质量、睡眠时间、睡眠规律等与女性生育力有关。例如，睡眠不足或过多可能影响内分泌平衡和免疫功能，导致月经紊乱、排卵障碍、激素水平异常等（Spaggiari et al.，2022；Stocker et al.，2021）；睡眠不规律会打乱昼夜节律，可能影响卵巢功能和受精能力（Mills and Kuohung，2019），从而降低女性生育力。

6.压力　压力普遍存在于当今社会生活中，也是影响女性生育力的重要因素之一。部分研究表明，压力水平、压力来源、压力应对方式等与女性生育力有关。例如，过高的精神压力可能通过影响内分泌平衡，导致月经紊乱、排卵障碍、激素水平异常等（Bala et al.，2021；Schmid et al.，2004）；压力可能来自于工作、家庭、社会、生育等方面，不同的压力来源均对女性生育力有不良影响；压力应对方式包括积极的（如放松、咨询、社交等）和消极的（如逃避、抑郁、自责等），消极的应对方式对女性生育力的不良影响可能更大。

综上所述，生活方式是影响女性生育力的重要因素之一，也是可以通过自我管理和干预来改善的因素之一。一般建议女性在生育期间，保持健康的饮食习惯，适度的运动，戒除吸烟和过量饮酒，保证充足和规律的睡眠，减轻和积极应对压力，从而提高女性生育力和生殖健康水平。

三、环境因素

环境是指人们生活和工作的外部条件和影响，如空气污染、水质污染、化学物质暴露等。这些因素可能通过影响女性的内分泌平衡、免疫功能、基因表达等方面，间接或直接地影响女性生育力。

1.空气、水质污染　空气污染是指空气中存在一些有害物质，如颗粒物（$PM_{2.5\sim10}$）、臭氧、二氧化硫、二氧化氮、一氧化碳、挥发性有机物等，这些物质可能通过吸入或皮肤吸收进入人体。水质污染是指水中存在一些有害的物质，如重金属、农药、激素、微生物等。这些物质可能通过饮用或皮肤吸收进入人体。空气、水质污染对人体健康造成不同程度的损害，也是影响女性生育力的重要因素之一。部分研究认为空气污染可能会促进氧化应激和炎症过程（Kampa and Castanas，2008），而抗氧化作用对女性生殖结局有所改善。空气污染对女性生育力的影响包括：降低卵巢功能和卵子质量，增加排卵障碍和月经紊乱的风险，影响内分泌平衡和免疫功能，增加流产、早产、出生缺陷等不良妊娠结局的风险，其不良影响与污染物种类、浓度、暴露时间、暴露阶段等有关，一般来说，污染物越多、越强、时间越长，影响越大（Conforti et al.，2018；Bongaerts et al.，2023）。此外，空气污染也可能对男性生育力产生负面影响（Lafuente et al.，2016），如降低精子质量和数量，降低精子正常形态率，增加精子DNA损伤等。

2.化学物质暴露　化学物质暴露是指人们在日常生活或工作中接触到一些有害的

化学物质，如塑料添加剂、工业溶剂、化妆品成分、药物残留等。这些物质可能通过吸入、食入或皮肤吸收进入人体，对人体健康造成不同程度的损害，也是影响女性生育力的重要因素之一。一项纳入 382 名女性的研究表明，暴露于全氟和多氟烷基物质（PFAS）环境中与女性生育力下降有关（Cohen et al.，2023），暴露浓度每升高四分位数，妊娠率降低 5% ~ 10%。研究表明，化学物质暴露对女性生育力的影响包括：降低卵巢功能和卵子质量，增加排卵障碍和月经紊乱的风险，影响内分泌平衡和免疫功能，增加流产、早产、出生缺陷等不良妊娠结局的风险。化学物质暴露对女性生育力的影响与暴露物种类、浓度、暴露时间、暴露阶段等有关，一般来说，暴露物越多、越强、暴露时间越长，影响越大（Yao et al.，2021）。此外，研究表明化学物质暴露也可能对男性生育力产生负面影响（Rodprasert et al.，2022；Virant-KlunI et al.，2022）。

综上所述，环境是影响女性生育力的重要因素之一，也是难以完全避免和控制的因素之一。一般建议女性在生育期间，尽量减少接触有害的环境因素，选择清洁的空气和水源，避免使用含有有害化学物质的产品，定期进行身体检查，增加运动以提高代谢率排出有害毒素，从而提高女性生育力和生殖健康水平，促进优生优育。

四、遗传因素

遗传是指人们从父母那里继承的一些特征和信息，如基因、染色体、遗传疾病等。这些因素可能通过影响女性的卵巢功能、卵子质量、受精能力、胚胎发育等方面，直接影响女性生育力。

1.**基因突变**　基因突变如插入、缺失、替换等可能导致基因功能的丧失或异常，从而影响女性生育力。研究表明 *FOXL2* 基因突变与卵巢功能减退有关（Raile et al.，2005），*FMR1*、*HSF2BP* 等基因突变导致早发性卵巢功能不全（POI）及卵巢早衰（Li et al.，2022；Ramos et al.，2022）、卵巢不敏感综合征等疾病（Ignacak et al.，2004），这些疾病会影响女性的卵巢储备、卵子质量等，从而降低女性生育力。另外，基因突变也会导致异常受精或受精后胚胎发育阻滞，降低临床妊娠率，增加流产、早产、出生缺陷等不良妊娠结局的发生。

2.**染色体异常**　染色体异常如非整倍体、易位、缺失等可能导致卵子质量下降、受精能力降低、胚胎发育异常，从而影响女性生育力（Maddirevula et al.，2020）。染色体非整倍体是导致自然流产和出生缺陷的最常见原因之一，有 50% ~ 70% 的自然流产和 3% ~ 5% 的出生缺陷与染色体非整倍体有关（Zhang et al.，2013）。此外，染色体易位也会导致卵子质量下降和受精能力降低，有 1% ~ 2% 的不孕不育患者有染色体易位的情况（Maddirevula et al.，2020）。

3.**遗传疾病**　遗传疾病包括单基因遗传疾病、多基因遗传疾病、线粒体遗传疾病等。这些疾病可能直接或间接地影响女性生育力。部分单基因遗传疾病如 X 连锁早衰综合征、黏液多聚糖沉积症、先天性肾上腺皮质增生症等可导致卵巢功能衰退、月经紊乱、排卵障碍，进而降低生育力（Maher et al.，2023；Papageorgiou et al.，2018）；多基因遗传疾病如多囊卵巢综合征、子宫内膜异位症、抗磷脂抗体综合征（anti-phospholipid antibody syndrome，APS）等可导致内分泌失衡和免疫功能异常；部分线粒体遗传疾病会导致卵子质量下降和胚胎发育异常，降低女性生育力，如亚急性坏死性脑脊髓病（leigh disease）、线粒体脑肌病伴高乳酸血症和卒中样发作（mitochondrial encephalomyopathy with lactic acidosis and stroke-like episodes，MELAS）等。

综上所述，遗传是影响女性生育力的重要因素之一，也是难以改变和预防的因素之一。一般建议女性在生育前进行必要的遗传检测和咨询，了解自己和配偶的遗传状况和风险，选择合适的生殖方式，并进行必要的遗传筛查和诊断，以提高女性生育力并降低风险。

五、疾病、医源性因素

疾病是身体或心理上出现的一些异常或不适，根据人体不同系统分为内分泌系统疾病、生殖系统疾病、免疫系统疾病、代谢系统疾病、心血管系统疾病等。这些疾病均可能通过影响女性的卵巢功能、卵子质量、受精能力、着床能力、胚胎发育等方面，直接或间接影响女性生育力。

1.生殖系统疾病　女性生殖系统包括卵巢、输卵管、子宫、阴道等组织和器官，是女性生育的重要部位，其结构和功能的正常与否直接决定了女性生育力是否正常。当生殖系统出现一些疾病时，如多囊卵巢综合征（PCOS）、子宫内膜异位症、输卵管阻塞或粘连、子宫肌瘤、子宫畸形等，会导致生殖器官的解剖结构或功能异常，影响卵子成熟、导致排卵障碍，阻碍精卵输送，干扰受精及胚胎着床等过程，从而降低女性生育力。PCOS是导致影响女性生育力的排卵障碍的最常见原因，一项前瞻性RCT研究指出，在IVF助孕患者中PCOS患者获卵率、成熟卵率及受精率低于非PCOS人群（Xiao et al.，2014）。子宫畸形包括双角子宫、单角子宫、纵隔子宫等，属于女性生殖系统中最常见的先天性畸形，在普通人群中的平均患病率为2%～4%，导致生育力受损及早产、胎膜早破、胎儿宫内生长受限、子宫破裂等产科并发症（Gruszka et al.，2012）。因此生殖系统疾病对女性生育力具有直接、重要的影响。

2.内分泌系统疾病　内分泌系统是机体负责分泌和调节激素的一系列器官和组织，如垂体、甲状腺、肾上腺、胰腺等，卵巢作为性腺也属于内分泌系统器官。这些器官和组织与卵巢之间存在着复杂的相互作用和反馈调节，维持着女性的正常生殖功能，当内分泌系统出现一些疾病时，会导致内分泌平衡失调，影响卵巢功能和月经周期，从而降低女性生育力，如垂体腺瘤、甲状腺功能亢进或减退、库欣综合征、多发性内分泌腺瘤综合征等。甲状腺激素在受精、着床和胎盘形成过程中作用于卵母细胞、精子和胚胎，因此甲状腺功能减退和甲状腺功能亢进都可能影响生育力（Mintziori et al.，2016），研究表明甲状腺功能减退会导致月经紊乱和排卵障碍，并增加流产风险（Hubalewska-Dydejczyk et al.，2022）。

3.免疫系统疾病　免疫系统包括淋巴结、脾、扁桃体、骨髓等器官和组织，通过产生和分泌免疫细胞和免疫因子，保护机体免受感染和损伤。当机体免疫系统紊乱（如患自身免疫性疾病、免疫缺陷性疾病、过敏性疾病等）时，会导致免疫功能异常，影响女性生育力。研究表明自身免疫可能损害女性生育力，尤其是抗磷脂综合征与复发性流产有关（Cervera and Balasch，2008）。

4.代谢系统疾病　代谢系统是机体中负责能量代谢和物质转化的一系列器官和组织，包括肝脏、胰腺、肾脏等，通过参与和调节代谢途径和反应，维持机体的正常生理功能。代谢系统疾病包括糖尿病、高血脂、高尿酸血症等，通常与高热量饮食有关，会导致代谢紊乱，可能影响卵母细胞质量或间接干扰垂体-下丘脑轴，影响女性生育力（Silvestris et al.，2019）。一项对于1191例1型糖尿病患者的研究表明，1型糖尿病患者活产率显著低于非糖尿病患者，研究者认为1型糖尿病降低了女性生育力（Lin et al.，2018）。另有研究认为高铁摄入可能加剧高脂血症和高血糖，同时降低女性生育力（Kim et al.，2017）。

5.心血管系统疾病　　心血管系统包括心脏、血管、血液等器官和组织，通过维持正常的血流量和血压，保证人体各个部位的供血和供氧。当心血管系统出现如冠心病、高血压、心律失常、心力衰竭、动脉硬化等疾病时，会导致心血管功能下降，卵巢和子宫缺血缺氧，影响卵子成熟、排卵、着床等过程，增加流产、早产、胎儿宫内发育迟缓等不良妊娠结局的发生率，影响女性生育力（Navaneethabalakrishnan et al.，2020）。

不同机体状态及不同基础生育力的情况下，不同医源性因素对女性生育力的影响及不同女性对同一医源性因素的反应都可能有所不同。常见的影响女性生育力的医源性因素主要包括如下方面。

1.药物使用　　如多数含烷化剂的乳腺癌化疗方案具有性腺毒性，其中含环磷酰胺的化疗方案（如环磷酰胺＋氨甲蝶呤＋氟尿嘧啶，环磷酰胺＋多柔比星＋氟尿嘧啶等）为POI或POF高风险方案，表3-2给出了部分具有性腺毒性的化疗方案以供参考。除化疗药物外，某些抗抑郁等精神卫生药物也可能干扰正常激素平衡，影响排卵及卵子治疗从而具有生殖毒性。

表3-2　常见性腺毒性治疗方案及POI风险

POI风险程度	治疗方案
高风险	造血干细胞移植联合环磷酰胺/全身放疗或环磷酰胺/白消安卵巢部位的放疗 BEACOPP增强方案（＞30岁） 6×CMF、CEF、CAF、TAC（＞40岁） 甲基苄肼 苯丁酸氮芥
中风险	BEACOPP（＜30岁） 6×CMF、CEF、CAF、TAC（30～39岁） 4×AC（＞40岁） 4×AC/EC→紫杉醇
低风险	单克隆抗体：贝伐珠单抗 氨甲蝶呤（自身免疫系统疾病重复累积使用致POI风险增加） ABVD（＞32岁） （4～6）×CHOP CVP 急性髓细胞白血病治疗 急性淋巴细胞白血病治疗 6×CMF、CEF、CAF、TAC（＜30岁） 4×AC（＜40岁）

续表

POI风险程度	治疗方案
极低/无风险	ABVD（＜32岁）
	氨甲蝶呤
	氟尿嘧啶
	长春新碱
	他莫昔芬
未知风险	单克隆抗体：曲妥珠单抗、西妥珠单抗
	酪氨酸激酶抑制剂：厄洛替尼、伊马替尼

BEACOPP.博来霉柔＋依托泊苷＋多柔比星＋环磷酰胺＋长春新碱＋甲基苄肼＋泼尼松；CMF.环磷酰胺＋氨甲蝶呤＋氟尿嘧啶；CEF.环磷酰胺＋表柔比星＋氟尿嘧啶；CAF.环磷酰胺＋多柔比星＋氟尿嘧啶；TAC.多西他赛＋多柔比星＋环磷酰胺；AC.多柔比星＋环磷酰胺；EC.表柔比星＋环磷酰胺；ABVD.多柔比星＋博来霉素＋长春新碱＋达卡巴嗪；CHOP.环磷酰胺＋多柔比星＋长春新碱＋泼尼松；CVP.环磷酰胺＋长春新碱＋泼尼松

2.手术　卵巢手术（如囊肿、妊娠组织、肿瘤切除及卵巢切除等）损伤卵巢组织和血供，多数情况下可直接对卵巢功能造成不可逆的损伤。除子宫切除和输卵管切除可直接造成不孕以外，较大肌瘤剔除、剖宫产等造成瘢痕子宫、憩室，黏膜下肌瘤、内膜息肉切除等宫腔镜操作造成宫腔粘连、宫腔免疫微环境改变，输卵管妊娠保守手术（切开取胚）、输卵管堵塞再疏通、输卵管节育后再疏通等输卵管手术造成输卵管梗阻等，均可直接或间接地影响女性生育力。

3.放射治疗　放射治疗主要损伤卵巢功能，其影响取决于多种因素，如年龄、照射野、治疗类型、剂量和持续时间等，全身、颅脑、骨髓照射对任何年龄的女性都是高危因素。＞15Gy的放射剂量是青春期前卵巢功能损伤的高危因素，青春期后＞10Gy对卵巢功能损伤具有高度风险。

综上，影响女性生育力的因素是多方面且复杂的，需要综合考虑和个体化评估。对于想要生育的女性来说，应该在合适的年龄段内，保持健康的生活方式，减少接触有害的环境因素，了解自己和配偶的遗传状况和风险，控制好自己的疾病状况，选择合适的生殖方式，并进行必要的遗传检测和筛查，从而提高女性生育力和生殖健康水平。同时，对于影响女性生育力的因素，还需要进一步开展更多的基础和临床研究，探索其深层次的机制和干预方法，为提高女性生育力提供更多的科学依据和技术支持。

（李　萍　王桂泉）

第三节　女性生育力评估

生育力被定义为个体在没有使用任何避孕措施的情况下，通过自然性行为达到妊娠的能力（Zegers-Hochschild et al.，2017）。这是一个复杂的生物过程，受到许多生理、心理和环境因素的影响。女性生育力的评估和管理在公共卫生、临床医学和社会经济中都具有重要意义。随着女性晚婚晚育的趋势，生育力问题越来越引起人们的关注（Mills et al.，2011）。女性生育力受到多种因素的影响，包括年龄、生活方式（如饮食、运动、吸烟和饮酒）、疾病（如多囊卵巢综合征、子宫内膜异位症）、环境因素（如职业暴露、环境污染）及遗传因素等（Balen et al.，2016）。这些因素可能直接或间接影响卵子的质量和数量，从而影响女性的卵巢功能。女性生育力的评估是生殖医学的重要组成部分，它能帮助医生识别可能的影响因素，提供个性化的治疗和管理策略。

一、初始评估

初始评估应包括详细的病史询问和体格检查，重点关注生育史和妊娠前风险评估。初始生育史询问的结构化方法如表3-3所述。体格检查应包括计算体重指数和血压，除妇科检查外，还应对甲状腺和乳房进行检查。

表3-3 女性生殖病史基本要素

不孕史
- 性生活史，包括不孕时间、性生活频率、性伴侣个数、性功能障碍（夫妻双方）等
- 既往不孕症相关检查和治疗情况

妇产科疾病史
- 宫颈HPV感染史及治疗史
- 孕产史：足月产、早产、流产、存活子代个数，早期妊娠丢失和终止情况，分娩方式，妊娠期、产时、产后并发症等
- 盆腔炎性疾病及治疗史
- 月经史：月经周期、出血天数、痛经史及相关异常子宫出血情况，口服避孕药（oral contraceptive，OC）情况等

既往史
- 过敏史，并发症（如甲状腺、肾上腺、代谢性疾病及心血管病等），结核、乙肝等传染病病史
- 既往手术史
- 疫苗接种史
- 吸烟、饮酒、吸毒等

家族史
- 家族性疾病、遗传疾病史
- 早发性卵巢功能不全、卵巢早衰、多囊卵巢综合征等女性家族成员病史

二、排卵评估

正常的排卵周期一般间隔在21～35天，且一般具备一致的特征或月经前症状。当卵母细胞未从女性卵巢释放时就会发生排卵障碍，根据美国国立卫生研究院（National Institutes of Health，NIH）数据显示，排卵障碍占女性不孕症的30%。常见的评估排卵的方法包括：询问月经史、黄体期孕酮水平测定、超声检查、LH试纸测试及基础体温测量等。例如，当月经周期的频率和特征都规律时，一般不需要通过血清孕酮水平来确认是否排卵。如果存在不确定性，可以在黄体期中期（即下次月经前7天）进行血清孕酮检测来确认是否排卵。对于月经周期间变异较小的患者，可能需要进行连续孕酮水平检测（Practice Committee of the American Society for Reproductive Medicine，2015）。常见的排卵障碍的病因包括多囊卵巢综合征（polycystic ovary syndrome，PCOS）、早

发性卵巢功能不全（premature ovarian insufficiency，POI）、卵巢功能减退（diminished ovarian reserve，DOR）、未破裂卵泡黄素化综合征、高泌乳素血症、甲状腺功能紊乱、卵巢不敏感综合征、Kallmann综合征等。

与排卵障碍相关的临床病史需要进一步评估。体重变化、压力、潮热、甲状腺功能异常、溢乳或临床高雄激素血症等都可能有助于确定月经无排卵的原因。排卵障碍可以使用世界卫生组织的分类系统进行分类（表3-4）（WHO，1975；WHO，2012；WHO，2005）。对于发生稀发排卵或闭经的情况，除了检测甲状腺刺激素和催乳素浓度外，还应包括性激素如卵泡刺激素（follicle-stimulating hormone，FSH）、黄体生成素（luteinizing hormone，LH）和雌二醇（estradiol，E_2）的检测以明确具体排卵障碍类型。最近的国际共识指南对PCOS的评估和管理采用了鹿特丹诊断标准（Teede et al.，2018；Rotterdam ESHRE/ASRM-Sponsored PCOS consensus workshop group，2004；Teede et al.，2023）。应使用游离睾酮、游离雄激素指数或使用液相色谱-质谱分析计算来评估生化高雄激素血症。对于睾酮正常的患者，必要时可以考虑测量雄烯二酮和脱氢表雄酮。鉴于PCOS是一种排除性诊断，需要通过17-羟孕酮浓度来排除非典型的先天性肾上腺皮质增生症，这是对21-羟化酶最常用的酶缺陷的测试。此外，还应除外库欣综合征，特别是在有严重高雄激素血症特征时（Teede et al.，2018）。

表3-4　WHO排卵障碍分类

分组	分类	病因
组1	低促性腺激素型排卵障碍	• 下丘脑闭经：压力、体重减轻、过度运动 • 高泌乳素血症 • 原发性垂体疾病：浸润性疾病、中枢神经系统肿瘤 • 先天性促性腺激素释放激素缺乏
组2	正常促性腺激素型排卵障碍	• 多囊卵巢综合征 • 先天性肾上腺皮质醇增生症
组3	高促性腺激素型排卵障碍	• 早发性卵巢功能不全、卵巢早衰

三、卵巢储备功能评估

卵母细胞数量在妊娠第20周达到峰值，随后逐渐下降，这种下降持续女性整个生殖寿命，直到达到最低临界阈值并导致更年期（Tal and Seifer，2017）。卵巢储备标志物用来量化剩余卵泡池的大小，并作为生育力的替代指标。临床上常用储备标志物如月经第2~4天的FSH和E_2、抗米勒管激素（anti-mullerian hormone，AMH）和经阴道超声来评估窦卵泡计数（antral follicle count，AFC）（Tal and Seifer，2017）。目前没有任何标志物能够直接评估原始卵泡池的大小。卵巢储备测试是不孕不育评估的重要组成部分，可用于预测辅助生殖技术（assisted reproductive technology，ART）中卵巢对促性腺激素的反应性。但应注意的是，对于没有不孕史的30~44岁的女性，在备孕3个月或更短时间内，预示卵巢储备的生物标志物水平（如FSH、AMH等）降低与生育力降低无关（Steiner et al.，2017）。因此对于无不孕史的女性，应用卵巢储备标志物进行解释时应谨慎。

基于对垂体FSH分泌的反馈抑制，基础（月经第2～4天）FSH浓度是卵巢储备功能的间接指标。卵巢储备功能减退时，卵巢甾体激素生成过程受阻，不足以抑制早卵泡期的FSH水平。应同时测量血清E_2浓度，因为这可以提高FSH评估卵巢储备功能的敏感性，但需要注意的是，E_2水平不应该单独用来评估卵巢功能。卵巢储备功能减退时，继发于早期卵泡FSH的升高，基础E_2浓度可能会升高，但同时会抑制垂体FSH的分泌，因此可能使FSH浓度落在正常范围内。FSH＞10IU/L对接受ART助孕的女性卵巢低反应（获卵数≤4个）的特异性较高，但敏感性较差。此外，预测受孕的灵敏度更低，而且FSH在周期内和周期间存在显著异质性，这种较大的变异性一定程度上也暗含了卵巢储备功能减退的可能性较大（Jayaprakasan et al.，2008；Kwee et al.，2004）。此外，解释该指标需要下丘脑-垂体-卵巢轴功能完好，对其临床应用具有一定的限制（Tal and Seifer et al.，2017；Broekmans et al.，2006；Esposito et al.，2002）。

AMH由窦前卵泡和窦状卵泡的颗粒细胞产生，因此反映了原始卵泡池的大小。血清AMH浓度与女性年龄呈负相关，在周期内和周期间变化最小，因此在月经周期的任何一天进行检测都是合适的。AMH检测结果在被报告为绝对数字的同时应与年龄结合以综合评估女性卵巢储备。AMH过高通常意味着ART期间卵巢对控制性卵巢刺激的过度反应，而AMH低则预示着卵巢反应不良的风险增加。但对于短期内试图自然受孕且不具备不孕病史的女性来说，AMH与生育力的相关性很低（Steiner et al.，2017）。

AFC是指超声评估时双侧卵巢中平均宽度为2～10mm的窦卵泡的总数。虽然可以在整个月经周期中进行计数，但在卵泡早期进行评估可避免因黄体或大型优势卵泡的存在而低估窦卵泡的数量。此外，超声评估是一种依赖于操作者的技术，不同操作者（组间）或同一操作者每次测量（组内）的AFC可能会有所不同，此外还可能受到其他客观因素的影响，如机器分辨率、患者体位、体型、状态等。在控制性卵巢刺激时，AFC＞15～18个预示着卵巢高反应，＜3～7个预示着低反应，但其数目与获得妊娠的相关性不高（Broer et al.，2013；Nastri et al.，2015）。

氯米芬刺激试验（clomiphene citrate challenge test，CCCT）是指在给予氯米芬柠檬酸盐（每天100mg，月经第5～9天）之前（月经第3天）和之后（月经第10天）测量FSH水平。然而，由于CCCT的复杂性，以及在预测卵巢低反应和IVF结局方面并不优于非动力卵巢测试（如基础FSH和AFC），ASRM建议放弃该试验（Penzias et al.，2020）。

抑制素B是由窦卵泡的颗粒细胞分泌的糖蛋白激素，高龄女性血清FSH可能正常，但一般情况下抑制素B已降低，故而后者对反映卵巢功能减退更敏感。目前尚无针对抑制素B统一的检测标准，能否有效预测IVF妊娠结局也存在争议。

四、盆腔解剖及输卵管通畅性评估

经阴道盆腔超声检查是女性生育力评估的重要组成部分，具有无创性、简易性及可重复性等优点，磁共振一般不作首选检查手段。应注意的是，必要时行妇科检查协助诊断，如附件结构活动受限和（或）附件区压痛、包块或触痛性结节可协助诊断盆腔粘连或子宫内膜异位症。

（1）子宫：应在矢状面和横切面上对子宫进行评估，包括宫体、宫颈、子宫肌层、子宫内膜的大小、形状、方向等。可以检测子宫的内膜、肌层及解剖结构病变，如内膜息肉、宫腔粘连、子宫肌瘤、腺肌瘤、子宫畸形等。例如，"栅栏状"声影、球状子宫外观、内膜与肌层分界不清、腺肌瘤、肌层内小囊肿等都是与子宫腺肌病相关的超声特征（Chou et al., 2020）。

（2）子宫内膜：子宫内膜在中矢面最厚部分从一个回声边界垂直测量到另一个回声边缘。如果在腔内观察到液体，则在不包括液体的情况下，通过单独组合子宫内膜前后厚度来测量子宫内膜。应记录可能的息肉、粘连、内膜形态及血流情况。

（3）评估附件区、盆壁任何包块，如盆腔包裹性积液、输卵管积水、卵巢囊肿、输卵管系膜囊肿等。

（4）卵巢：卵巢是双侧识别的，并在三个维度（长度、高度和宽度）上进行测量。卵泡呈圆形或椭圆形无回声结构。基础AFC为早卵泡期两个卵巢内2～10mm之间的卵泡数量。卵泡可在经阴道扫描期间使用三种不同的技术进行测量：传统的实时二维（2D）扫描、存储的2D成像循环或三维（3D）重构，且卵巢应占据至少40%的屏幕。此外，应记录可能的黄体、卵巢血流情况、卵巢囊肿及卵巢肿瘤等。

输卵管异常引起的不孕症称为输卵管性不孕，是女性不孕症的主要病因，占比25%～35%。导致输卵管性不孕的病因主要包括盆腔炎（pelvic inflammatory disease, PID）、输卵管妊娠史或手术史、输卵管发育不良、子宫内膜异位症及肿瘤压迫等。临床上常用的评估输卵管通畅性的检查包括以下几种。

（1）子宫输卵管造影（hysterosalpingography, HSG）：HSG是诊断输卵管通畅性的首选检查手段，同时也有一定的治疗作用。一项2011年的Meta分析发现HSG的敏感度和特异度分别为53%和87%，随后2014年的Meta分析报道其敏感度和特异度分别高达95%和93%。其缺点是对输卵管近端梗阻有较高的假阳性，因此应进一步排除由于黏液栓、组织碎片堵塞或输卵管口痉挛导致的假阳性。

（2）子宫输卵管超声造影（hysterosalpingo-contrast sonography, HyCoSy）：HyCoSy是近20年来新型的检查手段，2016年Meta分析报道其对输卵管通畅性诊断的敏感度和特异度分别为98%和91%（Alcázar et al., 2016）。与HSG相比，HyCoSy无放射性，可发现子宫和卵巢病变，对子宫黏膜下肌瘤、宫腔息肉、宫腔粘连等病变具有诊断价值。其缺点是对超声医生的经验依赖性高。

（3）宫腔镜下插管通液术：2015年美国生殖医学学会（ASRM）关于女性不孕症诊断的共识中指出，宫腔镜下插管通液术可对HSG提示的输卵管近端梗阻进行确认和排除。此外，该技术还可直视宫腔情况，必要时处理宫腔内病变。

（4）腹腔镜下亚甲蓝通液：该检查技术是目前评估输卵管通畅性最准确的方法，但由于其操作复杂、价格高昂、创伤性等，一般针对同时合并生殖系统病变需要腹腔镜手术处理者。

（5）输卵管通液术：因不能确定哪侧输卵管病变和位置，且准确性低，近年来一般不推荐该检查手段。

（6）输卵管镜：输卵管镜可了解输卵管内部黏膜情况，尤其是结合腹腔镜时可更全面评估输卵管功能，但作为常规诊断手段目前证据不足。

女性生育力的评估是一个复杂的过程，涉及多种生理学和解剖学的方面。广义的生育力评估还应包括染色体和基因筛查、卵子形态学特征、卵泡液生化指标等方面。近年来，随着转录组、表观遗传组、蛋白质组、代谢组等多组学技术的发展，从分子层面探究女性生育力的影响机制并发展新型评估策略成为可能，但由于样本获取困难、数据分析复杂、结果解释不明等原因，目前仍处于初始研究阶段。

（李　萍　王桂泉）

第四节　女性生殖保存的指征和伦理学问题

目前生殖医学取得了前所未有的进步，特别是在女性生殖力保存方面。这些技术的出现为许多因各种原因在今后面临生育风险或希望延后生育的女性提供了新的机会。女性生殖力保存是指采取一定的医学手段，将女性的卵子、胚胎或卵巢组织保存起来，以便将来需要时使用。卵子冷冻是最常见的生殖保存方法，它允许单身或还未做好准备的女性在其最佳生育年龄时保存卵子。胚胎冷冻是一种技术上相对成熟且成功率较高的生育力保存方法，中国要求已婚的婚姻状态才能采取的方法，主要是将丈夫的精子与妻子的卵子在体外受精后发育成的胚胎进行冷冻保存（Cobo et al.，2016）。另外，卵巢组织冷冻是一个新兴领域，尤其适用于那些不能进行卵子或胚胎冷冻的患者，或者在生育外，希望能够恢复女性内分泌功能的患者。最早的生殖保存技术是为了帮助恶性肿瘤患者，在接受手术、放疗或化疗等可能影响其生殖能力的治疗之前，保存其生殖能力（Oktay et al.，2018）。随着技术的进步，现在的生殖保存范围扩大，首先已经不仅仅局限于医疗原因，也包括了因社会、职业或其他个人原因想要延后生育的女性，当然还要遵守不同国家的法律法规及宗教信仰，其次也不仅仅局限于生殖，而是可达到恢复因疾病治疗而丧失的女性内分泌功能，甚至延缓女性自然衰老，填补卵巢功能的自然丧失。

随着技术的应用，生殖保存伦理学问题也随之浮现。例如：何时和如何使用这些冷冻的卵子、胚胎、卵巢组织？这些生殖材料的权利归属？以及应当如何处理未使用的生殖材料等问题都成为伦理学家、医生、患者及患者亲属需要共同面对的问题（Logan et al.，2019）。生殖保存的伦理学就是在这种背景下应运而生的，它关注的不仅仅是技术的使用，更多的是这些技术如何影响我们对人的尊严、权利和责任的看法。所以，生殖保存技术不仅仅是一个医学问题，更是一个涉及伦理、文化和社会的复杂议题。为了确保这一技术的健康、合理和有效的使用，本节旨在深入探讨生殖保存的指征及伦理学问题。

一、需要进行女性生殖保存的类型

随着女性生殖保存技术的进步，其应用越来越受到医疗和社会的发展关注，如何为不同的患者提供合适的服务已经成为一个核心议题。生殖保存的主要指征可分为医疗指征和社会指征。医疗指征是指有极大可能直接损失患者生育力的疾病和疾病治疗，包括直接威胁和因时间关系导致生育力降低（梁晓燕等，2020）；社会指征更多地与个人、文化和社会价值观念相关。接下来会详细讨论需要进行生殖保存的类型。

（一）肿瘤

随着现代医学的不断进步，我们对恶性肿瘤的认识和治疗方法都有了重大突破。许多曾经被认为是致命的恶性肿瘤，现在都可以通过早期诊断和及时治疗得到有效控制。这不仅提高了患者的生存率，而且也显著提高了他们的生活质量。尽管如此，恶性肿瘤的治疗仍然是一个复杂的过程，涉及多种方法，如手术、化疗、放疗和靶向治疗。其中，化疗和放疗是两种最常用的治疗方法，它们的副作用也非常显著，最明显的副作用之一是对生殖系统的损害（Chen et al., 2023）。

恶性肿瘤治疗过程中许多化疗药物和放射线都可能导致生殖细胞的损伤或死亡，从而影响患者的生育力。化疗药物，特别是某些烷化剂，被设计用来攻击活跃的细胞，但是女性的生殖细胞——卵子，也是生殖活跃的细胞，在化疗药物有效地打击快速生长的癌细胞的同时，卵子也同时会受到化疗药物的伤害。许多烷化剂，如环磷酰胺和白消安，都被发现可以导致卵巢功能的减退（Oktay et al., 2018）。这种损伤可能是暂时的，但在某些情况下，尤其是在较高剂量的治疗下，损伤可能是永久的，导致卵巢功能衰竭，卵巢功能的减退会导致生殖能力下降而不孕；卵巢功能的衰竭则会使生育力完全丧失。放疗是另一个可能对生殖能力造成影响的治疗方法。放射线可以穿透身体组织，对目标区域进行精确治疗，但同时也可能伤害到邻近的健康细胞。当放疗针对腹盆部时，卵巢可能受到直接的放射线照射，从而受到损伤（Bath, 2003）。

（二）需要进行骨髓移植的血液病

血液病是一组复杂多样的疾病，涉及血液、骨髓和免疫系统。根据病因和病程，这些疾病可分为良性和恶性两类。恶性血液病如急性和慢性白血病、淋巴瘤，以及一些会影响到患者生命安全的良性血液病（Pecker et al., 2023），如重型再生障碍性贫血、骨髓增生异常综合征等，往往需要更为激进的治疗手段，其中骨髓移植是一种常见的根治性治疗方法（Alexander et al., 2022）。

骨髓移植，特别是异基因骨髓移植，是一种高风险但可能对恶性血液病及重型再生障碍性贫血等疾病提供根治性治疗的手段。在移植之前，患者通常需要接受高剂量的化疗，有时还伴随放疗，以"清空"其骨髓，通常称为"清髓"治疗，为捐赠者的骨髓或造血干细胞创造空间（Stadler et al., 2023）。

骨髓移植前的清髓治疗可能对生殖系统造成不可逆损伤。对于女性患者而言，这样的治疗会导致卵巢功能的急剧下降，甚至可能导致完全的卵巢功能衰竭。这不仅仅意味着生育力的丧失，还可能伴随着提前进入更年期状态，并出现相关症状，如潮热、情绪波动和骨质疏松等（Mertes et al., 2012）。对于还未完成或尚未开始生育计划的年轻女性，这无疑是一个沉重的心理和生理负担。男性患者也面临类似的风险。高剂量的化疗和放疗可以严重损害睾丸的生精功能，导致不可逆的不育症。因此，对于所有需要接受骨髓移植的血液病患者，特别是年轻患者和那些尚未完成家庭生育计划的患者，生殖保存成为一个重要的考虑因素（Loren et al., 2013）。

（三）遗传性疾病

遗传性疾病是一组基于遗传因素的疾病，它们由特定基因突变或染色体异常引发。这些疾病可以是单基因突变所致，如囊性纤维化、杜氏肌营养不良或是染色体数目异常，如Ture's综合征。随着现代医学技术的不断进步，包括基因测序和遗传测试在内的诊断工具，对遗传性疾病的识别和诊断变得越来越准确（Wynn et al.，2016）。尽管医学进展为这些疾病提供了更多治疗和管理选择，但它们对患者的生活和未来仍然带来了重大挑战。对于患有遗传性疾病的女性来说，生育可能她们面临的重要议题之一。遗传性疾病有可能增加某些健康风险，这可能对她们的生育力产生不利影响，或者患者担心将此疾病遗传给后代。生殖保存为患有遗传性疾病的女性患者提供了一个值得考虑的选择。生殖保存涉及采用医学技术鉴定、保存、保护或扩展一个人的生育力。目前的生殖保存方法使女性在适当的时候使用保存的生殖材料，有可能绕过遗传性疾病的风险，特别是可以通过使用体外受精的胚胎进行遗传学诊断来选择未受疾病影响的胚胎。

（四）其他会导致卵巢功能衰退的疾病

除了遗传疾病和恶性肿瘤治疗之外，还有许多因素可能导致卵巢功能提前衰退或损害，这种早于正常生理进程发生的卵巢功能衰退被称为早期卵巢功能衰退，对女性的生育和整体健康都带来了重要的挑战。引起早期卵巢功能衰退的因素主要分以下五类。

（1）自身免疫性疾病：诸如系统性红斑狼疮或类风湿关节炎等疾病可能攻击卵巢，导致卵巢功能障碍。此外，某些自身免疫性疾病可能导致全身炎症反应，这种反应也可能间接地影响卵巢功能（Petri et al.，2005）。

（2）感染性疾病：某些感染可能直接影响卵巢，如腮腺炎和某些性传播疾病。这些感染可能会导致炎症、瘢痕形成或其他损伤，进而对卵巢功能造成长期的损害（Fenton et al.，2015）。

（3）外科手术：某些与盆腔或卵巢相关的外科手术有可能损害卵巢的血液供应，从而导致卵巢功能受损。特别是在进行盆腔大手术或复杂的卵巢囊肿手术时，可能会有损害卵巢的风险。

（4）内分泌疾病：这类疾病可能导致激素失衡，进而影响卵巢的正常功能（Dumesic et al.，2015）。

（5）环境因素：暴露于某些化学物质或放射线可能会影响女性的生殖健康。例如，长时间接触某些有毒化学物质可能会对卵子和卵巢功能产生不良影响。

（五）社会因素的生殖保存

在当今社会，生殖保存已经超越了医学领域的边界，进入了社会和伦理的讨论领域。除了上述传统的医学指征，越来越多的女性因社会和个人原因考虑进行生殖保存。以下是一些与女性考虑生殖保存相关的关键社会因素。

（1）职业和教育需求：当女性在追求高等教育和职业上升中选择推迟家庭扩建时，她们可能面临生育难题。特别是对于那些计划在35岁甚至于40岁后生育的女性，她们可能更加关注生育力的持续和健康（Ranjbar et al.，2023）。

（2）经济稳定性：生育和养育孩子会对家庭经济产生明显压力。当女性选择在经济稳定后生育时，她们可能会考虑生殖保存作为一个可行选项，以减少未来生育力受损的风险（Patrizio et al.，2016）。

（3）伴侣选择：未能在生育高峰期找到理想的伴侣可能使女性更加关注其生育力。对于这部分女性，生殖保存为她们提供了一个保障，确保在未来找到合适伴侣时，她们仍然拥有生育的机会。

（4）文化和社会压力：传统观念常强调女性的生育职责。对于那些处于社会和文化压力下的女性，生殖保存为她们提供了一个抵御这些压力的手段，并确保了她们在未来的生育选择。

（5）延缓衰老：随着对健康和长寿的追求，许多女性选择通过生殖保存来"延缓生物钟"，从而在更晚的年龄除实现生育外，更希望恢复女性自身的分泌功能，保持年轻状态，这就对于卵巢组织的冷冻保存及解冻移植技术提出了更高的要求。这种选择反映了当代女性对于衰老、健康和生育之间关系的重新定义（Dolmans et al.，2021）。

二、女性生殖保存的指征

（一）生殖保存的主要医疗指征

1.疾病本身的影响　一些血液疾病可能直接或间接地影响女性的生殖健康，比如白血病本身可能会影响到患者的生殖细胞。此外，某些疾病可能需要持续的药物治疗，这也可能影响卵巢的正常功能。

2.未来的治疗可能损害生育力　比如某些化疗药物会导致卵巢中的卵子损害，这取决于所使用的药物种类、剂量及患者接受治疗时的年龄。放疗对卵巢功能构成的威胁，尤其是当其直接照射到盆腔或腹部时，放射线可以破坏卵巢组织，导致卵子损伤或卵巢功能衰退。另外，某些手术治疗，如为治疗卵巢癌或其他腹部肿瘤而进行的卵巢切除，也会直接导致生殖能力的丧失。

3.年龄小于40岁的女性　肿瘤治疗或骨髓移植前的准备治疗，可以导致早熟的卵泡减少，从而加速卵巢功能的衰退，导致不孕或提前进入更年期。对于年轻的女性患者来说，潜在的生育障碍是一个非常严重的问题。对于青春期之前的女孩，卵巢功能障碍的影响是复杂且多重的。首先，卵巢不仅是生殖的器官，它们还产生一系列的激素，这些激素在整个生命过程中都起着关键作用，特别是在青春期。这些激素对于身体的成熟、骨骼的生长、乳腺的发育及心血管健康等都至关重要。卵巢失去功能可能会导致患者身体无法正常发育，而生殖保存可以为她提供一个机会，使她的身体能够产生必要的激素，支持正常的身体发育和功能。进入青春期之后，女性的身体已经经历了大部分的身体发育，但卵巢功能障碍所带来的影响仍然是巨大的。对于这些女性来说，生殖保存的重要性主要体现在保护生育力上。对于许多女性来说，成为母亲是一个愿望，卵巢功能障碍可能使这个愿望无法实现。除了生育的问题，卵巢功能障碍还可能导致一系列的健康问题，包括骨折风险的增加、心血管疾病的风险增加及心理健康问题，如焦虑和抑郁等（Webber et al.，2016）。生殖保存可以为这些女性提供一个机会，既可以保存她们的生育力，也可以避免由于卵巢功能障碍所导致的其他健康问题。

4.患者生存可能性大　全面评估原发疾病、肿瘤治疗的效果，痊愈后的生存期，建议如果肿瘤治疗后患者生存期超过5年，生殖保存可为她们提供一个在疾病控制后实现家庭计划和生育的机会，同时也突显了生殖保存在整体治疗计划中的重要性。

5.患者的健康状况可以耐受后续妊娠　妊娠对女性体内产生的生理和生化变化的影响是巨大的，从心血管系统到内分泌系统，从代谢到免疫反应，每一个方面都会受到影响。对于健康的女性来说，这些变化通常是暂时的，并在分娩后逐渐恢复。然而，对于因肿瘤或血液病等进行生殖保存的患者来说妊娠可能带来更高的风险。只有在确认患者的健康状况允许其原发疾病治疗，身体状况能够承受妊娠带来的生理变化后，才可建议进行生殖保存。

6.原发疾病治疗导致的生育力丧失的风险度评估为中危或高危　对于可能损害生育力的医疗治疗，根据对生殖功能的潜在影响，通常可以将其风险分类为低危、中危和高危。低危意味着治疗后的生育力损失可能性较小。在这种情况下，生殖保存的需求并不迫切，因为生育力在大多数情况下仍然可以保持。中危和高危的女性患者经治疗后很可能遭受长期甚至永久的生育损害，需要考虑生殖保存。

7.保存生育力对患者健康带来的风险低　当患者面临治疗可能导致的生育力丧失时，生殖保存成为一项重要考虑。然而，决定是否进行生殖保存需要综合考虑多个因素，其中包括患者的健康状况及进行生殖保存所带来的风险。一些生殖保存方法，例如卵子和胚胎的冷冻保存，可能涉及使用激素药物刺激卵巢产生多个卵子。这个过程可能引发一些并发症，如卵巢过度刺激综合征，虽然大多数情况下是轻度的，但在少数情况下可能会严重，甚至危及生命。此外，尽管卵巢组织冷冻技术为那些不能延迟治疗的患者提供了一个选择，但其成功率、长期效果和安全性仍需进一步研究。不同的生殖保存方法带来的风险和并发症可能不同，因此需要根据个体的具体情况进行评估。

鉴于这些指征，生殖保存在某些疾病的计划中显得尤为关键。然而，选择生殖保存并不是一个简单的决策，需要在多个层面上进行考虑，包括治疗的成本、成功率、潜在并发症，以及与遗传性疾病相关的潜在风险。此外，进行生殖保存可能需要额外的激素治疗和手术，这可能影响疾病的管理和治疗。医生和医疗团队应当为患者提供针对性的生殖健康咨询和教育，包括解释早期卵巢功能衰退的风险因素和可能的症状，讨论潜在的治疗策略、生殖保存方法和时机的选择等。

（二）生殖保存的社会指征

在中国，生殖保存技术已逐渐成为医学研究和应用的热点领域。随着女性在职业、教育和社会角色中的地位逐渐上升，生育的时机与选择受到了前所未有的关注。现代女性面临着职业追求、经济压力、伴侣选择等复杂的社会压力，这使得生殖保存的需求日益明显，但在中国，根据国家卫生健康委员会和其他相关机构的指导原则，生殖保存主要为医学需要，目前仍然不允许因社会因素进行生殖保存，主要基于以下几点考虑。

（1）技术和安全性考虑：卵子冻存和胚胎冻存技术虽然在全球范围内已经较为成熟，但仍然存在一定的风险，包括冻存过程中卵子的损失、冷冻卵子使用后的妊娠成功率及潜在的健康风险等。

（2）公共健康和资源分配：卵子冻存和后续的助孕技术涉及大量的医疗资源。如果广大女性因社会或经济原因进行卵子冻存，可能导致资源紧张，进而影响到真正有医学需求的人群（周宏伟，2021）。

（3）法律和管理问题：卵子冻存涉及一系列的法律和管理问题，包括卵子的长期储存、使用权、遗产权等。非医学目的的卵子冻存可能增加这些问题的复杂性。

（4）伦理和文化因素：传统的文化观念认为女性应在适婚年龄生育。非医学目的的卵子冻存可能被视为鼓励女性推迟生育，这与传统观念存在冲突。

（5）社会稳定性：鼓励女性在年轻时生育也被视为维持社会稳定的一个方面，尤其在面对中国日益严重的人口老龄化问题时。

随着社会经济的发展、文化观念的变革和技术的进步，中国的相关政策和观念可能会逐渐调整。但在决策时需全面考虑各种因素，确保技术应用的安全性和公平性。

三、女性生殖保存的伦理学问题

生育力保存已经成为当代医学领域中一个迅速发展的分支，其目标是保障女性能够在适当的时机拥有生育的权利。这一过程涉及多个方面的伦理和法律问题，最为核心的三大原则是尊重、有利/不伤害及公平。在《人类辅助生殖技术与人类精子库》中，将三大原则进一步细化为：确保所有的做法都是为了患者的最大利益；所有涉及的患者都需要进行知情同意；必须确保后代的健康和福祉；所有的行为都必须符合社会的公共利益；患者的隐私和信息必须得到保护；严格禁止生育力保存技术的商业化；以及所有涉及生育力保存的行为都需要受到严格的伦理监督。这些伦理原则为我们提供了明确的指导，但随着技术的不断进步，仍然存在许多伦理问题（郝桂敏等，2022；杨青青等，2022；谭季春等，2022；黎欣盈等，2021）。

（一）技术与伦理发展不协调

随着医学技术的不断发展，生育力保存已成为因多种原因需要暂时推迟生育的人们的重要选择。然而，这种技术的发展速度往往超过了我们对其伦理后果的认识和理解。以下是生育力保存中技术与伦理发展不协调的几个主要方面。

（1）冷冻保存技术对子代的潜在影响：尽管冷冻卵子和胚胎的技术已经存在了数十年，并且有大量使用这些技术成功生育的案例，但关于冷冻技术对子代长期健康的潜在影响仍然存在许多未知。研究表明，采用冷冻卵子和胚胎的生育方法所得子代的健康状况与常规方法无明显差异，但这些研究主要集中在子代的早期生活阶段。长期的、全面的研究还远远不足。

（2）胚胎或卵子的冷冻时限问题：目前关于胚胎或卵子的最佳冷冻时间还没有明确的共识。虽然有些国家和机构设定了具体的保存时限，但这些时限往往基于政策和法规，而非科学证据。长时间冷冻是否会对胚胎或卵子的遗传物质产生不利影响，仍是一个待解的问题。

（二）信息透明与知情同意不完善

知情同意是现代医疗伦理的核心原则之一。在生殖医学领域，尤其是涉及生殖保存的决策中，信息透明和知情同意显得尤为关键。首先，生殖保存技术涉及的复杂性和潜在风险可能超出了普通人的理解。例如，卵子冷冻和卵巢组织移植不仅涉及技术难度，还存在潜在的医学风险，如手术并发症、卵巢功能的丧失或减退等。因此，提供清晰、准确且易于理解的信息是医生的责任。其次，做出生殖保存决策可能会对女性的未来生活产生深远的影响，包括她们的身体健康、心理状态以及与伴侣和家庭的关系。因此，患者有权知道所有的潜在后果，包括成功率、失败的可能性和其他可能的并发症（Stoop et al.，2014）。此外，随着生殖技术的进步，可能会出现新的研究结果和发现，这些信息可能会影响女性之前的决策。在这种情况下，如何及时更新并传达这些信息，以及何时重新获得患者的同意，也是一个伦理问题。

值得注意的是，知情同意不仅仅是签署一份同意书。真正的知情同意应该是一个动态的、持续的沟通过程，医生和患者之间需要建立互信的关系，确保患者在做决策时得到充分的支持和理解，确保每一位女性都能基于完全的信息做出最符合她个人情况和价值观的决策。

（三）胚胎与卵子的"所有权"和"使用权"问题

随着生殖技术的进步，胚胎与卵子的冷冻保存已成为一种常见做法，但是关于这些保存下来的生物材料的长期储存、使用甚至销毁，每一个决策点都触及深层的伦理和道德问题。首先，关于冷冻卵子或胚胎的使用权，经常出现的一个伦理争议是，如果捐献者或原始的父母不再希望使用，那么这些卵子或胚胎能否被其他人使用？这不仅涉及到权利的转让，还涉及关于亲子关系、家庭结构及基因血统的深层次定义（睢素利和张迪，2020）。其次，与此相关的是卵子或胚胎的销毁问题。其中涉及的伦理争议与生命的起始、尊严和价值息息相关。不同的文化、宗教和法律对于何时开始算作"生命"的定义各不相同。因此，在某些情境下，销毁胚胎可能被视为非常敏感，甚至是亵渎生命的行为（Zhang and Wu，2022）。此外，卵子和胚胎的储存时间也是伦理考虑的一个方面。在技术上，卵子和胚胎可以在液氮中保存很长时间而不失活。但从伦理角度，是否应该无限期地保存这些生物材料？在未来的某一时刻，是否应该定期评估这些保存的卵子和胚胎的"有效性"或"适用性"？

（四）法律和政策限制

在全球范围内，生殖保存技术的应用在各国受到的法律和政策限制是不尽相同的。这种差异性反映了不同的社会价值观、文化背景和伦理观点。在某些地区或国家，由于生殖保存可能受到严格的法律和政策限制，这使得伦理问题显得更为复杂。首先，关于生殖保存的法律限制可能与某些社会或宗教观念相冲突。其次，一些国家对于生殖保存技术的应用设有年龄限制，只有在某个特定年龄段内的女性才能进行生殖保存。在面对这些法律和政策限制时，伦理问题显得尤为重要，包括女性的生育权利、医疗自主权和个人选择权等。为确保所有女性都能平等地从生殖技术中受益，可能需要进一步的法律和政策调整。

（五）资源分配与经济公平性问题

生殖保存并非一个廉价的选项，生殖保存技术的经济不平等可能导致更深层次的社会分化和不平等。生殖保存涉及的费用包括生殖细胞提取、冷冻、储存和使用等，不同的经济背景意味着对于生殖保存技术的可达性有所不同。经济条件好的女性可能更容易支付与生殖保存相关的所有费用，而那些经济条件较差的女性可能会发现自己在经济上无法支持这一选择。这种经济上的差异加剧了生育的社会不平等，使得生育更多地成为一个经济阶层的特权。其次，公共健康资源的分配也成为一个关键问题。在资源有限的情况下，公共卫生系统是否应该提供或资助生殖保存技术？为此而分配的资源可能意味着其他重要的医疗服务得不到足够的资金支持。综上，生殖保存技术的经济问题不仅仅是一个单纯的金钱问题，更是一个深刻的伦理和社会问题。确保所有女性都有平等的机会获得生殖保存，是一个迫切需要解决的问题。

（六）金钱利益与生殖医疗的冲突

随着生殖技术的飞速发展，涉及的金钱利益逐渐成为生殖医疗领域的一大争议焦点。这种技术进步带来的经济收益可能与伦理责任发生冲突，特别是在女性生殖健康的问题上。首先，生殖技术，如试管婴儿和卵子冷冻，通常需要高昂的费用。对于很多家庭和个人来说，这些费用可能难以承受。但医疗机构和诊所可能会因其高昂的价格获得巨大的经济利益。这种经济收益是否驱使一些医疗机构过度推广或夸大这些技术的成功率和潜在效益，从而误导患者，成为一个值得关注的伦理问题（王诗鸿等，2020）。

四、女性生殖保存的伦理学问题解决方案

如上所述，女性生殖保存技术为许多希望推迟生育或因医疗原因需要保存生育力的女性带来了新希望，也引发了一系列伦理问题。下面我们将探讨这些伦理挑战的可能解决方案：

1. 加大技术支持　伦理问题的根源很大程度上是因为某些技术的不确定性和潜在风险，为此，不断完善和优化技术是解决这些问题的关键。以胚胎冷冻为例，目前的研究显示，玻璃化冷冻技术相对于传统的程序化冷冻技术具有更高的成功率和更低的风险。玻璃化冷冻技术减少了冷冻过程中冰晶形成的风险，从而增加了胚胎的存活率和植入成功率。因此，推广和应用先进技术可以有效降低冷冻胚胎的伦理争议，尤其是与健康风险有关的问题。当我们拥有更先进、更安全、更有效的技术时，许多伦理问题会变得更容易解决，或至少变得更加明确。

2. 全面的知情同意　每一位患者都有权知道她将面临的所有潜在风险和可能的后果。因此，医疗团队的责任是为患者提供清晰、简单且易于理解的信息，这意味着解释程序的技术细节、潜在的并发症、成功率及可能的未来后果。此外，医疗团队还需要确保患者在充分理解后再做出决策，从而确保患者的权益得到真正保障。

3. 跨学科合作　为了确保患者得到全面、科学和伦理的诊疗，多学科协作诊疗（MDT）模式应当在生殖保存的决策过程中得到广泛应用。在MDT模式中，来自不同学科背景的专家组成团队共同参与患者的评估、诊断和治疗，这种模式确保了每个决

策都经过了全面的评估，并从各个角度得到了权衡。另外，应该鼓励生殖医学、伦理学、法学和社会学等多学科领域的专家合作，共同探讨和解决生殖保存技术带来的伦理问题。

4.客观的舆论宣传　随着生殖保存技术的日益进步和完善，如何让公众准确地认识并接受这一技术变得尤为关键。为此，必须积极进行客观、真实的舆论宣传。首先，应当对生殖保存技术背后的科学原理、潜在益处及可能的风险进行深入、明确的解读，以期消除社会上的种种误区和疑虑。只有当公众对此有了准确的了解，才能形成对这项技术的客观公正态度，避免受到误导和片面信息的干扰。其次，除了对技术本身进行宣传，还应着眼于它在社会、心理和伦理层面的影响。例如，我们需要不断强调知情同意的必要性，解释为何会有人选择这项技术，以及它对家庭和社会可能产生的深远影响。最后，与其仅仅宣传技术的成功例子，不如同时分享那些遭遇到困难和挑战的真实案例，这样更能为公众展现一个全方位、真实的画面。只有真实、公正的报道，才能够赢得公众的真正信任，为我国在这一领域的政策制定与法规完善打下坚实基础。

5.透明的法规和政策　健全的法律框架是确保生殖保存技术得到合理使用的基石。政府和医疗机构应该合作，明确规定哪些情况下女性可以选择生殖保存，以及这些技术的应用范围和限制。此外，为了避免可能的滥用，法规应明确规定对于不符合要求的请求该如何处理，如仅基于社会原因的冻存请求。透明的政策不仅能够保护患者，还能为医疗提供者提供明确的指导，确保他们的决策与伦理和法律要求相一致。

6.定期的伦理审查监督　随着科学的进步，生殖保存技术也在不断发展。为了应对新技术带来的伦理挑战，医疗机构应当设立专门的伦理审查团队，对现有的策略和程序进行定期评估。这种评估可以确保医疗机构的决策反映了当前的伦理标准，并及时解决新出现的问题。此外，通过与患者、医疗提供者和伦理学家的对话，机构可以更好地理解并平衡各方的关切和利益。

总之，女性生殖保存已经成为现代生殖领域的一个重要组成部分。从医疗和社会的角度看，它为许多女性提供了一个宝贵的机会，让她们能够在适当的时机选择生育，而不受生理时钟或其他外部压力的制约，尤其当我们考虑到女性可能因疾病、治疗或社会因素而面临生育障碍时，生殖保存显得尤为重要。然而，这项技术的广泛应用也引发了一系列伦理问题，这些问题包括但不限于：胚胎的命运、技术的商业化、公平性、知情同意等。这些问题迫使我们必须在技术进步与伦理道德间找到一个平衡点。要解决这些伦理问题，需要社会各界的共同努力。大众需有清晰的认识，能理解技术的利与弊，同时也要尊重他人的选择。医护人员作为技术的直接实践者，他们的行为应该始终遵循医学伦理的原则，确保患者的权益得到保障。社会应为这项技术的健康发展创造一个宽容、开放的环境。而政府的角色也尤为重要，需要制订合理的政策和法规，以确保技术的应用既能够发挥其优越性，又能够维护社会的稳定和健康发展。

生殖保存是一个充满希望的领域，它为我们打开了未来的大门，但与此同时，我们也需要对伴随而来的伦理问题给予足够的重视。只有这样，我们才能确保在享受技术带来的便利和福利的同时，也能够维护我们社会的核心价值和道德底线。

（苏田田　田　莉）

第五节　女性生殖保存技术和方法

一、女性生育力保存的意义

随着肿瘤的发病率增高和平均发病年龄下降，育龄期女性肿瘤患者的生育需求越来越得到重视。在肿瘤的治疗过程中，手术、化疗和放疗等治疗手段不可避免地会对患者的卵巢产生有害影响，可能导致生育力的下降甚至丧失。女性的生育力保存技术毫无疑问为有生育需求的女性肿瘤患者提供了治疗痊愈后生育的希望，具有广阔的应用临床应用前景。大多数的国际和国内指南都建议，对于育龄期的女性肿瘤患者，临床医生应该尽早与患者讨论疾病本身及可能的治疗手段对生育力可能造成的影响，为有生育需求的患者提供生育力保存的措施和实施方案。卵子冷冻和胚胎冷冻是女性生育力保存的常规方法，其他方法如冷冻卵巢组织、卵母细胞体外成熟等目前还处于研究和探索阶段，尚未成为常规的治疗选择。对于不同人群，我们推荐不同的生育力保存方法，已婚人群我们一般会推荐进行卵子或者胚胎冷冻；未婚患者则可以选择卵子冷冻；对于青春期前的幼女，就只适合卵巢组织冷冻，特殊情况下，也会考虑卵母细胞体外成熟技术。2021年，中国妇幼保健协会生育力保存专业委员会组织专家参考多国的最新指南，结合国内临床实践情况和专家意见，编写了《女性生育力保存临床实践中国专家共识》，供临床工作参考。

二、女性生育力保存的方法

（一）胚胎冷冻

胚胎冷冻适合于已婚且与伴侣关系稳定的年轻肿瘤患者，可分为卵裂期胚胎冷冻和囊胚期胚胎冷冻。卵裂期胚胎冷冻的优势在于保留早期胚胎细胞的全能性，同时还可以缩短体外培养的时间、操作和成本。囊胚期胚胎冷冻的优势则在于相比卵裂期胚胎，囊胚期胚胎更好的胚胎发育潜能、更高的复苏率和临床妊娠率。无论是卵裂期胚胎还是囊胚期胚胎的冷冻，玻璃化冷冻技术都是目前标准的操作技术。

（二）卵子冷冻

卵子冷冻适合于单身或者已婚的年轻肿瘤患者，特别是未婚的女性。但同时要注意的是年龄越大，冷冻卵子的复苏率和对活产的贡献率就越低，所以年龄超过38岁的女性一般不建议卵子冷冻。相对于胚胎冷冻，卵子冷冻的技术要求更高。一般来说，细胞体积越大，冷冻越困难。卵母细胞是人体内最大的细胞，平均直径120μm，其卵圆形的形态不利于保护剂和水分的置换。另外，卵母细胞含有大量水分，细胞膜的渗透性低于胚胎细胞，冷冻过程中容易出现脱水不充分，造成冷冻损伤。卵母细胞中的纺锤体对于温度、pH、渗透压的变化都非常敏感，研究发现冻存的卵母细胞解冻后非整倍体率明显上升。基于上述种种原因，卵母细胞的冻存面临一系列的困难，也使得其应用存在种种局限性，但随着玻璃化冷冻等新技术的发展，卵母细胞冻存后复苏率有明显提高，目前卵子冷冻已成为临床的一项常规技术。

目前我们通常选择处于第二次减数分裂期（MⅡ）的成熟卵母细胞进行冻存，在取卵后的1～6小时完成，解冻后培养2～4小时后进行ICSI受精。既往采取程序化冷冻的方法进行卵子的冷冻，存在复苏率低、复苏后卵子非整倍体率高等问题，使这一技术在临床上的应用受到很大局限，近年来，玻璃化冷冻技术在临床的广泛应用，基本上已经取代程序化冷冻技术，成为卵子冷冻的标准程序，大大减少了冷冻损伤，提高了卵子的复苏率。

（三）卵巢组织冷冻

卵巢组织冷冻适合于青春期前的女性肿瘤患者的生育力保存。相对于卵子和胚胎的冷冻，卵巢组织的冷冻可能更有利于保护卵泡发育的天然微环境，更有利于复苏后卵子的继续发育。对于卵巢组织冷冻的方法，目前缺乏统一的标准，程序化冷冻和玻璃化冷冻各有优劣，都能实现卵巢组织冻存的目的，尚需进一步研究明确和制定该技术的标准。卵巢移植不同于其他器官的移植，属于无血管移植，根据移植部位的不同，可以分为原位移植和异位移植。卵巢移植后，绝大部分情况下移植的卵巢组织具有内分泌功能，但移植后的妊娠率和活产率在全球各家进行卵巢移植的机构的报道中差异较大，这可能与冷冻卵巢组织的时间和保存技术的成熟度有关。

（四）卵母细胞体外成熟技术

未成熟卵母细胞体外成熟培养（in vitro maturation，IVM）是直接收集未成熟的卵母细胞，在实验室中进行体外培养成熟的一种技术。在某些特殊情况下，比如不具备进行促排卵条件的年轻肿瘤患者中，是可以考虑使用的。卵母细胞体外培养成熟后一般使用ICSI受精。相对来说，IVM技术的获卵数少，胚胎着床率和临床妊娠率低，目前还有待进一步研究和发展，才有可能成为一项常规的治疗选择。

三、女性生育力保存技术的安全性

（一）肿瘤患者促排卵治疗的安全性

目前研究显示对于不孕或者生育力下降的患者应用标准的促排卵方案并不会增加发生乳腺肿瘤的风险。对于雌激素依赖的肿瘤，如子宫内膜癌等，促排卵治疗过程中采用来曲唑联合促性腺激素的促排卵方案的微刺激方案被一致认为是安全的。

（二）肿瘤患者妊娠的安全性

目前认为肿瘤治愈后的妊娠是安全的，但对于备孕时机的选择是个体化的，需要综合考虑患者的年龄、卵巢储备、肿瘤治疗的方式、时间和复发风险来决策。

（三）冻融卵子、胚胎和卵巢组织的安全性

卵子、胚胎、卵巢组织经过冷冻和解冻之后，是否影响其发育和子代的安全性，是

值得临床医生关注的问题。对于胚胎冻存和解冻，目前大多数研究表明，冷冻胚胎移植相比于新鲜胚胎移植，有更高的新生儿出生体重和更大的出生孕周，而临床妊娠率、流产率等其他指标没有明显差异。

（邓　敏　石玉华）

第六节　女性肿瘤患者的生育力保存

一、肿瘤治疗对女性生育力的影响

根据2021年新发肿瘤病例数量的估计，15～39岁年龄段的新发肿瘤病例占所有病例的4.6%，而其5年相对生存率为85%。0～14岁儿童的肿瘤发病率也相近。然而，肿瘤治疗通常包括手术、化疗、放疗等方式，会在不同程度上影响女性生育力。由于始基卵泡和卵母细胞数量在胎儿发育期间形成，且无法再生，因此，任何影响卵泡和卵母细胞数量或质量的化学物质或其他因素都可能导致内分泌紊乱、卵巢早衰和不孕。研究表明，在女性肿瘤幸存者中，考虑女性年龄、教育水平和胎次等因素后，其总体妊娠率比一般人群低约40%。对于年轻女性肿瘤患者来说，生育力和生殖健康是重要的关注点。然而，传统的肿瘤治疗更关注的是最有效的治疗方案，以延长患者寿命和提高生活质量。随着女性推迟生育年龄的趋势及肿瘤患者存活率的提高，年轻女性肿瘤患者如何保留生育力，引起了越来越多的关注。

（一）手术治疗

某些影响神经内分泌轴的外科手术可能会影响内分泌的功能，导致患者出现不孕的问题。除此之外，在所有手术治疗中，妇科肿瘤对生育力的影响最大。有研究指出，在妇科肿瘤中，36.5%的宫颈癌，10%的子宫内膜癌及7%的卵巢癌发生在＜45岁的女性中，约有44%的宫颈癌患者在早期被诊断，几乎70%的子宫内膜癌诊断时仍局限于子宫。仅约14%的卵巢癌患者在早期被发现。早期妇科肿瘤通常可以通过保留生育功能的手术治疗，辅以激素治疗、化疗和放疗等方式。然而，一些妇科保留生育功能手术治疗可能会影响卵巢储备，导致不孕症的发生。

年轻未生育宫颈癌患者是在清除肿瘤的前提下尽可能地保留生育功能，因此宫颈癌患者保留生育功能手术要全面评估相关风险，根据患者具体情况决定手术方式。早期宫颈癌保留生育功能需要根据疾病的分期决定手术类型：包括子宫颈锥切、子宫颈切除和根治性子宫颈切除。目前国内早期宫颈癌保留生育功能适应证包括：有强烈的生育愿望；年龄≤45岁；影像学提示病灶局限于子宫颈，病灶未侵犯子宫颈内口；FIGO分期ⅠA1～ⅠB2期患者；无淋巴结转移；病理确认为子宫颈鳞癌、腺癌和腺鳞癌，排除神经内分泌癌、胃型腺癌等特殊病理类型。宫颈癌保留生育功能手术可能会对宫颈的功能产生影响，宫颈在成功妊娠及妊娠期间扮演着重要的角色，因此宫颈癌保留生育功能术后可能会造成宫颈口粘连影响精子进入，以及妊娠后造成宫颈功能不全及早产的发生。

早期子宫内膜癌的癌变部位通常局限于子宫内膜，子宫内膜样腺癌是常见病理类型。部分早期子宫内膜癌可以通过保留生育功能治疗达到完全缓解。基于这些特点，对于有生育要求的年轻早期子宫内膜癌患者，可以选择保留生育功能治疗。子宫内膜癌的保留生育功能治疗是宫腔镜下切除病灶组织，以减少肿瘤负荷，手术前后使用大剂量孕激素或放置曼月乐环及GnRHa联合使用。目前国内早期子宫内膜癌保留生育功能的适应证包括：年龄≤40岁；肿瘤局限在子宫内膜；子宫内膜样腺癌高分化（G1）；ER、PR均阳性表达；血清CA125正常；无孕激素治疗禁忌证；无其他生育障碍因素；有强烈的生育愿望；能规律随诊患者。子宫内膜癌保留生育功能因反复刮宫、宫腔镜检查及放置曼月乐环可能会对子宫内膜造成影响，导致宫腔粘连、子宫内膜过薄的发生，影响后续的生育力，因此，治疗期间注意保护正常内膜组织。

早期卵巢肿瘤保留生育功能的手术目的是在清除肿瘤的前提下，尽量保留患者的卵巢及子宫，保留生殖内分泌和生育功能。目前国内是否可以行卵巢癌的生育力保存指征包括：年龄＜40岁，渴望生育；病理提示病变仅限于一侧卵巢，子宫和对侧卵巢无异常；ⅠA期低级别浆液性癌、黏液性癌、高级别浆液性癌、透明细胞癌、子宫内膜样癌；ⅠC期（单侧）低级别浆液性癌、ⅠC1～2期（单侧）G1/2黏液性癌、ⅠC期（单侧）G1/2子宫内膜样癌；卵巢子宫内膜样癌和卵巢透明细胞癌患者，应排除子宫内膜病变。手术原则为切除患侧附件和肿瘤，保留子宫和对侧附件；高级别浆液性癌、黏液性癌和透明细胞癌患者，推荐对侧卵巢活检术；其余类型上皮性卵巢癌，若对侧卵巢外观无异常，可不活检；盆腔和（或）腹主动脉旁淋巴结切除；盆腔冲洗液细胞学检查、可疑或粘连部位腹膜多点活检、大网膜活检或切除等全面分期手术。卵巢癌的保留生育功能手术虽然保留一侧或保留一部分卵巢功能，但手术后仍可能影响卵巢储备，使生育力明显降低。

（二）化疗

细胞毒类药物即化疗药，主要通过影响肿瘤细胞DNA复制、转录和微管稳定性等对细胞增殖造成影响。按照药物的作用机制可将细胞毒性药物分为七大类：烷化剂、铂类药物、蒽环类抗生素、植物碱类、抗代谢药物、紫杉醇类药物及生物制剂。化疗药物可能通过直接和间接机制损伤卵巢功能，主要机制包括抗癌药物直接诱导DNA双链断裂，激活细胞凋亡和（或）自噬途径。第二种机制是化疗药可能通过缺血、坏死或炎症引起的微血管和基质损伤间接导致始基卵泡的枯竭。化疗治疗对患者卵巢功能产生影响的大小与患者年龄、化疗药物种类、化疗药物的生殖毒性、化疗药物的剂量相关。随着患者年龄增长，卵巢储备功能降低，对化疗毒性作用更为敏感，卵巢功能受损的概率就越大。烷化剂对卵巢的损伤较强，其导致闭经及不孕的风险较高，并且与患者年龄及累积剂量均有关。其他化疗药物如铂类药物可导致胚胎的早期死亡及非整倍体变化，蒽环类药物可导致氧化应激，紫杉醇类药物抑制肿瘤细胞的分裂和生长，这些药物均具有中等不孕风险。而六巯基嘌呤、氨甲蝶呤、氟尿嘧啶、长春新碱、博来霉素和放线菌素对卵巢功能损伤的风险较低。

对于化疗药物对子宫的影响方面，一些研究描述了化疗后子宫体积的变化，这可能与化疗对子宫内膜干细胞的损害有关。

目前患者化疗方案多为联合化疗，使得预测化疗药物对卵巢的风险变得非常困难。有研究表明治疗儿童霍奇金淋巴瘤的化疗COPP方案（环磷酰胺、长春新碱、甲基苄肼、泼尼松）发生卵巢早衰的比例高达72%～100%。

（三）放疗

放射线疗法通过引发细胞DNA的直接和间接损伤，从而干扰细胞的增殖过程，最终导致细胞凋亡达到治疗肿瘤的目的。那些在有丝分裂和DNA复制活跃的细胞更容易受到放射线的损害，而相对而言，有丝分裂率较低的细胞则表现出更高的放射疗法耐受性。放疗中的辐射对卵巢和子宫功能都有不同程度的影响。正常女性出生时，有100万～200万个停留在第一次减数分裂二倍体阶段的初级卵母细胞，尽管大部分卵母细胞停留在减数分裂二倍体阶段，但卵母细胞细胞核较大，对放射线很敏感，辐射容易诱导始基卵泡卵母细胞出现广泛的DNA损伤和发生凋亡，携带DNA损伤的卵母细胞的发育能力明显下降，从而导致卵巢功能减退。有研究表明，低剂量辐射（小于2Gy）的盆腔照射就可以破坏50%的始基卵泡。辐射的位置及剂量是卵巢受损程度的关键因素。全身照射和颅脊椎照射会损伤下丘脑－垂体－性腺轴。全身和盆腔放疗患者中卵巢功能受损的发生率分别为90%和97%，与不孕风险高度相关。此外，患者的年龄和放疗剂量等因素也至关重要。对于儿童来说，卵巢功能受损的剂量通常为1～2Gy，而对于成年人则低至0.4～0.6Gy。有研究表明下丘脑或垂体区域放疗剂量大于等于30Gy；子宫卵巢区域放疗剂量超过5Gy会导致生育功能明显下降。

在放疗对子宫的影响方面，研究表明当女孩在青春期前接受放疗时，放疗与子宫发育迟缓和薄而纤维化的子宫肌层有关，这种情况通过激素替代疗法只能部分挽救。青春期早期的放射治疗会损伤子宫动脉，从而影响子宫内膜血供。此外，子宫内膜的干细胞很可能会因放疗而受损。这些放疗对子宫的影响可能会增加不孕的风险。有研究表明骨盆照射在14～30Gy后可能对子宫造成明显影响，这可能导致未来不良妊娠结局，包括自然流产、早产和低出生体重儿。

（四）联合治疗及其他治疗

放化疗联合对卵巢及子宫的损伤将叠加，对生育力的影响更大。肿瘤治疗除了传统的手术、放疗和化疗，还包括根据肿瘤的具体情况采用激素治疗、靶向治疗等方法。内分泌治疗为使用药物阻断性激素对肿瘤细胞的促进作用。目前临床上常用的内分泌治疗的药物包括雌激素受体调节剂他莫昔芬及芳香化酶抑制剂来曲唑。目前认为内分泌治疗对生育力无损伤，但若肿瘤治疗时间过长，患者的卵巢功能随着年龄增长而降低。靶向药物在肿瘤治疗中发挥着重要作用。靶向药物是针对肿瘤基因开发的，能与相关肿瘤中基因特征性位点结合，阻断肿瘤细胞的生长增殖。然而，关于靶向药物对生育力影响的研究较少，有研究表明某些酪氨酸激酶抑制剂可能与不孕症相关。但靶向药物种类较多，目前关于靶向药物对卵巢储备功能的具体影响的研究还相对较有限，因此需要深入研究以全面了解这一领域。

综上所述，年轻女性肿瘤患者在治疗过程中面临着保留生育力的挑战。手术、化疗、放疗等治疗可能会对生育力产生不利影响。因此，综合考虑患者的治疗情况，为年轻女性提供更多的生育力保存的选择和支持至关重要。

二、女性肿瘤患者生殖保存的MDT诊疗

多学科协作诊疗（multi-disciplinary treatment，MDT）是一种综合性的诊疗方法，它汇集了来自多个学科领域的专家，共同参与讨论特定疾病的治疗。MDT的核心理念是通过多学科专家的协作，综合各学科的观点，为患者提供全面、个性化、高效且高质量的诊疗方案，实现一站式的诊疗服务。MDT的应用广泛，特别在处理肿瘤等疾病方面表现出色。MDT治疗模式不仅显著降低了肿瘤患者的死亡率，极大地提高了生存率，也为生育力保存，提高患者生活质量奠定了基础。这一成功的关键在于MDT模式的综合性和专家团队的密切协作。

（一）女性肿瘤患者生殖保存MDT的特点

对于年轻未孕的肿瘤患者，因为需要尽快开始治疗，以提高肿瘤的治疗效果，降低肿瘤复发的风险，同时也要在治疗对生育力造成损害之前采取必要措施，所以在制订生育保留计划时面临时间有限的紧急性。在这种情况下，需要提供方便、快速且有效的诊疗流程。平衡肿瘤治疗的紧迫性和生育力保留的需求是患者和医生面临的重大挑战。年轻未孕的肿瘤患者的治疗决策必须是个体化的，需要由多学科团队共同制订。MDT可以迅速为需要保留生育力的患者制订个性化的治疗计划，避免了反复转诊和多次重复检查，减轻了患者家庭的经济负担，缩短了诊断和治疗的时间，简化了转诊过程，提高了治疗的针对性和选择的灵活性。同时，MDT还能提供有关肿瘤对生育影响的相关信息，帮助患者在这一情感上非常复杂的时刻做出明智的决策。肿瘤生育力保留的多学科诊疗团队应包括肿瘤专家、生殖专家、产科专家、心理学家、遗传学家、伦理专家、护理专家等多学科成员，以便为每位患者提供全面的肿瘤风险评估、生育力评估、生育风险评估及全面的护理治疗，为每位患者量身定制最合适的生育力保留策略。

（二）肿瘤学评估

肿瘤风险评估是肿瘤生育力保存MDT中非常重要的一步。肿瘤学家是最早接触患者的医生，因此他们最适合在早期与患者进行有关不孕风险的对话，努力在肿瘤治疗开始前讨论可能的生育力保留选项。此外，由于不同患者的肿瘤情况和个人情况各异，需要对每位肿瘤患者进行单独的评估，以了解他们的预后情况及是否适合进行生育力保存。因此，MDT团队中的相关专业肿瘤学家在多学科会诊中扮演着关键角色，他们需要就涉及肿瘤治疗和生育力保留的关键问题向患者和团队其他成员提供专业意见。为了全面、精准评估病情，肿瘤学家需要与病理学家及影像学家共同对肿瘤进行全方位的评估。病理学家需要根据肿瘤的病理结果进行定性诊断，包括肿瘤性质、亚型、分级等。影像学家应对肿瘤具体位置和大小及是否存在淋巴结肿大或可疑转移进行详细评估和报告。肿瘤学家、病理学家及影像学家共同根据患者病史、症状、病理、影像学结果，分析肿瘤的类型、治疗方式、治疗紧迫性、是否激素敏感、癌症治疗方案的预期性腺毒性风险、复发风险、疾病预后等，并进行综合性判断，判断患者是否适合保留生育功能治疗，协助个体化保育方案的制订。肿瘤学家还需要与生育学家共同商议，讨论最佳的生

育力保存时间点及采取的保育方法，以便为患者做出明智的生育力保存决策。

（三）生育力评估

生殖学家在肿瘤生育力保存MDT团队中扮演着关键角色。生殖学家的任务包括根据患者情况评估生育力，同时考虑患者既往肿瘤治疗情况、治疗完成时间、即将进行的治疗、个体复发风险及患者的意愿，以综合评估生育力保存的可行性，并为患者制订个性化的生育力保存计划。生殖学家需要评估患者卵巢储备功能，评估指标包括年龄、性激素六项、抑制素B、AMH、AFC、卵巢体积、平均卵巢直径等。生殖专家需要根据患者卵巢储备功能、患者肿瘤的性质及治疗方法与其他专家讨论生育力保存的最佳时间点，不同的生育力保留方案的利弊，生育力治疗可能带来的风险和机会，以及生育力保存的成功可能性。一旦确定了生育力保存方案，他们需要向患者详细解释拟实施生育力保存程序及接受生育力保留手术的安全性，选择生育力保存的时机，不一定会推迟癌症治疗的开始。但此外，生殖专家还需要向患者解释，即使保留了配子、胚胎或生育力，也不能保证治疗后一定能成功妊娠。他们还会考虑患者的年龄及各种因素对潜在成功率的影响因素，并协助患者在这个人生重要决策中做出明智的选择。

（四）心理学评估

心理学家在MDT团队中扮演着至关重要且不可或缺的角色。有年轻女性表示，在肿瘤的诊断、治疗和康复各个阶段，情感支持对于处理生育问题至关重要。在确诊初期，肿瘤患者希望尽快开始癌症治疗，同时担心生育力保存可能会导致治疗延误，从而对癌症结果产生不利影响。这种增加的压力可能会加剧与癌症相关的情绪困扰，并影响到生育力保存的决策。心理学家在患者面临高压和时间有限的生育力保存决策期间，通过帮助患者理解与肿瘤生育决策过程相关的信息及个人情感之间的相互关系，为年轻患者提供支持，以帮助他们做出明智的决策。此外，心理学家还可以教授患者应对技巧，如冥想，以减轻与生育相关的心理痛苦。值得注意的是，肿瘤治疗后潜在和确切的生育力下降是治疗成功后患者面临的最令人痛苦的不良后果之一，会对患者未来生活质量产生深远影响。研究表明，约有50%的年轻肿瘤患者对与肿瘤相关的生育问题感到沮丧。肿瘤引发的不孕问题与女性肿瘤幸存者长期的悲伤、抑郁症状和生活质量下降有关。因此，提供生育力保留咨询和心理学家的心理支持对于减少肿瘤相关的生育问题对患者长期心理社会健康的影响至关重要。

（五）遗传学评估

目前已经确定50多种不同的遗传肿瘤，如遗传性子宫内膜癌、遗传性乳腺癌（具体见"女性遗传性肿瘤的生殖保存和助孕"部分）。因遗传性肿瘤可以传递给后代从而导致相关家庭成员患病，因此，对于年轻有保留生育功能需求相关肿瘤患者，还需要遗传学家对肿瘤进行遗传学评估。对明确诊断的癌症患者，应告知患者肿瘤遗传的风险及筛查方法，以及对家系进行筛查，告知患者对子代的遗传风险等。对明确的单基因突变的遗传性肿瘤，可以告知患者植入前遗传学检测（preimplantation genetic testing，PGT）可能可以阻断肿瘤遗传给子代。但对于多基因突变的遗传性肿瘤，应告知患者目前尚无有效的治疗方法确保不遗传给子代，并告知患者相关的风险。

（六）产科学评估

肿瘤治疗后，患者妊娠时机的选择及相关产科并发症的诊断预防也十分重要，需要肿瘤学与产科学家共同沟通决策。妊娠时机的选择需主要包括评估肿瘤治疗是否完成及肿瘤复发风险。肿瘤学家及产科学家需要告知患者及生殖学家，患者肿瘤治疗后的适宜妊娠时机，尤其是对于激素敏感性肿瘤，如子宫内膜癌、卵巢癌及乳腺癌。对于子宫内膜癌患者，需告知患者妊娠期高水平的孕激素及产后哺乳均对子宫内膜起到保护作用，因此建议有生育意愿的子宫内膜癌患者达到完全缓解后应尽早妊娠，以降低复发风险。同时也应告知患者子宫内膜癌患者可能存在导致产科不良结局的高危因素，如肥胖、高血压、糖尿病、反复刮宫、宫颈松弛等导致妊娠高血压、妊娠糖尿病、胎盘前置、胎盘植入、宫颈功能不全等风险，危及母儿生命安全。对于乳腺癌患者，妊娠期女性雌激素水平增高可能会对乳腺癌造成影响，但根据目前研究结果显示无论乳腺癌患者ER是否呈阳性，妊娠不会增加乳腺癌患者术后复发率和死亡率。需根据《中国抗癌协会乳腺癌诊治指南与规范（2017年版）》推荐，告知乳腺癌患者，具备以下情况者可以考虑妊娠，并需要告知患者肿瘤治疗后妊娠过程中肿瘤复发的风险。

1.乳腺原位癌患者手术和放疗结束后。

2.淋巴结呈阴性的浸润性乳腺癌患者手术后2年。

3.淋巴结呈阳性的浸润性乳腺癌患者手术后5年。

4.需要采取辅助内分泌治疗的乳腺癌患者，在受孕前3个月停止内分泌治疗（治疗药物包括戈舍瑞林、亮丙瑞林、他莫昔芬等），直至生育后哺乳期结束，再继续对其采取乳腺癌内分泌治疗措施者。

在肿瘤生育力保存MDT团队中，需要多学科专家团队共同努力，从肿瘤学家到生殖专家、遗传学家、心理学家等，每个专业领域都协同工作，以满足患者的特定需求。这种关注不仅有助于肿瘤的治疗，还关心患者的生育、心理和情感健康，成为年轻肿瘤患者的坚实后盾，为有生育力保留需要的年轻肿瘤患者提供全方位的支持和关怀。

三、女性肿瘤患者生育力保存的方法、策略和时机

肿瘤是威胁健康的主要挑战之一。由于环境、经济、社会等多种因素的影响，各种肿瘤的发病率呈上升趋势，如乳腺癌、子宫内膜癌、卵巢癌等女性常见肿瘤在育龄女性的发病率在逐年增加。近年来随着肿瘤治疗的发展，如根治性手术、放化疗等取得了较好的效果，患者的无病生存期大大提高，但是这些治疗可能会对生育力造成不可逆的损伤。因此，儿童或青春期、育龄期肿瘤患者的生育力保存具有重要意义。随着肿瘤治疗和生殖医学的不断发展，生育力保存取得了重大进展，帮助女性肿瘤患者在治疗前或过程中保存生育力，不仅为她们提供了更多的治疗选择，还提供了生育的希望和机会，未来使她们能够实现自己做母亲的梦想。

不同肿瘤有不同病理生理学特点，生育力保存的方式亦有差异，现分述如下：

（一）年轻乳腺癌女性的生育力保存

乳腺癌是女性发病率最高的肿瘤类型，且发病率呈上升趋势。2022年，中国女性乳腺癌新发人数约为42.9万人。中国女性乳腺癌平均发病年龄为48.7岁，年轻乳腺癌患者（≤35岁）占全部乳腺癌患者10%以上。随着乳腺癌综合治疗的进展，乳腺癌患者的无病生存期和总生存时间得到很大提高，中国乳腺癌患者5年生存率为83.2%，早期乳腺癌患者5年生存率达90%以上。但是，乳腺癌的标准治疗会影响生育力，导致早发性卵巢功能不全、延迟生育或无法生育、影响母乳喂养等问题。文献报道，治疗后乳腺癌患者妊娠率为3%。此外，对乳腺癌治疗效果、生存期的担心影响着年轻患者接受生育力保存的意愿。因此，对于长期生存率较高的乳腺癌患者，由肿瘤专家和生殖专家组成的多学科综合诊疗可以为年轻乳腺癌患者提供保留生育力的选择，帮助她们实现生育的愿望，提高年轻乳腺癌患者的远期生活质量。

乳腺癌的标准治疗是在手术治疗的基础上，结合放疗、化疗、内分泌治疗等辅助治疗。放化疗可能会损害卵巢功能，而内分泌治疗通常需要较长时间，会使女性错过生育时机。如许多用于乳腺癌治疗的化疗药物对生育力有直接损伤，导致暂时或永久性的医源性闭经。其中，烷化剂（如环磷酰胺）的生殖毒性最高，铂类和生物碱次之。使用环磷酰胺后，40%～60%的40岁以下女性会出现闭经。而如果连续使用包含环磷酰胺的化疗方案超过6个疗程，超过80%的40岁女性会出现闭经。抗HER-2靶向治疗（如曲妥珠单抗和帕妥珠单抗）的生殖毒性通常难以评估，因为这些药物常与化疗药物同时使用。然而，近期研究提示曲妥珠单抗治疗可能对卵巢功能没有影响。但考虑到曲妥珠单抗致畸风险，仍然建议在完成靶向治疗后至少7个月后再尝试妊娠。乳腺癌中放疗主要针对乳腺和腋窝部位，通过散射到达卵巢和子宫的放射量相对较低，但仍然存在潜在风险，所以在放疗时应屏蔽盆腔，并避免在放疗期间进行辅助生殖技术助孕或妊娠。临床上根据肿瘤雌激素受体表达情况进行内分泌治疗，如他莫昔芬、来曲唑等，研究表明内分泌治疗没有明确的生殖毒性，但在内分泌治疗期间不建议妊娠。

基于上述风险，我国《年轻乳腺癌诊疗与生育管理专家共识》向患者推荐保留生育功能，所有年轻乳腺癌患者均应明确是否有生育需求，在肿瘤治疗前应告知患者肿瘤治疗对生育力、卵巢功能可能产生的不良影响，在每一阶段治疗前均应询问患者的生育需求，尽早通过多学科诊疗，进行生育力评估并与其讨论生育力保护的方案。即使患者已经接受了部分肿瘤治疗（如手术、放化疗等），也应接受生育力保存的咨询。推荐乳腺外科、肿瘤内科、放疗科、妇产科、生殖、心理科等专家等进行多学科会诊制订综合诊疗方案。关于适合生育力保护的患者筛选，目前尚没有统一的标准。《湖南省年轻女性乳腺癌患者生育力保存实施方案专家共识》推荐选择年龄≤40岁或卵巢储备功能较好的患者，低-中度复发风险，无远处转移，预后和远期生存率较高，患者能够耐受辅助生殖技术或卵巢组织切除手术，且患者保留生育意愿强烈并充分知情同意。对于*BRCA1/2*基因突变的特殊患者应在多学科评估后选择合适的生育力保存方法，*BRCA1/2*胚系基因突变存在卵巢癌易感性，卵巢组织冷冻回移存在肿瘤发生或重新种植的风险，应综合肿瘤生存期和女性生育力多方面考虑后谨慎选择。

在年轻乳腺癌女性生育力保存之前，需要进行生育力评估。生育力评估方式可以基于年龄、抗米勒管激素、基础卵泡刺激素水平和雌激素水平、超声测量基础窦卵泡计数等多方面进行综合评估。根据患者的卵巢储备功能和年龄，告知患者目前可选择的生育力保存方式包括卵母细胞冻存、胚胎冻存、卵巢组织冻存和促性腺激素释放激素激动剂（gonadotropin-releasing hormone agonist，GnRHa）治疗等，并告知患者未来的生育可能性。

卵母细胞冻存或胚胎冻存技术是目前最成熟的生育力保存技术，胚胎冷冻是已婚女性生育力保存的首选，卵母细胞冻存主要针对未婚女性。对于卵巢储备功能正常且病情稳定的女性，通过控制性促排卵、取卵等过程需要2周左右时间。随机启动方案的应用，最大程度缩短了肿瘤治疗前保留生育力所需的时间。由于促排卵会导致血清雌激素水平的升高，因此，在促排卵治疗中使用芳香化酶抑制剂来曲唑抑制雌激素水平而不影响促排卵效果。目前，没有证据表明促排卵治疗会对肿瘤的复发和长期生存率产生负面影响。

在化疗期间同时给予GnRHa（如戈舍瑞林、亮丙瑞林、曲普瑞林）被认为是保留生育力的方法，但这种治疗的疗效一直存在争议。近期，Lambertini等纳入了5项乳腺癌化疗期间进行GnRHa治疗的RCT研究，共873例患者，与单纯化疗组相比，化疗加GnRHa治疗组的患者卵巢早衰发生率显著降低（分别为14.1%和30.9%；$P=0.001$），妊娠率也显著提高（分别为10.3%和5.5%；$P=0.03$）。而肿瘤结局（包括无病生存率和总生存率）没有显著差异。2022年，我国进行的一项RCT发现GnRHa可以降低乳腺癌化疗后的卵巢早衰发生率，且不影响总生存期（overall survival，OS）和无病生存率。因此，多国指南建议当其他生育力保存方法不适合时，可以使用GnRHa治疗来保护卵巢功能。

卵巢组织冻存是通过手术切除卵巢或部分卵巢组织，然后将卵巢组织切片冻存，等待时机合适后可将冻存的自体卵巢组织回移。卵巢组织冻存适合青春期和儿童患者或亟须放化疗治疗的患者。关于卵巢组织冻存的最大担忧是可能将肿瘤细胞再次种植，尤其是在*BRCA1/2*基因突变的高风险患者中。

诊断患有乳腺癌的育龄女性应接受基因检测，以筛查是否有遗传性乳腺癌-卵巢癌综合征（hereditary breast and ovarian cancer，HBOC）的基因突变。对于*HBOC*基因突变的女性，需要进行遗传学咨询、指导，在必要情况下，可以通过对其进行胚胎植入前遗传学诊断（preimplantation genetic diagnosis，PGD），以防止*HBOC*突变基因的传递。

（二）血液系统肿瘤患者的生育力保存

白血病和淋巴瘤在儿童、青春期和育龄女性中的比例高，部分血液系统肿瘤的预后较好，但是放疗、化疗和手术都可能影响生育力，因此对年轻血液系统肿瘤患者提供生育力保存有重要意义。

下面将常见的血液系统的肿瘤生育力保护分述如下。

1.淋巴瘤　育龄期淋巴瘤最常见类型是霍奇金淋巴瘤和弥漫大B细胞淋巴瘤，此外还有滤泡性淋巴瘤、套细胞淋巴瘤、伯基特淋巴瘤等。部分组织类型的治愈率很高，霍奇金淋巴瘤的5年生存率在75%以上，弥漫大B细胞淋巴瘤5年生存率为67%。所有淋巴瘤的治疗都需要接受标准剂量的联合化疗方案。霍奇金淋巴瘤的标准化疗方案是ABVD方案（多柔比星、博来霉素、长春新碱和达卡巴嗪），ABVD属于生殖毒性较低的方案，接受6个疗程ABVD化疗超过90%的患者恢复月经规律，接受6个疗程ABVD化疗的所有35岁以下患者在3年内AMH水平恢复正常。升级的BEACOPP方案（博来霉素、依托泊苷、多柔比星、环磷酰胺、长春新碱、甲基苄肼和泼尼松）和MOPP方案（氮芥、长春新碱、甲基苄肼和泼尼松）属于生殖毒性较强的方案，与卵巢早衰的发生高度相关，年龄越大卵巢早衰发生率越高。非霍奇金淋巴瘤常见的化疗方案CHOP（环磷酰胺、多柔比星、长春新碱、泼尼松）和R-CHOP（利妥昔单抗、环磷酰胺、多柔比星、长春新碱、泼尼松）均为卵巢早衰高风险方案。>35岁的女性在接受化疗后早发性卵巢功能不全发生率高达40%～60%。放射治疗也是淋巴瘤的基本治疗方法之一，盆腔的放疗会增加早发性卵巢功能不全的发生风险，这种风险呈剂量相关性。<1.5Gy的剂量不会增加40岁以下女性早发性卵巢功能不全的发生风险，2.5～5Gy的剂量发生早发性卵巢功能不全的可能性达60%；5～10Gy剂量的放疗使早发性卵巢功能不全的可能性增加至95%。因此，建议40岁以下女性进行生育力保存。在肿瘤治疗时间允许延迟的情况下，可以对患者进行卵母细胞冷冻或胚胎冷冻。GnRHa在化疗期间有保护卵巢的作用，但其作用尚存在争议。在一项2016年的Cochrane荟萃分析中，GnRHa似乎可以有效地在化疗期间保护卵巢，包括维持或恢复月经、预防卵巢早衰和恢复排卵。对于急需化疗的患者卵巢组织冻存是优先考虑的方案，但需警惕卵巢组织中可能存在肿瘤细胞带来的肿瘤复发的风险。针对个别拟行盆腔放疗患者还可行卵巢移位术，将卵巢重新定位远离放射野。

2. 急性白血病　急性白血病通常需要立刻开始化疗，急性淋巴细胞白血病和急性粒细胞白血病的大部分化疗方案未使用烷化剂，属于性腺毒性风险较低的方案，但在造血干细胞移植时采用大剂量化疗和全身照射，会导致卵巢功能急剧下降。鉴于促排卵和取卵过程大概需要2周时间，但对于急性白血病延迟2周肿瘤治疗可能会增加疾病进展和死亡的风险。如果在肿瘤治疗安全的情况下可以延迟化疗开始的时间，推荐卵母细胞或胚胎冻存。如果担心有卵巢早衰风险，且肿瘤治疗后或行造血干细胞移植术后，卵巢储备尚可的患者，也可以考虑病情缓解后进行促排卵和取卵进行冷冻保存。对于实施卵母细胞或胚胎冷冻保存不安全或不可行的年轻女性，卵巢组织冻存也可能是一种选择。卵巢组织冻存的好处之一是即使化疗已经开始仍然可以进行；对于将接受造血干细胞移植的患者，一旦患者病情稳定且疾病负担减轻，可以在骨髓移植开始之前进行卵巢组织冻存。目前尚无针对冻存的卵巢组织中恶性细胞筛查的标准方法，重新植入冻存的卵巢组织存在肿瘤引入的风险。

3. 慢性粒细胞白血病　慢性粒细胞白血病（CML）是一种起源于造血干细胞的恶性克隆性疾病，其特征是外周血中产生大量处于不同成熟阶段的粒细胞。酪氨酸激酶抑制剂（TKI）的出现显著提高了CML的生存率；大多数接受伊马替尼（TKI的一种）治疗的患者都达到了正常的预期寿命。CML诊断年龄正趋于年轻化，随着诊断年轻化和治疗后生存率的提高，CML患者的生育力保存成为一种需要。但由于CML在育龄期女性发生较少，关于CML化疗后的生育力改变相关证据较少。回顾性研究表明使用伊马替尼后自然妊娠率较高，但一些研究也表明使用伊马替尼可能会影响卵母细胞的成熟及卵巢储备功能，因此仍需监测和评估患者的生育力。对于伊马替尼耐药或不适合伊马替尼治疗的患者，需要进行造血干细胞移植，因此可以考虑卵巢组织冻存，或在疾病允许的情况下进行卵母细胞或胚胎冻存。

（三）妇科肿瘤的生育力保存

妇科恶性肿瘤的发病率逐年升高且呈现年轻化的趋势，约10%的恶性肿瘤患者年龄＜40岁。对于年轻恶性肿瘤患者，生育力是影响其生活质量的重要因素。与其他肿瘤不同，女性生殖器官的恶性肿瘤通常通过根治性手术、化疗或放化疗方法进行治疗，这些方法会直接损伤生殖器官，对生育功能造成不可逆的损伤，因此制订保留生育力的策略是妇科肿瘤学治疗重要的目标之一。肿瘤生育学的发展，为患者提供了保留生育力的机会，能够根据他们的肿瘤诊断和预后对未来的生育力进行预测，帮助医生和患者做出适当的决定。

1. 子宫内膜癌保留生育功能与助孕治疗　子宫内膜癌是全球女性第六大恶性肿瘤，约25%的患者发生在绝经前，约有4%的女性在40岁之前被诊断出患有子宫内膜癌。近年来，年轻子宫内膜癌的发病率呈上升趋势。由于社会原因推迟生育的趋势，初产年龄中位数不断上升，因此，许多女性在完成生育之前被诊断出癌症。子宫内膜癌的常规治疗是根治性手术辅助放化疗，但会使患者丧失生育力。这种情况往往严重降低了患者的生活质量并降低了治疗的依从性。因此，生育力保存对于子宫内膜癌患者有重要意义，应仔细评估肿瘤和生育力，制订最佳的肿瘤治疗和生育力保存方案。子宫内膜癌的保留生育功能治疗需要根据肿瘤诊断和生育力进行全面评估，仔细选择，保留生育功能治疗适用于早期的非转移性子宫内膜癌。

国内专家共识对子宫内膜癌保留生育功能适应证的规范如下：

（1）年龄≤40岁，有强烈的生育愿望。

（2）病理组织类型为子宫内膜样腺癌，高分化（G1）。

（3）影像学检查证实肿瘤局限在子宫内膜。

（4）ER、PR均阳性表达。

（5）分子分型为非特殊分子亚型（no specific molecular profile，NSMP）。

（6）无孕激素治疗禁忌证。

（7）治疗前经遗传学和生殖医学专家评估，无其他生育障碍因素。

（8）签署知情同意书，并有较好的随访条件。

生育力是影响保留生育功能治疗决策的重要方面。目前没有专门针对肿瘤患者生育力评估的文献，可以根据患者的年龄、AMH、窦卵泡计数、基础FSH和E_2水平及BMI等因素综合评估。年龄是子宫内膜癌保留生育功能治疗后妊娠的重要预测因素。35岁以下子宫内膜癌保留生育功能治疗后活产率约为30.7%，效果较好。但是对于40～45岁患者，如果有强烈保留生育功能要求，须在肿瘤专家和生殖专家共同评估后，告知患者利弊、风险后，做出决定。体重与子宫内膜癌和妊娠都存在密切关系。首先在发病原因方面，肥胖女性通过减重可以降低罹患子宫内膜癌的风险；在保留生育功能治疗中，肥胖则是子宫内膜癌保留生育功能影响缓解和复发的独立危险因素；在生育方面，肥胖可以降低助孕的成功率。研究发现，在接受子宫内膜癌保留生育功能治疗的超重和肥胖女性中，减重可以积极改善妊娠率并提高活产率。多囊卵巢综合征因为长期雌激素暴露和孕激素缺乏，是子宫内膜癌的发病原因之一。这些患者通常还伴有胰岛素抵抗、肥胖、代谢综合征等，这些也在一定程度上影响治疗效果和助孕成功率。

子宫内膜不典型增生和子宫内膜癌的病理诊断对于最佳风险分层和治疗决策至关重要，应由经验丰富的病理学家进行初始的病理学诊断，病理类型为子宫内膜不典型增生或子宫内膜样腺癌（通常为高分化，G1）、雌激素受体（ER）和孕激素受体（PR）为阳性适于进行保留生育功能治疗。此外，肿瘤的分子分型和一些特殊的免疫组化类型同样是评估预后的重要方面：如 POLE 突变型预后好，适合保留生育功能治疗；低拷贝数型内分泌治疗可能有益；微卫星不稳定型存在错配修复基因突变，应进一步检测是否合并林奇综合征（Lynch syndrome），应谨慎选择保留生育功能治疗；高拷贝数型不适合保留生育功能。林奇综合征与子宫内膜癌发病相关，通常患者发病年龄较早，疾病进展的风险可能较高，同时可能会伴发胃肠道肿瘤、卵巢癌等恶性肿瘤，林奇综合征的病变可能是错配修复基因突变引起的，激素治疗是否有效尚不明确，因此对于林奇综合征人群的保留生育功能治疗应更为谨慎。

早期子宫内膜癌发生远处转移或淋巴结受累的可能性很低，但仍需对患者进行全面评估。所有患者都应行盆腔 MRI 评估肌层浸润和淋巴结受累情况，腹部超声或 CT 评估腹腔脏器，胸部 CT 以排除肺部扩散等。

对于早期子宫内膜癌和子宫内膜不典型增生，宫腔镜下病灶切除联合孕激素治疗是主要的保留生育功能治疗方式。醋酸甲羟孕酮和醋酸甲地孕酮是最常用的高效孕激素。另一种给药方式为左炔诺孕酮宫内节育器（LNG-IUS）。高效孕激素或 LNG-IUS 和促性腺激素释放激素激动剂联合已被证实有较为满意的缓解率和较低的复发率。无法耐受大剂量孕激素治疗或有孕激素治疗禁忌证或肥胖的患者，可以 LNG-IUS 联合 GnRHa 或 GnRHa 联合芳香化酶抑制剂治疗。一般在孕激素用药后 12 周起效，病变缓解时间为 4～6 个月，合并肥胖或胰岛素抵抗的危险因素可能需要更长治疗时间，建议持续治疗 6～12 个月。其完全缓解率为 70.7%～81.1%，复发率为 21.0%～42.4%。建议每 3～6 个月进行诊断性刮宫或宫腔镜活检评估子宫内膜反应，连续 2 次活检的子宫内膜完全缓解可以建议妊娠。对于病变确切进展的患者应停止保留生育功能治疗并实施手术治疗；治疗 6 个月时部分缓解的患者可以继续治疗 3～6 个月；对于治疗 6 个月无反应的患者应再次询问患者是否接受子宫切除手术，对于持续治疗 12 个月以上病变无改善的情况应进行根治性手术。

对于复发的患者，若患者在复发后仍希望保留生育功能，可以考虑重复保留生育功能治疗。一项系统综述纳入 365 例保留生育功能治疗后复发的子宫内膜癌患者，270 例再次接受孕激素治疗的患者中 219 例（81.1%）达到完全缓解，但与子宫切除的患者相比复发风险更高（OR＝6.78，95%CI：1.99～23.10）。

达到完全缓解后应鼓励患者立即积极妊娠，尽快进行生育力评估，明确是否存在影响妊娠的因素，根据不同情况实施个体化助孕方案。完全缓解后暂不生育的患者，应给予维持治疗，包括宫腔 LNG-IUS 放置或周期性口服小剂量孕激素或复方口服避孕药，维持治疗期间应定期随访。没有不孕病史、卵巢储备功能良好、输卵管通畅、排卵正常且男方精液基本正常的夫妇可以尝试自然受孕，试孕 3～6 个月后仍未妊娠应考虑 ART 治疗。如输卵管通畅，卵巢储备功能正常且有排卵，但男方轻度弱精子症可以进行人工授精治疗。对于肥胖、无排卵或稀发排卵、多囊卵巢综合征、卵巢储备功能下降的患者，此类患者受孕概率较低，可以放宽IVF-ET的指征，直接行IVF-ET治疗。鉴于活产是降低复发的相关因素，建议积极采用高效的助孕措施，所有患者如无自然妊娠的意愿也可直接行ART治疗。在促排卵的过程中，应尽量降低雌激素的水平，使用低剂量促性腺激素的方案，增加芳香化酶抑制剂的使用可以有效降低雌激素水平而不影响促排卵效果。使用LNG-IUS期间，促排卵效果不受影响，宫内放置LNG-IUS的同时促排卵可以在有效获得卵子的同时降低复发风险。根据精液情况选择IVF或ICSI方式授精。对于卵巢储备功能降低或子宫内膜薄的患者，可以联合中医治疗。对于肥胖、糖尿病、高血压患者应督促患者减重、改善生活方式，必要时可以考虑二甲双胍的治疗，提高妊娠概率，降低复发风险。

对于完成生育后的进一步处理，考虑到子宫内膜癌较高的复发率和患者本身的肥胖、代谢综合征等风险因素，目前的指南和专家共识均建议，生育后行子宫切除手术。对于早期的子宫内膜癌，可以考虑不切除卵巢和淋巴结清扫，但建议切除双侧输卵管。对于强烈要求保留子宫的女性，目前没有证据支持这一做法的安全性，应充分告知患者肿瘤复发和进展的风险，需要严密随访和持续维持治疗。

2.宫颈癌的保留生育功能与助孕治疗 宫颈癌是我国发病率最高的女性生殖道恶性肿瘤。尽管开展了宫颈癌预防筛查和HPV疫苗接种，但子宫颈癌仍是全球女性第四大癌症。根治性手术是早期患者的标准治疗，然而约有36%的宫颈癌患者处于生育年龄，部分患者迫切希望保留生育功能。Dargent于1986年提出了针对直径2cm以下的宫颈癌的广泛性子宫颈切除术和双侧盆腔淋巴结切除术，经过多年发展，经腹、腹腔镜下、机器人辅助的广泛性子宫颈切除术成为宫颈癌保留生育功能治疗的标准术式之一。

早期宫颈癌的保留生育功能手术的指征还存在一些争议，但有一些基本的条件，比如患者有强烈的生育愿望、病灶局限于宫颈、无盆腔淋巴结转移或远处转移，在进行诊疗决策前应请肿瘤科和生殖科专家共同评估。年龄是影响生育力的重要因素；宫颈癌保留生育功能的年龄上限是一个争议点，部分指南限定在40岁以下，也有部分专家建议综合患者肿瘤情况、卵巢储备功能、患者生育意愿强烈的程度考虑可以放宽到45岁。肿瘤的分期和病理类型是目前讨论最多的一点，术前应由有经验的妇科肿瘤医生行妇科检查确定病灶的位置、大小、阴道和宫旁组织受累程度，确定肿瘤临床分期；盆腔增强MRI、正电子发射计算机断层显像（PET-CT）及胸腹部的增强CT有助于了解影像学分期。ⅠA1期-ⅠB1期是保留生育功能治疗的适应证，但是对于肿瘤直径＞2cm是否具有保留生育功能的条件没有定论；大多数指南建议肿瘤直径＜2cm进行保留生育功能是安全的，也有一些小样本研究提示直径2～4cm的宫颈癌进行新辅助化疗后，保留生育功能手术也能得到较好的妊娠结局和肿瘤结局。神经内分泌癌、胃型腺癌等特殊病理类型的宫颈癌复发率较高，目前没有证据支持对这两个类型肿瘤进行保留生育功能手术。病灶距宫颈内口的距离也需要更多证据进一步明确，如果肿瘤距离宫颈内口过近需要切除更多的宫颈甚至宫体组织来达到组织切缘阴性，可能会导致流产、早产等产科不良结局的发生率上升。

宫颈癌的保留生育功能术式有许多种，包括子宫颈锥形切除术、简单子宫颈切除术和根治性子宫颈切除术，保留生育功能后的总体复发率为5%～6%，生育率为50%～66%。根治性子宫颈切除对生殖道解剖破坏较大，影响术后妊娠率，增加了不良妊娠结局发生率，因此需要根据分期选择适合的术式。建议对ⅠA1期宫颈癌首选子宫颈锥切术，如病理提示无淋巴脉管间隙浸润、切缘至少3mm阴性则可以继续观察；切缘阳性，可再次行锥切或行子宫颈切除；淋巴脉管间隙浸润需行根治性子宫颈切除＋盆腔淋巴结切除（或SLN显影）；如术中淋巴结冷冻病理提示淋巴结转移则应改行根治性子宫切除手术。ⅠA2期首选根治性子宫颈切除术＋盆腔淋巴结切除术（或SLN显影），ⅠB1期首选根治性子宫颈切除＋盆腔淋巴结切除±腹主动脉旁淋巴结切除（或SLN显影）。

　　宫颈癌保留生育功能手术后因子宫颈完整性被破坏，子宫缺乏稳定的机械支持力，宫颈管内腺体的破坏和黏液分泌减少也可导致子宫的屏障破坏，绒毛膜羊膜炎发生增加，早产和胎膜早破发生的比例升高。Mangler等报道了96名接受根治性子宫颈切除的女性的妊娠结局，70%的女性尝试妊娠，其中80%成功妊娠，流产率为16%，超过1/3出现先兆早产，43%胎膜早破。宫颈环扎术是减少早产和胎膜早破的重要手段，回顾性研究提示宫颈根治性切除术后行宫颈环扎术的晚期流产率和早产率可降至0～11%。宫颈环扎术是否能改善根治性子宫颈切除术的产科结局仍然缺乏可靠的循证医学证据，根治性子宫颈切除术后是否常规行宫颈环扎术仍无定论，专家建议可根据术后宫颈残端长度和患者既往是否有不良孕产史决定。

　　宫颈癌保留生育功能术后因生殖道解剖改变、术后并发症、性生活障碍等因素影响妊娠，对于妊娠时机、妊娠方式、辅助生殖治疗方案等问题仍在探索中。宫颈保留生育功能术后子宫颈和阴道的修复需要一个过程，可能会出现水肿、炎症、阴道瘘等术后并发症，手术与妊娠间隔时间过短可能会导致产科不良结局。Dargent等建议根治性宫颈切除术后6～12个月考虑妊娠较为合适。此外，如患者接受化疗，化疗药物的潜在致畸性和生殖毒性也可能造成不良结局，化疗完成1年后考虑妊娠较为安全。保留生育功能术后可能因盆腔粘连造成输卵管性不孕，盆腔手术和化疗都可能损伤卵巢导致卵巢储备下降，术后可能因宫颈狭窄、继发性闭经引起不孕，而宫颈癌通常与性激素水平相关性较低，促排卵药物的应用是相对安全的，因此术后应鼓励患者积极妊娠，积极寻求辅助生殖技术治疗，适当放宽IVF-ET指征。

　　3.卵巢癌的保留生育功能与助孕治疗　　卵巢癌是妇科肿瘤中预后最差的肿瘤，2022年中国卵巢癌新发约5.7万人，死亡约3.9万，5年生存率约为46%。早期症状不明显、缺乏有效的筛查手段是卵巢癌发现较晚的原因，但约有7%的卵巢癌患者发病年龄在40岁以下，其中约2/3诊断时为早期卵巢癌。因此，对于年轻的早期卵巢癌患者保留生育功能至关重要。卵巢癌的病理组织学类型对预后十分重要，保留生育功能的方案也需根据组织学类型而决定。

　　（1）交界性上皮性卵巢肿瘤的保留生育功能：交界性上皮性卵巢肿瘤是低度恶性潜能的卵巢肿瘤，好发于年轻女性，80%以上累及单侧卵巢，总体预后较好。10年生存率超过95%，Ⅲ期和Ⅳ期的10年生存率也可达到90%。有生育需求的交界性卵巢上皮肿瘤均可保留生育功能。保留生育功能手术后复发的高风险因素包括：年龄＜30岁，双侧卵巢受累，微乳头亚型浆液性，分期晚，种植性浸润等。

　　应向所有保留生育功能的患者提供肿瘤和生殖专家的全面咨询，并向患者告知术后卵巢储备下降、盆腔粘连、输卵管阻塞不孕的可能性，以及肿瘤复发再次手术的风险。

单侧卵巢肿物可切除一侧附件，无须行分期手术。双侧卵巢肿瘤，如有正常卵巢组织者可行双侧卵巢肿物切除，保留正常卵巢组织；如卵巢受累严重则需切除附件，保留子宫。对于存在高危因素的患者，术后需行化疗。

术后应鼓励患者尽快妊娠，如果卵巢储备正常、有排卵、输卵管通畅且男方精液大致正常可以在术后3个月开始试孕。对于未婚或不孕的患者，促排卵后冻存卵母细胞或胚胎是一种可能的方法，但是对于促排卵的安全性目前并没有足够的证据。既往有研究观察到促排卵女性中卵巢肿瘤的发生率较高。在体外研究中，尽管卵巢存在相关受体，但未发现FSH或E_2对培养的交界性卵巢肿瘤细胞有刺激作用。Denschlag等进行系统性综述纳入62例交界性卵巢肿瘤术后进行IVF-ET治疗的结果，62名患者总共进行152次促排卵，43人获得临床妊娠，在中位随访时间52个月内，共有12名（19.4%）患者出现复发，其中11人再次通过手术治疗成功。Song等进行纳入30项研究，交界性卵巢肿瘤保留功能术后通过ART治疗总妊娠率为86.2%，复发率为26.9%。交界性卵巢肿瘤术后ART治疗仍然是有争议的。

尽管交界性卵巢肿瘤保留生育功能术后预后较好，但由于复发率较高，长期随访是非常重要的，建议患者术后第一年每3个月随访一次，之后3年每6个月随访一次，之后每年一次。妊娠期每3个月和产后每6个月随访一次。对于产后复发的患者，建议进行根治性手术。

（2）早期上皮性卵巢癌的保留生育功能：上皮性卵巢癌的总体5年生存率为40%～50%，FIGO I期的上皮性卵巢癌5年生存率可达90%。因此，对于年轻（一般＜40岁）、生育愿望强烈、分化好的FIGO I期上皮性卵巢癌可以考虑保留生育功能手术。子宫和对侧卵巢外观正常的 I A或 I C期上皮性卵巢癌，可行患侧附件切除，保留子宫和对侧附件，其余同全面分期手术。研究提示如果对侧卵巢外观正常，则发现显微镜下肿瘤的发生率非常低，为0～2.5%。活检可能会损伤卵巢储备功能，因此术中不必行对侧卵巢活检。如病理类型为子宫内膜样肿瘤，考虑到可能同时存在子宫内膜癌，可以考虑行诊断性刮宫。对于双侧受累的 I B期上皮性卵巢癌，需切除双侧附件，保留子宫，术中全面分期，考虑到切除双侧附件后失去生育力，需与患者充分沟通谨慎选择保守手术。

Ditto等的研究提示早期上皮性卵巢癌保守术后复发率为11.6%，总体生存率在90%以上，4.4%死于肿瘤复发，与接受根治性手术的早期上皮性卵巢癌患者的预后相似。Bentivegna等分析了545名因早期上皮性卵巢癌接受保守手术的患者的长期随访，在这些患者中，复发率为11.5%，其中38%的病例复发在对侧卵巢上，62%的病例复发在卵巢以外部位。上皮性卵巢癌保守治疗后孤立性卵巢复发与良好的预后相关。关于生育结果，接受上皮性卵巢癌保守手术的患者中，不到50%的患者（16%～50%）希望在完成手术后妊娠，有生育意愿的女性的妊娠成功率为63%～100%，流产率为17%。化疗似乎不影响生育力或产科结局，也没有发现出生缺陷。考虑到肿瘤复发的风险，在上皮性卵巢癌患者中使用辅助生殖技术是有争议的。

（3）恶性卵巢生殖细胞肿瘤患者的保留生育功能：约20%的卵巢肿瘤起源于生殖细胞层，但只有3%～5%是恶性的。恶性卵巢生殖细胞肿瘤是一种罕见癌症，每年新发病例数为0.5/10万例。恶性卵巢生殖细胞肿瘤多见于30岁以下年轻女性，多数为单侧，对化疗敏感度高，晚期恶性卵巢生殖细胞肿瘤5年生存率在85%以上。生殖细胞肿瘤生长迅速，通常会出现继发于包膜扩张、出血或坏死的临床症状，最常见的是腹痛，少部分患者因肿瘤分泌激素而出现月经异常等症状，因而肿瘤发现较早，70%以上为FIGO Ⅰ期。

对于年轻有生育要求的生殖细胞肿瘤患者，无论期别早晚均可实施保留生育功能手术。单侧卵巢受累者，推荐单侧附件切除术，不建议对外观正常的卵巢进行活检。部分病变累及双侧的卵巢可保留部分正常卵巢组织行双侧卵巢肿瘤切除术。除了早期儿童或青春期女性外，应在保留子宫和卵巢的基础上行全面分期手术，详细探查腹盆腔并清除所有病灶，行腹膜活检，切除大网膜，腹腔冲洗。术后予以化疗治疗，基于顺铂、依托泊苷和博来霉素的BEP方案显著改善了恶性生殖细胞肿瘤的预后。BEP方案可能导致卵泡破坏、卵巢基质纤维化和原始卵泡减少从而损伤卵巢功能，生殖毒性与给药的类型、给药方案、总剂量和治疗持续时间相关。但因为此类患者的数量较少且随访时间较短，恶性生殖细胞肿瘤保守治疗后生育力仍不清楚。现有数据表明，超过85%～95%的恶性卵巢生殖细胞肿瘤患者在接受铂类治疗后可以维持月经，卵巢早衰率在3.4%～5%。Tamauchi等分析了105例接受保留生育功能治疗的恶性卵巢生殖细胞肿瘤患者，中位随访期10.4年，72名接受辅助化疗的患者中有57名恢复自发月经，月经恢复中位时间是6个月，45名患者尝试妊娠，其中有2人接受ART治疗，42名患者成功妊娠，40名患者活产。

四、女性遗传性肿瘤的生育力保存和助孕

遗传性肿瘤是指因特定致病基因发生胚系变异后，其罹患癌症的风险明显高于普通人群，并能传递给后代，从而导致相关家庭成员患病。大多数致病基因是抑癌基因，以参与DNA修复为主；少部分是癌基因。遗传性肿瘤大部分为常染色体显性遗传，如遗传性乳腺癌/卵巢癌（hereditary breast ovarian cancer，HBOC），少部分呈常染色体隐性遗传（如着色性干皮病）。遗传性肿瘤的特点是肿瘤发病早、同一个体中多发肿瘤的发生、阳性家族史和非典型性别分布（如男性癌症）。目前已经确定了50多种不同的遗传性肿瘤综合征，最常见的遗传性肿瘤包括：

1.遗传性乳腺癌　乳腺癌发病率居全球女性恶性肿瘤的第1位，约10%为遗传性乳腺癌。遗传性乳腺癌常呈现家族聚集发生，发病年龄早、对侧（或双侧）乳腺癌发病率高。研究发现约10多个易感基因的致病性胚系突变与乳腺癌遗传易感性相关，目前认为 *BRCA1*（BRCA1 DNA repair associated）、*BRCA2*（BRCA2 DNA repair associated）、*TP53*（tumor protein 53）和 *PALB2*（partner and localizer of BRCA2）是高度外显率的乳腺癌易感基因，携带上述基因的突变，会增加至少5倍的乳腺癌风险。

2.遗传性卵巢癌　卵巢癌是病死率最高的妇科恶性肿瘤，10%～15%的卵巢癌（包括输卵管癌和腹膜癌）与遗传因素有关。特点是常染色体显性遗传，平均发病年龄较散发性患者早，可表现为一人罹患多种原发性肿瘤（如乳腺癌、结直肠癌、子宫内膜癌等肿瘤）和（或）家族中多人罹患同种或多种原发性肿瘤。与卵巢癌发生风险增加相关的基因有 *BRCA1*、*BRCA2*、*BRIP-1*（BRCA 1 interacting helicase 1）、*RAD51C*（RAD 51 paralog C）、*RAD51D*（RAD51 paralog D）。*BRCA1* 致病性突变携带者终身卵巢癌发病风

险是48.3%，*BRCA2*致病性突变携带者终身卵巢癌发病风险是20%。

3.林奇综合征（Lynch syndrome） 又名遗传性非息肉病性结直肠癌（hereditary nonpolyposis colorectal cancer，HNPCC），与结直肠癌、子宫内膜癌、胃癌、乳腺癌、卵巢癌、小肠癌、胰腺癌、前列腺癌、泌尿道癌、肝癌、肾癌和胆管癌等多种肿瘤风险有关。林奇综合征（lynch syndrome，LS）主要是由DNA错配修复基因*MLH1*（mutLhomolog 1）、*MSH2*（mutShomolog 2）、*PMS2*（PMS1 homolog 2，mismatch repair system component）或*MSH6*（mutShomolog 6）引起的。HNPCC患者在70岁前罹患子宫内膜癌和卵巢癌的风险分别为42%～60%和9%～12%。HNPCC女性患者一生中有40%～60%的结直肠癌患病风险，该综合征还与错配修饰基因*EpCAM*（epithelial cell adhesion molecule）突变有关。携带的致病性突变基因不同，罹患肿瘤的器官、部位、类型和终生累积发病率也有差异。

携带致病突变肿瘤患者的生育力保存与助孕：遗传性肿瘤的临床管理首先是针对患者特殊遗传信息改变的靶向治疗，以及对其他易患肿瘤的预防。在肿瘤防治的前提下，根据患者生育意愿，在治疗前根据病情进行相关的冷冻卵子或者胚胎等辅助生殖技术治疗。建议患者做充分的遗传咨询，通过植入前遗传学检测（PGT）和产前诊断获得无遗传性肿瘤易感基因携带的生物学后代。相关一级、二级亲属推荐进行遗传咨询和相关致病突变检测，以便早期发现携带者。

携带致病突变的正常人群，建议进行遗传咨询、风险评估，做到肿瘤早期筛查、早期诊断。预防性药物治疗，如口服避孕药，对预防卵巢癌有一定作用。预防性降低发病风险手术如输卵管-卵巢切除术，是目前降低遗传性卵巢癌及相关妇科恶性肿瘤发病风险最有效的方法，可降低卵巢癌患者发病率70%～85%及该人群乳腺癌的肿瘤死亡率和全因死亡率。实施输卵管-卵巢切除术的最佳年龄段是35～45岁。如未完成生育而不得不考虑接受输卵管-卵巢切除术降风险时，建议借助冷冻卵子或冷冻胚胎辅助生殖技术（ART）完成生育。因子宫内膜癌或子宫内膜癌高风险而切除子宫者，如保留卵巢，患者仍可能通过辅助生殖技术获得生物学意义上的后代。子宫移植术已经有活产病例报道；但遗传性妇科肿瘤高风险女性，子宫移植术在保留生育功能中的作用和风险尚未确定。

携带致病性基因突变的女性罹患肿瘤的风险较高，推荐接受植入前遗传学检测（PGT）咨询，也可以在妊娠后进行产前诊断（有终止妊娠的可能性）。PGT是利用体外受精-胚胎移植（*in vitro* fertilization and embryo transfer，IVF-ET）和遗传学检测技术，对卵母细胞的极体、第3天的卵裂胚胎或第5天的囊胚进行遗传性肿瘤致病基因的检测，选择无遗传性肿瘤易感基因致病性变异的胚胎移植到子宫中，从而阻断遗传性肿瘤的子代传递并降低后代患病风险。需要明确的是这些致病基因的外显率据估计在40%～80%，也就是说携带致病突变可能并不发生肿瘤。PGT的主要优势在于筛选未携带致病突变的胚胎移植，夫妇无须考虑妊娠的终止，减少了中期妊娠终止给母体带来的创伤。随着测序技术的发展和癌症相关易感基因的不断发现，遗传性肿瘤的PGT应用越来越广泛，目前PGT已被用于10多种遗传性肿瘤综合征，如遗传性乳腺癌/卵巢癌、林奇综合征等。2018年发布的《胚胎植入前遗传学诊断/筛查技术专家共识》中将遗传易感性的严重疾病（如遗传性乳腺癌的*BRCA1*、*BRCA2*致病突变）纳入了PGT-M的临床适应证。PGT技术的应用需要女性有比较好的卵巢储备功能，可以获得足够多的胚胎用于遗传学检测。鉴于致病基因的外显率问题，特别是中等致病风险基因的PGT，涉及伦理问题，需要和夫妇充分沟通。产前诊断技术是指在女性妊娠后，在妊娠早期或妊娠中期，通过获取绒毛组织、羊水胎儿脱落细胞、脐血等组织进行遗传性肿瘤致病基因的检测，对于检测到遗传性肿瘤致病基因的胎儿予以人工终止妊娠，从而达到阻断遗传性肿瘤的子代传递并降低后代患病风险的目的。产前诊断技术过程相对简单，费用较低，但是终止妊娠可能对母体有一定创伤。PGT和产前诊断能使遗传性肿瘤患者获得无遗传性肿瘤易感基因携带的生物学后代。

五、妊娠合并肿瘤患者的治疗

妊娠合并肿瘤分为妊娠期肿瘤和妊娠相关肿瘤（产后一年内发现的肿瘤）。本文重点讨论妊娠合并恶性肿瘤。总的来说，妊娠合并恶性肿瘤非常少见，来自欧洲的统计数据显示，约10万例妊娠中有90～120例妊娠合并恶性肿瘤。随着生育年龄的推迟，以及肿瘤发病年龄的提前，妊娠合并恶性肿瘤有增多的趋势。近10年发病率每年增加1.5%，严重影响母儿健康。

妊娠本身对肿瘤的发展未必为直接影响，但可能因妊娠而延误诊断，因为癌症的症状往往与妊娠相关的症状混淆，且某些疾病诊断检查可能会延迟进行。这些都会导致癌症诊断的延迟，因此孕妇在肿瘤诊断时往往处于晚期。

在大多数情况下，癌症可能会影响妊娠的发展，尤其是生殖器官肿瘤。最常见的风险是妊娠晚期宫内生长迟缓、低出生体重儿和因肿瘤治疗提前终止妊娠而导致的医源性早产。

妊娠合并恶性肿瘤的诊治需要多个学科的全力合作，考虑到孕妇的生命安全、肿瘤的诊断和治疗及诊断治疗对胎儿子代健康的影响。在肿瘤的诊断过程中，超声、非增强磁共振在整个妊娠期都是安全的。低剂量的放射性检查可以根据孕周和病情谨慎使用。增强磁共振、放射性检查（如骨显像）和正电子发射断层扫描（PET）不宜使用。肿瘤常规的治疗包括手术治疗、化疗、放疗、激素治疗、靶向治疗、免疫治疗等，这些常用的治疗方法可能会对妊娠、母子健康产生负面影响；因此需要多学科合作，谨慎选择相对安全的治疗方法；如果能够等待，在妊娠结束后再启动肿瘤治疗更为安全。妊娠早期，特别是妊娠4～8周是致畸敏感期，治疗选择要慎重。一般在妊娠中晚期，胎儿可以耐受多种治疗时，在谨慎选择后，考虑治疗。如果母亲和胎儿都有很好的耐受性，可以在多学科医师管理下实施不影响生殖道的外科手术。对于生殖道肿瘤，如果立即或稍后威胁母亲生命，需要进行终止妊娠、手术治疗。一般来说，全身治疗在妊娠早期是禁忌的，必要时可在妊娠中期和晚期进行。诊断恶性肿瘤，先进行多学科评估，并向患者提供足够的评估证据和信息，与患者密切沟通，确定是否可以推迟治疗，直到达到胎儿生存能力，从而避免极端早产，提高新生儿成活率。只要病情允许，最好维持妊娠至第37周。如果情况不允许，至少维持到第28周。药物的选择应考虑胎儿的健康，尽量选择对胎儿没有致畸作用的、相对安全的药物。妊娠期间接受抗肿瘤治疗，必须将患者转诊到具备高危妊娠处置能力的产科医院实施。

在中国人群，妊娠期最常见的恶性肿瘤类型为乳腺癌，其次是宫颈癌等。妊娠期乳腺癌治疗原则与非妊娠期乳腺癌相同，需同时考虑妊娠期乳腺癌患者的疗效及发育中胎儿的安全。治疗可以选择手术治疗和化疗，不推荐内分泌治疗、靶向治疗和放射治疗。重要的是，终止妊娠尚未被证明能改善肿瘤治疗结局。因此，应避免早产、为了产后立即开始治疗而采取的不必要诊断或治疗操作。通常采取在妊娠期间就开始癌症治疗以减少早产的可能，如妊娠期宫颈癌的处理原则：患者不考虑继续妊娠，则选择终止妊娠，宫颈癌的治疗与非妊娠期的处理相同。对选择继续妊娠保留胎儿的孕妇，多采取个体化处理原则。2009年及2014年国际妇科肿瘤学会（IGCS）和欧洲妇科肿瘤学会（ESGO）提出，对于ⅠA2～ⅠB1期、肿瘤直径大小＜2cm、淋巴结阴性，可进行单纯的子宫颈切除术或大的锥切，不推荐在妊娠期间进行根治性子宫颈切除术；对于更高级别的宫颈癌，新辅助化疗（neoadjuvant chemotherapy，NACT）是唯一可以保留胎儿至成熟的方案。应于治疗前充分告知其目前治疗经验的局限性，积极治疗妊娠期宫颈癌，在不影响母亲预后的前提下尽量维持妊娠，并且避免未成熟胎儿的出生。

妊娠期肿瘤患者的治疗要优先考虑孕妇安全，尽可能在治疗肿瘤的同时延长孕周，达到活产。目前的数据表明是否妊娠并不影响肿瘤的预后，这给妊娠合并肿瘤患者带来了希望。总之，妊娠合并恶性肿瘤需要多学科全力合作，并且充分与孕妇及其家属沟通，做好孕妇及胎儿预后评估和治疗方案。

六、女性肿瘤患者生育力保存对肿瘤治疗和预后的影响

（一）肿瘤患者生育力保存对肿瘤治疗的影响

肿瘤患者生育力保存对肿瘤治疗的影响主要体现在几个方面，包括对肿瘤治疗计划的影响、对肿瘤治疗方案选择的影响，以及对进行生育力保存后肿瘤患者的监测和评估等。

1.对肿瘤治疗计划的影响　一些生育力保存措施，如卵子或胚胎冷冻，通常需要首先进行促排卵治疗和取卵手术。根据促排卵的方案不同，需要数周的时间，因此在一定程度上会导致延迟肿瘤治疗。因此，如何在保留肿瘤患者生育力和保证有效的肿瘤治疗之间找到一个平衡点，是一个值得讨论的问题。

2020年欧洲肿瘤内科学会（ESMO）关于青春期后癌症患者生育力保存的指南指出：如果可以延迟2周的肿瘤治疗，推荐在开始抗癌治疗之前安全有效地冷冻保存卵母细胞或胚胎（推荐级别：ⅢA）。对于需要尽快开展肿瘤治疗的患者来说，是否进行生育力保存、选择何种方式进行生育力保存，需要综合患者肿瘤类型、肿瘤分期等因素，由肿瘤专科医生及生殖科医生团队协商，权衡生育保存的需求与肿瘤治疗的紧迫性，以制订最佳的治疗策略，同时满足患者的生育愿望。

2.对肿瘤治疗方案选择的影响　对生育力保存措施的选择可能会影响肿瘤治疗方案，对于一些癌症治疗方法，如放疗和化疗，可对卵巢和子宫产生不利影响。

（1）放疗对生育力的影响。影响程度主要因放射剂量、照射区域和治疗时间等因素而异。一般来说，随着放射剂量增加、照射范围增加、治疗时间延长，放疗对卵巢和子宫的不利影响随之升高，进而影响未来妊娠的成功率。目前认为，2Gy的放射剂量会导致50%的卵泡丢失，累计达到24Gy的放射剂量就可以造成卵巢衰竭，颅脑照射达50Gy

可以导致中枢性闭经。统计发现，接受高剂量放疗（＞500cGy）的女性发生早产、低出生体重儿和小于胎龄儿的风险显著升高。接受盆腔放疗的女性有发生盆腔血管异常、子宫动脉血流缺失的风险，这会引起非妊娠期子宫血流灌注减少，导致子宫内膜受损，从而使内膜发生萎缩，破坏正常蜕膜化过程，进而影响胚胎着床。此外，放疗还可以引起子宫萎缩、宫腔粘连、月经周期不规则或消失等，降低受孕概率，或导致不良妊娠结局（如胎儿生长受限、胎盘植入、死产、早产等），甚至导致妊娠期胎盘植入。

（2）化疗药物对女性生育力的影响。化疗药物可以抑制细胞分裂，治疗肿瘤，但普遍存在非特异性特点，这就导致化疗药物可能损伤一些正常的分裂期细胞，包括生长、成熟卵泡和颗粒细胞等，甚至导致卵泡闭锁。化疗药物对患者生育力产生影响受包括患者年龄、化疗药物种类及用药剂量等因素影响，如烷化剂，尤其是环磷酰胺，对卵泡和颗粒细胞的毒性作用最强，存在剂量依赖性，引起早发性卵巢功能不全和不孕症的风险最高。多种化疗药物组合使用时，性腺衰竭风险增加。

（3）放化疗联合加重生育功能受损。烷化剂作为一种化疗药物，对卵巢具有破坏性作用，接受烷化剂联合腹盆腔放疗的患者，非手术性过早绝经累计发病率接近30%。

关于肿瘤患者保留生育功能如何选择合适的治疗方案，目前在国际上仍没有定论。已知的是，即便在治疗前进行生育功能保存，由于患者治愈后有妊娠的需求，因此肿瘤的治疗方案需要尽可能减轻生育力受损的风险，比如以化疗替代放疗、尽量选择性局部放疗、减少放射剂量，或采取更保守的治疗方法，即在保护生育力的基础上尽可能减少生殖系统损害，提高未来妊娠成功的概率。鉴于宫颈癌、子宫内膜癌、卵巢癌是女性生殖道三大恶性肿瘤，血液系统肿瘤发病率高，具有生育意愿的患者比例高，因此以下述这四类肿瘤为例加以阐述。

（1）宫颈癌患者术后辅助放化疗治疗方案的选择：有生育意愿的宫颈癌患者，术后如存在中危因素，需要进行癌症辅助治疗，使用化疗替代常规放疗具有以下优点。

1）化疗对卵巢功能的损伤较小，除烷化剂以外，绝大多数化疗药物并不会对卵巢储备功能造成致命性损伤。

2）化疗有一定的杀伤肿瘤的作用，对存在中危因素的患者可在一定程度上预防肿瘤复发。对于具体化疗方案的实施，有学者将危险因素分为以下3种：肿瘤直径≥3cm，深肌层浸润＞1/2，伴淋巴脉管间隙浸润（lymphovascular space invasion，LVSI）。若存在1个上述危险因素，则实施3～4个疗程的化疗；若存在2个上述危险因素，则实施4～6个疗程的化疗。对于存在高危因素（淋巴结转移、宫旁转移、切缘阳性）的患者不能保留生育功能，应实施放化疗。根治性子宫颈切除术后对于存在中危因素（肿瘤直径≥3cm，深肌层浸润＞1/2，伴LVSI）的患者可考虑实施紫杉醇联合卡铂化疗3～6个疗程，化疗期间同时使用促性腺激素释放激素激动剂（GnRHa）保护卵巢（推荐级别：ⅡB）。

3）对于化疗后盆腔肿瘤复发的患者，仍可选择放疗作为挽救治疗方案。

（2）子宫内膜癌患者保留生育功能治疗方案：有生育要求的子宫内膜癌患者，尤其是年轻的早期内膜癌患者，需要综合评估患者年龄、病理类型、肿瘤浸润范围、肿瘤分期、血清CA125、生育功能、是否存其他影响生育因素等条件，决定保留生育的肿瘤治疗方案。治疗方案通常首选大剂量孕激素（醋酸甲羟孕酮和醋酸甲地孕酮）治疗，一般在孕激素用药后 12 周起效，多数病例在用药 3 ～ 6 个月后达到完全缓解。未获完全缓解的患者需重新进行风险评估，选择孕激素联合 GnRHa（3.75mg/3.6mg，每 28 天皮下注射一次）、左炔诺酮宫内缓释系统（LNG-IUS）、芳香化酶抑制剂（来曲唑 2.5mg，每天 1 次口服），或联合中药辅助治疗，治疗期间及治疗完成后需要密切监测随访。

完成子宫内膜癌保留生育力治疗后，建议在达到完全缓解后尽快达成妊娠，建议采用辅助生殖技术助孕治疗。对于需要促排卵的患者，促排卵药物的剂量把控至关重要，因为促排卵药物可能会增加子宫内膜癌复发风险。一般采用低剂量促排卵治疗，使用来曲唑等药物控制雌激素，同时兼顾保护子宫内膜。

（3）卵巢癌保留生育力术后辅助化疗方案的选择：卵巢癌术后辅助治疗主要为化疗，由于化疗药物可能对卵巢功能产生不同程度损害，尤其是环磷酰胺等烷化剂，因此对于有生育要求的女性，根据卵巢恶性肿瘤的类别、病理分型、肿瘤分期等因素，由妇科肿瘤医生联合生殖科医生共同协商，谨慎选择化疗方案和评估治疗后妊娠时机。推荐术前与生殖医生协商是否在术中冻存卵巢组织。

（4）血液系统肿瘤患者生育力保存对治疗的影响：血液系统肿瘤发病人群多较为年轻，育龄期女性有生育要求的患者比例高。然而，血液系统肿瘤治疗多采用化疗药物联合方案治疗，用药至少包括一种烷化剂，因此诱发性腺衰竭、损害生育力的风险非常高。对于复发或难治性淋巴瘤和白血病，需采用造血干细胞移植治疗，而造血干细胞移植前的预处理方案（如全身照射、高剂量烷化剂化疗）具有严重性腺毒性，造成卵巢功能下降，几乎所有接受造血干细胞移植治疗患者均存在不同程度的生育力受损。因此，在充分评估患者疾病进展、生育力和生育意愿后，在不影响患者生命安全的前提下尽快进行生育力保存。根据患者年龄、性腺毒性治疗的类型、化疗时间、伴侣状况和风险等因素，尽早选择合适的方法保存生育力（如胚胎冷冻、卵母细胞冷冻、卵巢组织冷冻等），确保生育力保存措施不会影响患者疾病本身或因推迟治疗而改变患者疾病预后。

部分血液系统疾病起病急、进展快，因此对于这部分患者，需要临床医生充分评估患者病情及生育力，寻找既能有效缓解肿瘤，又能实现患者生育意愿的平衡点。2020 年《中国女性肿瘤患者生育力保护及保存专家共识》指出：对于急性白血病患者推荐立即开始化疗，化疗至完全缓解后由生殖专科医生评估患者的卵巢功能，如卵巢功能尚在正常范围内，建议再行卵巢组织冷冻。

3. 监测和评估　进行生育力保存的患者，其肿瘤治疗方案的选择兼顾了生育需求，因此可能不是肿瘤最为有效的治疗方案，这就需要临床医生对患者进行更频繁的监测和评估，包括患者基本身体状况的评估、肿瘤疾病本身的评估、生育力评估、妊娠风险评估等，确保生育力保存措施的进展和治疗的进行，最大程度地减少生育措施的延迟。

需要强调的是，生育力保存的目的是使患者在治疗结束后仍然能够实现生育的愿望。然而，生育力保存措施的决策是复杂的，需要充分考虑患者的个人情况、肿瘤类型和分期、治疗方案等，需要患者和医生之间的沟通和共同决策。因此，在制订治疗计划和决策时，应考虑患者的个人情况和尊重其愿望，多学科团队密切合作，确保在平衡生育力保存和肿瘤治疗之间取得最佳结果，最大程度地维护患者的生活质量和生育前景，以确保在达到有效的治疗效果和生育力保存之间取得平衡。

（二）肿瘤患者生育力保存对肿瘤预后的影响

生育力保存对肿瘤治疗预后的影响是一个复杂的问题，其影响因多种因素而异。一些研究表明，在癌症治疗前采取了生育保存措施的患者更有可能完成治疗，这是因为有生育意愿的患者通常更加积极地参与治疗，以确保他们能够继续实现生育愿望，这种积极性可能有助于提高治疗效果，改善预后。

1.生育力保存对肿瘤复发的影响　目前尚无足够的证据表明生育力保存本身会对癌症复发和生存率产生直接的影响。许多研究表明，生育力保存措施不会显著增加癌症复发的风险。然而，一些类型的肿瘤在妊娠后可能表现出较低的复发风险。研究表明，乳腺癌患者妊娠可导致乳腺上皮细胞发生表观遗传重编程，导致作为转录因子的强致癌基因 c-MYC 无法结合作用靶点和发挥致癌作用，因此妊娠可能会降低乳腺癌复发的风险。目前认为，妊娠可以降低子宫内膜癌的患病风险。也有研究证实，子宫内膜癌保留生育力后妊娠可以减少子宫内膜癌复发风险。然而，对于子宫内膜癌复发的患者能否继续进行保留能力治疗，需要谨慎评估这部分患者继续保留生育力的妊娠结局，以及对肿瘤本身的安全性影响还需要更多的研究来讨论。

2.生育力保存对患者心理健康和生存质量的影响　生育力保存措施可能有助于改善患者的心理健康和生存质量。患者保留生育力，知道自己有机会在治疗结束后实现生育愿望，可以增强患者的治疗信心，可以在一定程度上减轻患者肿瘤治疗过程中的焦虑和抑郁情绪，这种情绪的改善可以提高患者对肿瘤治疗的接纳性和应对，并且可能对治疗的预后产生积极影响。

3.生育力保存对子代的影响　生育力保存对肿瘤患者子代的影响主要涉及遗传风险的影响，因此对于患有遗传性突变的肿瘤或存在家族遗传风险的患者，在采取生育力保存措施之前，需要进行更深入的检测和遗传咨询，包括遗传性突变的检测（基因组、染色体等），充分评估生育的子代可能面临的遗传健康风险后，选择合适的生育力保存方式（如PGT）以降低遗传风险。如果患者成功妊娠，则需要在其妊娠期及分娩后定期进行医学监测和遗传咨询，有助于早期检测任何潜在的遗传性问题，并采取适当的措施。此外，患者的肿瘤治疗史也可能对子代健康产生影响。例如，放疗或化疗可能会增加患者及子代罹患其他疾病的风险，因此，生育后的定期随访和保持健康的生活方式都很重要。

肿瘤的预后是由多个因素共同影响的，包括肿瘤类型、病情严重程度、治疗方案等，因此，在决策是否采取生育力保存措施时，应综合考虑患者的个人情况，包括疾病本身的特点、生育需求、生育力情况等，由肿瘤专科医生、妇产科医生和生殖医学科医生共同商讨，进行个体化决策和管理。同时，还需要进行更多的研究来深入探究生育力保存对肿瘤治疗预后的确切影响。

七、肿瘤患者生育力保存后的妊娠管理、结局和随访

肿瘤治疗后妊娠率很大程度上取决于癌症类型。据报道，有乳腺癌或宫颈癌病史（主要由于宫颈癌后宫颈功能不全）的女性报告的妊娠率最低。女性恶性肿瘤幸存者妊娠后发生妊娠期和分娩并发症的风险增加，包括早产、低出生体重、紧急剖宫产、阴道

助产和产后出血等风险增加。当治疗结束和受孕之间的间隔较短时，这些并发症的风险似乎较高。因此，建议癌症幸存者密切监测治疗效果，充分评估后，并在完成化疗后间隔至少1年妊娠。对于接受其他抗癌治疗的患者，应在受孕前考虑特定的清除期（如他莫昔芬为3个月、抗HER-2单克隆抗体曲妥珠单抗为6个月）。目前认为曾接受过抗癌治疗的女性妊娠后的新生儿结局与一般人群相当。

因此，女性肿瘤患者完成治疗后的妊娠管理至关重要，妊娠期需要定期产检，由肿瘤专科及产科医生综合管理，以确保妊娠期安全及母婴健康。

1.定期产检　患者应根据医生的建议定期接受产前检查，这些检查旨在监测母体和胎儿的健康，基本的检查包括测量孕妇血压、体重、子宫高度、腹围，监测胎心、胎动，血清学检查包括血常规、尿常规、肝肾功能等，超声检查用于评估胎儿的生长和发育，检测任何潜在的异常，医生可以利用超声检查确定胎儿的健康、胎盘的位置和羊水的量。产前检查通常在妊娠期的不同阶段进行，以确保妊娠的正常进行。

2.肿瘤患者高风险妊娠管理　对于女性肿瘤患者，存在高风险妊娠的情况。这是由之前的肿瘤治疗、肿瘤类型或其他医学因素引起的，在高风险妊娠中，医生需要更加密切地监测患者的状况，目前认为MRI检查是对母婴相对安全的肿瘤影像学评估方法。此外，根据肿瘤种类、分型、治疗需求等进行个体化血清学肿瘤标志物等指标监测，根据患者的情况，进行多学科综合监测和治疗，需要特殊的医学管理。

3.药物管理　如果患者在妊娠期间需要继续服用特定的药物（包括肿瘤治疗相关药物），需要根据患者的情况权衡药物的风险和益处，确保药物的安全性。

4.营养和健康管理　妊娠期间，良好的营养和健康管理至关重要。患者需要确保摄入足够的营养物质，如叶酸、铁、蛋白质和维生素，由营养科、产科、肿瘤科医生为患者共同制订个性化的营养计划，建议适量运动。

5.心理支持　妊娠是一个情感和生理上的挑战，对女性肿瘤患者来说尤为重要，妊娠期间医生和心理医生对患者的心理支持也必不可少，帮助患者应对焦虑、抑郁或其他情感问题。

6.子代健康的管理　肿瘤患者完成治疗且成功分娩后，其子代健康的管理也至关重要，主要包括以下几个方面。

（1）遗传检测咨询：对于遗传性肿瘤或基因突变的肿瘤患者，不论采取何种保留生育力措施妊娠的子代，均建议进行必要的遗传检测和遗传咨询，结合其伴侣的遗传风险，评估子代遗传风险。

（2）定期健康检查：定期的健康体检对于识别和早期治疗任何潜在的遗传性或遗传相关疾病非常重要，包括定期进行常规体检、乳腺检查、生殖系统检查及针对家族病史和遗传性肿瘤的相关检查（影像学、肿瘤标志物等特定的检查）。

（3）生活方式的管理：遵循健康的生活方式实践对于降低患者和子代的疾病风险非常重要，包括健康饮食、定期运动、戒烟和限制饮酒。

（4）婚前遗传咨询和生育规划：对于有生育需要的子代，建议进行婚前遗传咨询和生育咨询，了解潜在的遗传风险。

八、非肿瘤患者的生殖保护

基于女性卵巢内卵子数量随着年龄增长而减少的特点，女性最佳生育期很短，35岁后生育力下降，40岁以后生育力就很低。因此，对所有可能导致生育力下降的疾病都应进行生育力保护。除了肿瘤外，常见的需要生育力保护的疾病分述如下。

（一）早发性卵巢功能不全

早发性卵巢功能不全（premature ovarian insufficiency，POI）是指女性在40岁之前出现卵巢功能减退，其主要特征包括月经异常（闭经、月经稀发或频发）、促性腺激素水平上升（FSH＞25U/L）及雌激素水平的波动性下降。POI的发病率在1%～5%，其病因多种多样，包括遗传、医源性、免疫和环境因素等。对有POI或者早绝经家族史的女性，可借助高通量基因检测技术筛查致病基因。然而，50%以上的POI病因尚不明确，被称为特发性POI。POI的发病机制尚不明确，目前尚无有效的方法恢复卵巢功能。

POI患者通常在生育年龄内失去了正常的生育功能，保护其生育力已成为一项极其重要的任务。POI的诊断对于患者来说是一个重大打击，可能面临着月经停止、雌激素缺乏和生育力丧失等问题，从而带来严重的生理和心理影响，也对生活质量产生了负面影响。因此，针对POI的家系中携带遗传变异的年轻女性或那些因疾病、治疗而损害卵巢功能的女性，提供合适的生育力保存方法至关重要。

常见的生育力保存的方法如下。

（1）胚胎冷冻：对于已婚女性来说，胚胎冷冻是主要的生育力保存方法之一。它在有效性和安全性方面具有明显的优势。

（2）卵母细胞冷冻：对于未婚女性，成熟卵母细胞冷冻为提供生育力保存的机会。然而，这个方法仍面临着法律、管理、技术、伦理和安全性等方面的挑战。

（3）未成熟卵母细胞体外成熟技术：对于无法进行控制性超促排卵的肿瘤患者或需要立即接受肿瘤治疗的患者，未成熟卵母细胞体外成熟技术可能是一种选择。然而，这一技术的安全性和有效性仍有待进一步验证。

（4）卵巢组织冷冻：主要用于儿童、青少年或立即接受放化疗的患者，但卵巢组织冷冻仍然面临管理、技术、伦理和安全性等方面的挑战。

综合而言，对于POI患者来说，生育力保护是一个复杂而重要的决策。冷冻胚胎、卵子、卵巢组织冷冻、卵子捐赠等各种选择都有其各自的优点和限制。在做出决策之前，患者应与医疗团队进行详细的讨论，考虑到医学、法律、伦理和心理等各种因素。此外，提供全面的患者支持是至关重要的，可以帮助患者更好地应对这一挑战，做出明智的决策，以保护其生育健康。

（二）子宫内膜异位症患者生育力保护策略

子宫内膜异位症（endometriosis）简称内异症，是指子宫内膜组织（腺体和间质）在子宫腔被覆内膜及子宫以外的部位出现、生长、浸润，反复出血，继而引发疼痛、不孕及结节或包块等。内异症随着疾病的进展，以及卵巢子宫内膜异位囊肿手术直接损伤卵巢，可导致卵巢功能下降甚至卵巢衰竭，降低患者生育力。因此，要高度重视内异症患者生育力保护，最大限度地保护患者目前和未来的生育力。

1.无生育需求的内异症患者的生育力保护

（1）早期诊断、早期干预是保护内异症患者生育力的基石，通过临床病史、查体等方式，以及B超、腹腔镜、MRI等辅助检查，做到早期诊断、早期干预，最大化保护生育力。

（2）药物治疗：内异症一旦诊断，应尽早开始药物治疗，以延缓疾病进展。治疗内异症的药物包括非甾体抗炎药（NSAID）、孕激素、复方口服避孕药（COC）、促性腺激素释放激素激动剂（GnRHa）等。药物治疗的适应证为：①卵巢子宫内膜异位囊肿直径＜4cm；②有盆腔疼痛。

（3）手术治疗：药物治疗期间卵巢子宫内膜异位囊肿增大或疼痛症状无法缓解的情况下，应考虑手术治疗。

1）术前充分评估手术指征，妇产科及生殖科医师共同讨论手术时机，以最大限度地保护患者生育力。

2）手术中需注意操作规范，解剖层次清晰，尽量避免损伤正常卵巢组织，保护卵巢功能，卵巢切口避开卵巢门以免损伤卵巢血液供应，如需电凝，尽量缩小电凝范围，安排经验丰富的高年资医生实施手术，最大限度地保护卵巢组织及卵巢功能。

3）术后加强个体化管理，避免复发。对于手术后暂无生育需求的青春期和育龄期患者，或者处于生育间隔期的内异症患者，建议采取长期药物治疗直至有生育需求，尽可能降低疾病复发的风险。

2.有生育需求的患者的生育力保护策略

（1）对于有生育要求尚未合并不孕症的患者，需要综合评估双方生育力，对于年龄≤35岁、卵巢子宫内膜异位囊肿直径＜4cm、疼痛较轻、无子宫腺肌病及其他影响生育因素者，应积极鼓励自然受孕。若存在影响生育因素，如男方因素（重度少弱精子症），建议妇产科、生殖科、男科医生共同讨论决定助孕方式。

（2）若试孕6个月未孕或疼痛加剧、卵巢囊肿增大，需要重新评估内异症和生育情况。若囊肿直径≥4cm且疼痛症状严重，但卵巢储备功能正常、无其他影响生育因素的年轻患者，建议手术治疗。手术不仅可去除病灶，还能改善盆腔结构，提高术后妊娠机会。术后根据内异症生育指数（EFI）评分选择自然受孕或体外受精-胚胎移植（IVF-ET）。对于年龄超过35岁或卵巢储备功能下降、DIE、合并子宫腺肌病者，首选IVF-ET。若疼痛症状严重或卵巢囊肿过大有破裂风险，建议先进行IVF，冻存胚胎后再考虑手术，术后进行胚胎解冻移植。

（3）对于内异症复发者，不建议再次手术，需积极采取辅助生殖技术助孕，完成生育后再治疗复发病灶。

3.有生育需求伴不孕症患者生育力保护策略 对于年轻（≤35岁）、卵巢储备功能正常、无其他不孕因素的内异症相关不孕患者，可以手术治疗。对于年龄＞35岁、卵巢储备功能低下、存在男方精液异常或配子运输障碍等其他ART治疗适应证的患者，合并DIE、疼痛症状不明显的患者，以及复发的内异症患者，应直接进行IVF-ET。对于疼痛症状严重或反复IVF-ET失败的卵巢子宫内膜异位囊肿或DIE患者，可以考虑适时手术，术后再进行IVF-ET。

4.内异症患者生育力保存方法 近10年来全球范围已开展了内异症患者的生育力保存工作。2022年的欧洲人类生殖与胚胎学会（ESHRE）内异症指南指出，存在广泛卵巢异位病灶的情况下，应考虑生育力保存的利与弊，然而生育力保存的真正益处尚待确认。目前通常的生育力保存主要包括胚胎冷冻、卵母细胞冷冻、卵巢组织冻存（ovarian tissue cryopreservation，OTC）。

（三）自身免疫性疾病患者的生育力保护

自身免疫性疾病是指机体对自身抗原发生免疫反应而导致自身组织损害所引起的疾病。结缔组织病是其中一种常见的异质性疾病，包括系统性红斑狼疮（SLE）、抗磷脂抗体综合征（APS）、类风湿关节炎（RA）、系统性硬化（SSc）、干燥综合征（SS）、混合性结缔组织病（MCTD）、特发性炎症性肌病（IIM）和血管炎等。结缔组织病常发生在育龄期女性中，因此，这些疾病及其治疗对女性生殖功能的影响是一个值得关注的重要问题。

研究发现，与一般人群相比，患有自身免疫性疾病的妊娠等待时间有所延长。据报道，在RA女性中表现为卵巢储备功能下降，如疾病活动标志物与AMH水平呈负相关；约40%的RA女性的TTP超过一年。SLE作为育龄期女性高发的自身免疫性疾病，与年龄匹配的健康对照组相比，患有SLE的女性具有更高的FSH和催乳素水平，常出现月经异常、月经周期延长的情况；最近的一项研究发现SLE患者的AMH水平明显降低，可见，SLE患者的卵巢储备下降。此外，其他自身免疫性疾病如干燥综合征、系统性血管炎等也常合并卵巢储备功能下降甚至卵巢早衰。

自身免疫性疾病对生育力影响的机制尚不清楚。以下几个因素可能在降低自身免疫性疾病女性的生育力中发挥了作用。

第一，慢性炎症状态及强效炎症细胞因子肿瘤坏死因子α（TNF-α）和白介素-6（IL-6）水平升高损害下丘脑-垂体-卵巢（HPO）轴的正常功能，导致促性腺激素释放激素（GnRH）和促性腺激素释放异常。

第二，患者体内免疫异常，自身抗体产生增多，产生针对卵巢的抗体，诱导自身免疫性卵巢炎的发生，介导卵巢组织损伤和卵巢储备功能下降，导致卵巢早衰。

第三，疾病的高活动度可导致血清中催乳素水平升高，干扰排卵和生育力。

第四，治疗自身免疫性疾病的药物可能直接导致卵巢功能衰竭。

第五，心理-社会因素也起着一定的作用，除了疾病本身导致的疲劳、肌肉骨骼疼痛、关节僵硬导致性生活障碍外，长期症状控制不良和药物治疗给患者造成了巨大的心理及社会压力，导致性交的频率降低，表现为生育力降低。

第六，一些患者担心疾病影响胎儿健康及遗传风险等，使患者不想生育更多的子女。

在上述这些原因中，治疗免疫疾病的药物对生育功能的影响不容忽视。改善病情抗风湿药物（disease-modifying anti-rheumatice drugs，DMARDs）通过干扰下丘脑-垂体-性腺功能干扰排卵、改变卵巢储备功能或暂时性或永久地降低生育力；使用某些免疫抑制药物导致的自然流产风险增加，导致生育力下降。

非甾体抗炎药（nonsteroidal anti-inflammatory drugs，NSAIDs）的作用机制是抑制

环氧合酶（COX）1和2，阻断前列腺素的合成。已经表明，前列腺素参与卵泡发育和排卵过程，包括颗粒细胞的生长和卵巢细胞外基质的降解。研究表明，抑制COX-2会阻碍卵泡破裂和排卵过程，在排卵前阶段服用NSAIDs可以防止卵泡的破裂和卵母细胞的释放，这种现象被称为黄体化未破裂卵泡（LUF）综合征。糖皮质激素是自身免疫性疾病常用药物之一。糖皮质激素可以抑制黄体生成素（LH）和促卵泡生成素（FSH）的释放影响排卵和月经周期，从而使生育力受到影响。一项前瞻性队列研究提示，RA患者的TTP时间延长与年龄、疾病活动、接受超过7.5mg泼尼松治疗相关。相比之下，SLE患者TTP明显短于RA患者，并且未发现糖皮质激素与TTP的关联。

氨甲蝶呤（MTX）对女性生育力的影响取决于剂量和治疗时间。氨甲蝶呤可诱发卵巢早衰和过早绝经。妊娠期间使用氨甲蝶呤会增加先天性畸形和自然流产的风险，间接影响生育。但是，氨甲蝶呤对卵巢的抑制作用是可逆的，具有时间依赖性。目前国内外指南建议在妊娠前1～3个月停用氨甲蝶呤。

环磷酰胺（CTX）是一种烷基化剂，通常用于严重的狼疮肾炎、神经精神性狼疮和血管炎。CTX可以诱导卵母细胞和颗粒细胞的凋亡，可能导致卵巢早衰。CTX的性腺毒性作用是永久性的，与累积剂量和治疗时间有关，对生殖能力的影响与年龄也有关系。因此，欧洲建议使用最低有效剂量的CTX（3～5g）诱导疾病缓解，小于25岁的狼疮性肾炎的女性患者在CTX累积剂量为3.5～7g时发生持续闭经的可能性较小，而总剂量大于10g会增加卵巢早衰的风险。通过测定血清AMH的水平，也证实了CTX对女性生育力的有害影响。因此，与MTX一样，建议在妊娠前需要停用CTX，并且建议为所有应用CTX治疗的绝经前患者提供生育力保护技术。

其他抗风湿药物如柳氮磺吡啶、硫唑嘌呤、钙调磷酸酶抑制剂及霉酚酸酯等，目前认为对女性生育力没有影响。目前认为，柳氮磺吡啶可用于孕妇妊娠期，但剂量不宜＞2g/d，应同时补充叶酸（降低唇裂风险），分娩足月产新生儿者（无葡萄糖-6-磷酸脱氢酶缺陷），母亲哺乳期也可以使用。但是霉酚酸酯可能具有致畸作用，因此，在妊娠前应停用。

此外，生物制剂的出现彻底改变了对自身免疫性疾病的管理。与传统的DMARDs相比，生物制剂诱导疾病缓解的比例更大，并且，在预防疾病复发和加重方面更为有效。关于生物制剂对生育力影响的证据尚缺乏可靠的大数据研究。一些小数据的研究并没有发现生物制剂对生殖能力的影响。

鉴于氨甲蝶呤、环磷酰胺的生殖毒性，建议所有患者在开始氨甲蝶呤、环磷酰胺（CTX）治疗前进行卵巢储备功能评估，包括AMH、基础窦卵泡数、FSH和雌激素水平等。在CTX治疗期间使用GnRHa来保护卵巢。目前的研究支持GnRHa在CTX治疗过程中对卵巢保护的积极作用，Blumenfeld等比较了44例SLE及其他自身免疫病患者CTX治疗期间使用GnRHa和不使用GnRHa的卵巢功能，GnRHa治疗组相比对照组的卵巢早衰发生率显著降低（分别为3%和45%），另一项回顾性队列研究也得到了同样的结论。

对于未接受CTX治疗的女性，生育力通常不受影响，但疾病治疗的时间常延迟了生育，导致生育力下降。因此，对于计划妊娠的自身免疫病患者，需要进行疾病风险评估和妊娠前咨询，建议风湿免疫科、生殖科、产科等专家进行多学科会诊制订综合诊疗方案。风湿免疫专家需对疾病活动度、受累器官、妊娠期并发症和母儿风险等方面进行评估，并根据需要调整为妊娠期可以使用的药物并维持稳定的疾病缓解状态。对于患有自身免疫病的女性，即使既往检查显示自身抗体呈阴性，没有发现潜在的风险，也建议进行全面的自身抗体检测，包括抗磷脂抗体（即狼疮抗凝物、抗心磷脂抗体、抗 β_2 糖蛋白 I 抗体等）、抗 Ro/SSA 抗体、抗 La/SSB 抗体等。抗磷脂抗体阳性的患者血栓风险和妊娠期并发症的风险增加，抗磷脂抗体高风险特征包括：狼疮抗凝物阳性；3 种 aPL 抗体均阳性；中高滴度的抗心磷脂 IgG 和抗 β_2 糖蛋白 I 抗体；持续存在的抗磷脂抗体阳性。需根据情况，酌情处理。

在生育力保护期间，要针对不同疾病的特点进行处理。针对常用生育力保存技术，如卵子冷冻和胚胎冷冻，均需要进行促排卵。对于抗磷脂抗体阳性的患者，疾病本身血栓发生的风险增加。叠加促排卵所致的雌激素水平升高，可能会进一步增加疾病活动和血栓形成的风险。因此，在促排卵期间应选择低雌激素水平的促排卵方案，如使用芳香化酶抑制剂的方案；应密切监测，尽量降低卵巢过度刺激综合征发生的风险，因为卵巢过度刺激综合征可能会导致动静脉血栓的形成，而 APS 潜在的血栓形成倾向又会增加卵巢过度刺激综合征发生的风险。另外，还需要关注免疫抑制或生物治疗，包括霉酚酸酯或氨甲蝶呤等对卵子和胚胎质量的影响，尽量选择影响小的药物。但是目前关于这方面的研究较少，尚有待于进一步研究。

（宋宇仪　潘　烨　杨　沐　张　旸　鹿　群）

第七节　女性生殖保存后恢复生育力的时机与方法

成功分娩是女性生殖保存的主要目标。虽然目前女性生育力保存在世界范围内已广泛开展，但可供参考的生殖保存之后恢复生育力的相关研究并不多。

一、女性生殖保存后恢复生育力的时机

不同类型肿瘤患者由于原发疾病特征不同，女性生殖保存后恢复生育力的时机需权衡患者生育意愿、年龄、原发疾病治疗周期及恶性肿瘤复发等因素。下面简要概述几类常见肿瘤患者在生殖保存后恢复生育力的时机。

（一）子宫内膜癌

子宫内膜癌孕激素保守治疗时间一般为 6 ～ 12 个月，并且连续两次（最少间隔 3 个月）子宫内膜活检显示完全缓解（complete response，CR）是考虑保留生育功能治疗成功的必要条件。关于患者在获得 CR 后的妊娠时机，多项回顾性研究均表明缩短妊娠时间间隔是有益的。有研究显示，子宫内膜癌或子宫内膜不典型增生在保守治疗获得 CR 后，开始接受体外受精 - 胚胎移植（in vitro fertilization and embryo transfer，IVF-ET）助孕时间≤ 3 个月的患者，虽然在胚胎着床率、妊娠率、流产率方面与间隔＞ 3 个月的患者无显著性差异，但≤ 3 个月组患者的内膜病变复发率显著降低（杜晓果等，2018）。

2022 年我国一项涉及 123 例早期子宫内膜癌或子宫内膜不典型增生的回顾性研究显

示，缩短CR与IVF/卵细胞质内单精子显微注射（intracytoplasmic sperm injection，ICSI）启动时间的间隔，有助于提高患者的活产率（Guo et al.，2022）。

在2023年2月，欧洲妇科肿瘤学会（European Society of Gynaecological Oncology，ESGO）联合欧洲人类生殖与胚胎学会（European Society of Human Reproduction and Embryology，ESHRE）和欧洲妇科内镜学会（European Society of Gynaecological Endoscopy，ESGE）发布了《子宫内膜癌患者保留生育功能治疗指南》（Rodolakis et al.，2023），提出子宫内膜增生或子宫内膜癌保守治疗的患者在病情完全缓解后立即积极妊娠；对于具有良好生育潜力的女性，可考虑在6～9个月自然受孕。此外，可考虑接受辅助生殖技术助孕，以提高妊娠的成功率并缩短受孕间隔时间，且辅助生殖治疗不会增加复发的风险。

因此，对于早期子宫内膜癌或子宫内膜不典型增生患者，目前更推荐在病变获得完全缓解后尽快完成生育，在必要时可考虑尽快启动辅助生殖技术治疗。

（二）卵巢肿瘤

卵巢肿瘤的保留生育功能手术（fertility-sparing surgery，FSS）可以用于卵巢交界性肿瘤、早期卵巢上皮性癌、恶性生殖细胞肿瘤、恶性性索间质肿瘤。卵巢肿瘤患者保留生育功能后生育时机的选择非常重要，一方面需要考虑化疗药物的生殖毒性，另一方面需要兼顾肿瘤复发高峰期。术后2年为卵巢恶性生殖细胞肿瘤复发高峰期（Gatta et al.，2011），卵巢性索间质肿瘤患者的中位复发时间为4～6年（Ray-Coquard et al.，2014）。但术后延迟妊娠，可能会因输卵管粘连、患者年龄增长等因素降低生育力。迄今，FSS术后和FSS术后化疗后的最佳妊娠时机尚无统一意见。2023年8月，中国优生优育协会妇科肿瘤防治专业委员会发布（蓝建发等，2023），建议无须化疗患者术后尽快妊娠，需化疗者应在停用化疗药物6～12个月后方可妊娠。目前，无证据表明卵巢肿瘤患者行FSS术后行辅助生殖技术助孕会增加复发风险；年龄＞35岁、卵巢储备功能下降、双侧输卵管切除术后的患者可行辅助生殖技术助孕。

（三）宫颈癌

子宫颈锥切术、子宫颈切除术和根治性子宫颈切除术（radical trachelectomy，RT）是早期宫颈癌保留生育功能的手术方式。关于保留生育功能手术后的妊娠时间间隔目前尚无统一标准。术中切除宫颈组织，导致宫颈功能不全的发生率增高，而术后宫颈的免疫微环境和黏液屏障被破坏，可能导致妊娠后的上行性感染风险增加，因此有学者提出手术与妊娠时间间隔过短是不良孕产结局的高危因素（Dafopoulos et al.，2002）。

根据现有的循证医学证据，《早期子宫颈癌保留生育功能中国专家共识（2022年版）》（卢淮武和李璡，2022）提出，建议RT术后6～12个月才能考虑妊娠。对于接受化疗的患者，建议在化疗结束1年后尝试妊娠。RT患者术后宫颈管口狭窄甚至完全闭锁，可能阻碍精子进入宫腔；宫颈组织切除术后可能使宫颈黏液分泌减少，进而影响精子移动和获能；阴道缩短及狭窄导致性交疼痛，影响性生活质量，甚至惧怕性交；此外，可能存在盆腹腔粘连、输卵管粘连闭塞等因素导致不孕，这些均是影响患者生育的不利因素。因此，《早期子宫颈癌保留生育功能中国专家共识（2022年版）》（卢淮武和李璡，2022）也提出，有生育意愿的患者在术后6个月拔除子宫颈支架后可开始尝试自然受孕，如试孕1年仍未受孕，建议转诊生殖医学专家。

（四）妊娠滋养细胞肿瘤

妊娠滋养细胞肿瘤（gestational trophoblastic neoplasia，GTN）患者多数处于生育年龄，既对实施保留生育功能治疗提出了现实的需求，又为其创造了基本的有利条件。多数病灶位于子宫，很少累及输卵管或卵巢。化疗是GTN患者最主要的治疗手段，也是部分患者唯一需要使用的治疗措施，总体治愈率＞90%，高治愈率为保留生育功能提供了最基本的安全保障。保留生育功能的治疗中，手术主要针对少数化疗后耐药患者孤立耐药病灶切除，或用于不可控制的子宫病灶破裂大出血，可以尽可能保留子宫、减少化疗疗程和药物总剂量，从而减少对卵巢功能的影响。子宫病灶切除术后需继续接受标准化疗和随访，严格避孕1年，1年后无复发迹象可再次妊娠（奚玲和孙玥，2022）。对于停止化疗后1年内意外妊娠者，不建议立即终止妊娠，需要严密观察，以明确是否为正常妊娠。目前的研究结果显示，化疗后1年内妊娠者与普通人群相比，流产、异位妊娠、死胎发生风险未增加，与化疗1年后妊娠相比，GTN的复发风险也未增加，但不良妊娠结局可能会导致治疗性流产，增加对生殖器官的损伤，对于再次生育和最终成功完成生育造成不利影响。

（五）乳腺癌

乳腺癌治疗结束后生育力恢复的安全时间间隔尚无定论，可否妊娠、何时妊娠应结合患者病情、意愿、肿瘤治疗用药情况及生育力评估结果等进行多学科讨论后决定（陈青等，2023）。建议年轻乳腺癌患者尽可能在复发高峰年限过后再考虑妊娠。此外，有研究表明确诊为乳腺癌或化疗后2年内分娩的女性，其子代早产儿、低出生体重儿和小于胎龄儿风险较高（Black et al.，2017）。

《中国抗癌协会乳腺癌诊治指南与规范（2021年版）》（中国抗癌协会乳腺癌专业委员会，2021）提出，在与患者充分沟通、全面评估患者肿瘤复发风险和肿瘤治疗对子代影响的前提下，结合以下情况可考虑妊娠：乳腺原位癌手术和放疗结束后；淋巴结呈阴性的浸润性乳腺癌手术后2年；淋巴结呈阳性的浸润性乳腺癌手术后5年。此外，虽然乳腺癌辅助内分泌治疗会导致年轻患者进一步推迟妊娠时间，甚至错过最佳生育时机，但是不建议患者为生育而中断规范的内分泌治疗。目前，一项探索内分泌治疗中断后妊娠的安全性的前瞻性研究（IBCSG48-14/BIG8-13，NCT02308085）正在进行中，其结果将为因妊娠中断内分泌治疗与乳腺癌复发风险是否相关提供证据。

（六）血液系统肿瘤

淋巴瘤患者生育时机需由肿瘤学与生殖医学等多学科讨论后向患者提出建议。2023年《淋巴瘤患者生育力保存临床实践中国专家共识》（中国医师协会生殖医学专业委员会等，2023）建议患者避免在淋巴瘤复发高风险期妊娠，因此建议疾病完全缓解2年后再行妊娠。依据淋巴瘤的随访原则，2年内为每3个月1次，建议在随访时可同时监测生殖指标，评估生育功能正常时，可尝试自然妊娠。而由于年龄是影响生育结局的关键因素，因此在肿瘤专科医生评估可以妊娠时，应尽快转给生殖医学专家评估生育潜力。

二、女性生殖保存后恢复生育力的方法

女性在生殖保存后恢复生育力，可以尝试自然妊娠、IVF-ET或使用已冻存的卵母细胞或胚胎、卵巢组织等方法。考虑到年龄因素的影响，在适宜妊娠的时机应尽快完成生育、尽量缩短达活产的时间。

（一）自然妊娠

评估患者卵巢储备功能正常，双侧/单侧输卵管通畅、无合并其他影响生育的不利因素，可尝试自然妊娠。为了增加受孕的可能性，建议行卵泡监测，必要时诱导排卵指导同房。

（二）IVF-ET

恶性肿瘤手术治疗、放化疗及内分泌治疗后，患者可能面临卵巢储备功能减退、盆腔粘连、高龄等不利于生育的影响因素，因此IVF-ET助孕也是生殖保存后恢复生育力的重要方法。但对于雌激素敏感性的肿瘤，需考虑在超促排卵过程中超生理水平的雌激素对原发疾病的影响。一项长期随访的病例对照研究结果显示，超促排卵不会增加乳腺癌的复发风险（Rodgers et al.，2017），可以通过微刺激、温和刺激方案等降低促性腺激素（gonadotropin，Gn）的累积剂量。I型子宫内膜癌与长期无拮抗的雌激素刺激有关，但近期研究提示，接受超促排卵治疗并不增加患者子宫内膜癌的发生风险（Del et al.，2018；Lerner-Geva et al.，2012），因此可采取来曲唑（letrozole，LE）联合小剂量促性腺激素（gonadotrapin，Gn）的微刺激方案、高孕激素状态下超促排卵（progestin primed ovarian stimulation，PPOS）方案等（Chen et al.，2021）。

（三）胚胎解冻移植术

若患者已有冷冻胚胎，可在适宜时机进行胚胎解冻移植。若患者月经周期规律，推荐自然周期方案进行子宫内膜准备，可以避免外源性激素的使用；若患者月经周期不规律或难以监测到正常卵泡发育，则可选择激素替代治疗（hormone replacement therapy，HRT）方案。研究提示，对于宫颈癌、非激素依赖性卵巢癌等，HRT方案是相对安全的（Deli et al.，2020），鉴于肿瘤治疗过程中可能造成医源性早发性卵巢功能不全，故推荐使用HRT方案进行胚胎移植内膜准备。但乳腺癌是HRT方案的禁忌证，故乳腺癌术后患者应首先考虑选择自然周期方案；若卵泡发育欠佳，可采用单纯他莫昔芬或联合小剂量人绝经期促性腺激素（human menopausal gonadotropin，hMG）促排卵方案进行内膜准备（Ke et al.，2018）。I型子宫内膜癌虽然被认为是雌激素依赖性的，但研究提示HRT方案并未增加其复发风险（Deli et al.，2020），因此，内膜癌患者行冷冻胚胎移植术的内膜准备方案首先应选择自然周期方案；若卵泡发育欠佳，可考虑LE或联合小剂量hMG促排卵方案进行内膜准备；若患者卵巢功能受损严重，也可考虑小剂量雌激素替代周期进行内膜准备。

（四）卵母细胞复苏术

若患者已冻存卵母细胞，待准备生育时可复苏并通过辅助生殖技术助孕。有研究证实，使用新鲜卵母细胞和解冻卵母细胞进行ICSI，受精率和妊娠率无显著性差异（Pai et al.，2021）。年龄是影响卵母细胞冷冻复苏成功率的关键因素（Schattman et al.，2015），一项小型前瞻性研究表明，在30～36岁患者中卵母细胞复苏后的活产率为8.2%，即约12.1个卵母细胞获得一个活产，而在36～39岁患者中卵母细胞复苏活产率为3.3%，即每29.6个卵母细胞可以获得一个活产（Chang et al.，2013）。随着年龄增长，卵母细胞复苏后的活产成功率显著下降（Rienzi et al.，2012）。因此，为达到生育力保存后获得活产的目标，应鼓励患者保存14～20个成熟卵母细胞（Pai et al.，2021）。

（五）卵巢组织移植术

不同发育阶段的卵泡均位于卵巢皮质，理论上仅对卵巢皮质组织进行冷冻便可起到保护卵巢生育功能的作用。但由于卵巢组织存在较高的冷冻损伤风险、移植手术难度大、肿瘤患者移植后可能导致肿瘤细胞再种植等问题限制了卵巢组织冷冻和移植的应用。移植物的存活时间有限，一般卵巢功能可持续4～5年，最长者可达7年，这主要取决于患者年龄、卵巢储备功能及移植手术的操作技巧。因此，建议当生育力保存患者有备孕计划及恢复内分泌功能需求时，再行卵巢组织解冻移植。有研究报道，为预防残留肿瘤细胞再种植的风险，可采用从冷冻后卵巢组织剥离单个卵泡以人工卵巢或支架为载体移植入患者体内或采用未成熟卵母细胞体外培养技术。2021年《女性生育力保存临床实践中国专家共识》（中国妇幼保健协会生育力保存专业委员会，2021）提出，肿瘤患者卵巢组织移植通常在成功进行了抗肿瘤治疗之后，处于无瘤生存状态，有生育要求时进行。卵巢组织移植时年龄应＜45岁，常见的移植部位有剩余的对侧卵巢、阔韧带、输卵管系膜等。移植的卵巢组织平均3个月能显示活性。如果卵巢组织移植后6个月以上无卵巢功能恢复迹象，应考虑再次移植。2021年一项报道回顾了欧洲五大中心285名女性冷冻卵巢组织移植的结局，几乎所有接受自体卵巢组织移植的患者都能恢复内分泌功能，约25%的患者获得了健康活产（Dolmans et al.，2021）。与卵巢组织原位移植相比，异位移植获得妊娠和活产的例数和概率均较低，因此异位移植可作为恢复卵巢内分泌功能的首选移植方式，而非以生育为主要目标的最佳选择（Van der Ven et al.，2016）。卵巢组织冷冻-移植术为一项新兴技术，目前通过该技术出生的婴儿数目有限，关于该项技术对于子代安全性的影响仍需要长期随访。

（孙　艳　林燕莺　陈士岭）

参考文献

黄荷凤，陈子江，2021. 生殖医学［M］. 北京：人民卫生出版社.

蓝建发，陈小军，丁景新，等，2023. 卵巢非良性肿瘤生育力保护及保存中国专家共识（2023年版）［J］. 中国实用妇科与产科杂志，39（8）：809-816.

卢淮武，李璀，2022. 早期子宫颈癌保留生育功能中国专家共识［J］. 中国实用妇科与产科杂志，38

（6）：634-641.

《胚胎植入前遗传学诊断/筛查专家共识》编写组，2018. 胚胎植入前遗传学诊断/筛查技术专家共识
[J]. 中华医学遗传学杂志，35（2）：151-155.

奚玲，孙玥，2022. 妊娠滋养细胞肿瘤生育力保留策略 [J]. 中国实用妇科与产科杂志，38（7）：
701-704.

中国妇幼保健协会生育力保存专业委员会，2021. 女性生育力保存临床实践中国专家共识 [J]. 中华
生殖与避孕杂志，41（5）：383-391.

中国抗癌协会妇科肿瘤专业委员会，2022. 早期子宫颈癌保留生育功能中国专家共识 [J]. 中国实用
妇科与产科杂志，38（6）：634-641.

中国抗癌协会家族遗传性肿瘤专业委员会，2021. 中国家族遗传性肿瘤临床诊疗专家共识（2021年
版）（2）—家族遗传性卵巢癌 [J]. 中国肿瘤临床，48（24）：1243-1247.

中国抗癌协会乳腺癌专业委员会，2021. 中国抗癌协会乳腺癌诊治指南与规范（2021年版）[J]. 中
国癌症杂志，31（10）：954-1040.

中国年轻乳腺癌诊疗与生育管理专家共识专家委员会，2019. 年轻乳腺癌诊疗与生育管理专家共识
[J]. 中华肿瘤杂志，41（7）：486-495.

中国研究型医院学会妇产科专业委员会，2023. 早期子宫内膜癌保留生育功能治疗专家共识（2022年
版）[J]. 中国妇产科临床杂志，24（2）：215-219.

中国医师协会妇产科医师分会，中华医学会妇产科学分会子宫内膜异位症协作组，2021. 子宫内膜
异位症诊治指南（第三版）[J]. 中华妇产科杂志，56（12）：812-824.

中国医师协会生殖医学专业委员会，中国临床肿瘤学会淋巴瘤专家委员会，中国医疗保健国际交流促
进会生殖医学分会，等，2023. 淋巴瘤患者生育力保存临床实践中国专家共识 [J]. 中华生殖与避
孕杂志，43（2）：113-122.

中国优生科学协会肿瘤生殖学分会，中国医师协会微无创医学专业委员会妇科肿瘤学组，中国医院协
会妇产医院分会妇科肿瘤专业学组，2022. 卵巢恶性肿瘤保留生育功能的中国专家共识（2022年版）
[J]. 中国实用妇科与产科杂志，38（7）：705-713.

中华医学会生殖医学分会，2021. 生育力保存中国专家共识 [J]. 生殖医学杂志，30（9）：1129-
1134.

中华医学会外科学分会乳腺外科学组，2020. 妊娠相关性乳腺癌临床诊治专家共识（2020版）[J].
中华临床医师杂志（电子版），14（5）：321-325.

子宫内膜癌保留生育功能多学科诊疗中国专家共识编写组，2023. 子宫内膜癌保留生育功能多学科诊
疗中国专家共识 [J]. 中华生殖与避孕杂志，43（4）：346-356.

Alexander T，Greco R，2022. Hematopoietic stem cell transplantation and cellular therapies for auto-
immune diseases：overview and future considerations from the Autoimmune Diseases Working Party
（ADWP）of the European Society for Blood and Marrow Transplantation（EBMT）[J]. Bone Marrow
Transplantation，57（7）：1055-1062.

Andreoli L，Chighizola C B，Iaccarino L，et al.，2023. Immunology of pregnancy and reproductive
health in autoimmune rheumatic diseases. Update from the 11th International Conference on Reproduc-
tion，Pregnancy and Rheumatic Diseases [J]. Autoimmun Rev，22（3）：103259.

Chen L，Dong Z R，Chen X Y，2023. Fertility preservation in pediatric healthcare：a review [J]. Fron-
tiers in Endocrinology，14：1147898.

Close A，Burns K，Bjornard K，et al.，2023. Fertility preservation in pediatric leukemia and lymphoma：
A report from the Children's Oncology Group [J]. Pediatr Blood Cancer，70（8）：e30407.

Cobo A，García-Velasco J，Domingo J，et al.，2018. Elective and Onco-fertility preservation：factors
related to IVF outcomes [J]. Hum Reprod，33（12）：2222-2231.

Crit Rev Oncol HematolDolmans M M, Lambertini M, Macklon K T, et al., 2019. EUropean REcommendations for female FERtility preservation (EU-REFER): a joint collaboration between oncologists and fertility specialists [J]. Crit Rev Oncol Hematol/Hematology, 138: 233-240.

Dolmans M M, Donnez J, 2021. Fertility preservation in women for medical and social reasons: Oocytes vs ovarian tissue [J]. Best Practice & Research Clinical Obstetrics & Gynaecology, 70: 63-80.

ESHRE Guideline Group on Female Fertility Preservation, Anderson R A, Amant F, et al., 2020. ESHRE guideline: female fertility preservation [J]. Hum Reprod Open, (4): hoaa052.

Fraison E, Huberlant S, Labrune E, et al., 2023. Live birth rate after female fertility preservation for cancer or haematopoietic stem cell transplantation: a systematic review and meta-analysis of the three main techniques; embryo, oocyte and ovarian tissue cryopreservation [J]. Hum Reprod, 38 (3): 489-502.

Gayete-Lafuente S, Turan V, Oktay K H, 2023. Oocyte cryopreservation with in vitro maturation for fertility preservation in girls at risk for ovarian insufficiency [J]. J Assist Reprod Genet, 40 (12): 2777-2785.

Giambalvo S, Garaffoni C, Silvagni E, et al., 2022. Factors associated with fertility abnormalities in women with systemic lupus erythematosus: a systematic review and meta-analysis [J]. Autoimmun Rev, 21 (4): 103038.

Khattak H, Malhas R, Craciunas L, et al., 2022. Fresh and cryopreserved ovarian tissue transplantation for preserving reproductive and endocrine function: a systematic review and individual patient data meta-analysis [J]. Hum Reprod Update, 28 (3): 400-416.

Loren A W, Mangu P B, Beck L N, et al., 2013. Fertility preservation for patients with cancer: American society of clinical oncology clinical practice guideline update [J]. Journal of Clinical Oncology, 31 (19): 2500-2510.

Mintziori G, Kita M, Duntas L, et al., 2016. Consequences of hyperthyroidism in male and female fertility: pathophysiology and current management [J]. J Endocrinol Invest, 39 (8): 849-853.

Pecker L H, Oteng-Ntim E, Nero A, et al., 2023. Expecting more: the case for incorporating fertility services into comprehensive sickle cell disease care [J]. The Lancet Haematology, 10 (3): e225-e234.

Penzias A, Azziz R, Bendikson K, et al., 2020. Testing and interpreting measures of ovarian reserve: a committee opinion [J]. Fertil Steril, 114 (6): 1151-1157.

Rodolakis A, Scambia G, Planchamp F, et al., 2023. ESGO/ESHRE/ESGE Guidelines for the fertility-sparing treatment of patients with endometrial carcinoma [J]. Hum Reprod Open, (1): hoac057.

Rodprasert W, Toppari J, Virtanen H E, 2023. Environmental toxicants and male fertility [J]. Best Pract Res Clin Obstet Gynaecol, 86: 102298.

Sammaritano LR, Bermas BL, Chakravarty EE, et al., 2020. 2020 American College of Rheumatology Guideline for the Management of Reproductive Health in Rheumatic and Musculoskeletal Diseases [J]. Arthritis Care Res (Hoboken), 72 (4): 461-488.

Shah N M, Scott D M, Kandagatla P, et al., 2019. Young women with breast cancer: fertility preservation options and management of pregnancy-associated breast cancer [J]. Ann Surg Oncol, 26 (5): 1214-1224.

Silvestris E, Cormio G, Skrypets T, et al., 2020. Novel aspects on gonadotoxicity and fertility preservation in lymphoproliferative neoplasms [J]. Crit Rev Oncol Hematol, 151: 102981.

Skoracka K, Ratajczak A E, Rychter A M, et al., 2021. Female fertility and the nutritional approach: the most essential aspects [J]. Adv Nutr Bethesda Md, 12 (6): 2372-2386.

Stadler M, Hambach L, Dammann E, et al., 2023. The graft-versus-leukemia effect of prophylactic donor lymphocyte infusions after allogeneic stem cell transplantation is equally effective in relapse prevention but safer compared to spontaneous graft-versus-host disease [J]. Ann Hematol，102（9）：2529-2542.

Teede H J，Tay C T，Laven J J E，et al.，2023．Recommendations from the 2023 international evidence-based guideline for the assessment and management of polycystic ovary syndrome [J]. Fertil Steril，120（4）：767-793.

Virant-Klun I，Imamovic-Kumalic S，Pinter B，2022．From oxidative stress to male infertility：review of the associations of endocrine-disrupting chemicals（bisphenols，phthalates，and parabens）with human Semen quality [J]. Antioxidants，11（8）：1617.

Zong X Y，Yu Y，Yang H J，et al.，2022．Effects of gonadotropin-releasing hormone analogs on ovarian function against chemotherapy-induced gonadotoxic effects in premenopausal women with breast cancer in China：a randomized clinical trial [J]. JAMA Oncol，8（2）：252-258.

第4章

男性生殖保存

第一节　男性肿瘤患者生育力保护概述

广义上的生育力保护（fertility preservation）是指利用手术、药物或者实验室措施对处于不孕或不育风险的成人或儿童提供帮助，保护其生育力，以便将来获得遗传学后代。

这些不孕或不育风险主要有医疗过程或生活环境中的生殖性腺毒性药物或物质，以及累及生殖器官的疾病。医源性因素，如肿瘤、需要接受性腺毒性治疗的非肿瘤性疾病（如某些自身免疫性疾病和造血系统疾病等）、输精管切除术前和男性生殖显微外科手术术前等情况，以及非医源性因素（社会因素），如随着工业化加速和环境污染加重、全球范围内男性精液质量持续下降、导致不孕不育发病率不断攀升，这些医源性或非医源性因素都使我们有必要开展男性生育力保护工作。

相对于女性，男性生育力保护技术更成熟，体系更完备，并且拥有人类精子库这一正规的技术平台。

男性肿瘤患者的生育力保护是男性生育力保护最重要的部分，因为男性肿瘤患者的生育力保护具有以下特点：催生生育力保护学科分支并推动其发展，是男性生育力保护临床诊疗体系中最完备的部分，促进男性生育力保护技术不断进步，促使人们不断探索新的实验室技术，涉及多个专业从而促进多学科协作工作的开展，促进生殖伦理学的发展和推动科普宣传工作的开展等。因此，我们迫切需要开展男性肿瘤患者生育力保护工作，加强男性肿瘤患者的生育力保护其时已至，其势已成。

一、男性生育力保护工作开展的必要性

（一）医源性因素

1.肿瘤　肿瘤本身和肿瘤相关治疗都有可能影响男性生育力：对男性生育力影响较大的肿瘤性疾病有淋巴瘤、白血病和睾丸肿瘤等；肿瘤的治疗，如放化疗和手术等，也会影响男性生育力，50%以上的肿瘤患者治疗后不能恢复精子发生，因此开展男性肿瘤

患者生育力保护工作是非常必要的。

2.影响男性生育的非肿瘤性疾病　有些非肿瘤性疾病也会损伤男性生育力：某些自身免疫性疾病（系统性红斑狼疮、多发性硬化和克罗恩病等）会引起精液参数异常、勃起功能障碍和不射精；有些创伤会损伤脊髓导致勃起功能障碍和不射精；腹部手术，尤其是腹膜后淋巴结清扫术可能导致患者射精功能异常，从而影响男性生育力；此外，有些非肿瘤性疾病患者需要接受性腺毒性药物的治疗从而损伤男性生育力，如有些保守治疗失败的自身免疫性疾病患者需要采用造血干细胞移植方案，在造血干细胞移植之前需要接受以放化疗为主导的清髓治疗，从而损伤男性生育力。

3.输精管切除术　输精管切除术是一种高效、永久的避孕方法，但输精管切除术后约有6%的患者因生活环境等原因要求行精道再通手术，精道再通手术有显微镜下输精管输精管吻合术或显微镜下输精管附睾管吻合术，这些患者如果在输精管切除手术前进行自精保存，就可以避免以后的精道再通术。

4.男性生殖显微外科手术　显微镜下睾丸切开取精术、显微镜下输精管输精管吻合术和显微镜下输精管附睾管吻合术等男性生殖显微外科手术，如在术中将精子进行冷冻保存，可以避免将来卵胞质内单精子注射技术（intracytoplasmic sperm injection，ICSI）或精道再通手术失败后再次手术。

5.其他　国外文献中其他医源性因素还有性别重置、HIV感染者和患者去世后生育力保存等。

性别重置需要激素和手术干预（睾丸切除术、阴茎切除术和阴道重建术），这势必影响男性生育，因此有学者建议在激素治疗前进行自精保存（Adeleye et al.，2019），美国生殖医学学会（American Society for Reproductive Medicine，ASRM）伦理委员会和内分泌学会也有相关的建议。

（二）非医源性因素（社会因素）

男性不育症发病率居高不下和庞大的患病人数、全球范围内男性精液质量下降及高龄男性的生育需求等，这些都是男性生育力保护中主要的社会因素。

1.男性不育症发病率居高不下和庞大的患病人数要求我们加强男性生育力保护　不育症是全球性问题，尽管其发病率各国报道不同，但随着社会发展，不育症的发病率呈明显上升趋势，工业化国家育龄夫妇不育症的发病率已从20世纪60年代的7%～8%上升到近年来的15%～20%。不育原因中20%是由男性因素单独引起的，其余还有30%～40%与男性因素有关。全球目前约有4800万对不育夫妇和1.86亿不育患者（WHO，2022）。据《中国不孕不育现状研究报告》显示，我国不育症发病率已经由20年前的3%上升到12.5%，患者人数超过4000万；也有研究指出我国不育症的发病率为10%～12%；我国的不育夫妇数量为1200万～1500万对。

2.全球范围内男性精液质量下降趋势也要求我们加强男性生育力保护　2017年，Levine等检索了1981～2013年涉及人类精子浓度的英文论文，共纳入7518个摘要，2510篇全文，并对1973～2011年提供精液样本的42 935名男性的185项研究进行荟萃分析，结果发现：男性精子平均浓度显著下降，每年下降70万/ml；精子总数下降了59.3%，每年平均下降1.6%，约为533万/年（Levine et al.，2017）。

3.高龄男性的生育需求同样要求我们需要加强男性生育力保护　现代社会晚婚晚育现象逐渐变得很普遍，越来越多的证据表明高龄会影响男性精液质量，同时也会增加遗传突变概率从而增加患遗传疾病的风险，因此越来越多的男性因年龄因素，而进行自精保存。尽管男性什么年龄开始出现生育力下降目前尚无专家共识，但多数研究把40岁及以上定义为高龄男性。

二、人类精子库简介

人类精子库是男性生育力保护最重要和最正规的技术平台。人类精子库（human sperm bank）是利用超低温冷冻保存等技术，采集、检测、保存和外供人类精子用于治疗部分男性不育症、提供生殖保险，并进行相关科学研究的机构。

人类精子库从概念提出到临床应用经历了一个非常漫长的历史过程。文献记载Spallanani在1776年最早研究了冰雪对于人类精子的影响；Montegazza在1866年发现人类精子经过-15℃冷冻后仍有部分存活，据此，他首次提出人类精子库的概念，并设想利用低温冻贮士兵的精液，以便为将来战场上牺牲士兵的遗孀进行人工授精。1960年，美国建立了世界上首家人类精子库，随后很多国家也相继建立了人类精子库。我国第一家人类精子库是由原湖南医学院（现中南大学）卢光琇教授于1981年建立，截至目前，我国共有29家人类精子库在运行（其中1家人类精子库在试运行，其余人类精子库都在正式运行），还有几家人类精子库在筹建中。

人类精子库除了能够提供生殖保险之外，还具备有利于人类优生优育、可为部分男性不育患者提供有效治疗手段和开展相关科学研究等作用：对于男方有某些严重遗传病的夫妇，利用人类精子库的精液进行人工授精，可以阻断致病基因的垂直传播，从而提高整个国家的人口素质，达到优生优育目的；对于部分无精子症患者，可利用人类精子库里的精子进行供精人工授精以满足其生育后代的愿望；对于少精子症、弱精子症患者，可以多次收集精液，经实验室处理后进行夫精人工授精；通过研究精液冻贮，可以加深对生物物质在冻融过程中变化规律的认识，人类精子库相关的科学研究，将有助于低温生物学等学科的发展。

人类精子库是限制性使用技术，卫生主管部门制定了相关的部门规章和规范性文件。中华人民共和国卫生部于2001年2月20日发布《人类精子库管理办法》（2001年中华人民共和国卫生部令第15号），并于2001年8月1日起执行，《人类精子库管理办法》规定设置人类精子库需经卫生部批准。于2003年中华人民共和国卫生部颁布了新的《人类精子库基本标准和技术规范》（卫科教发〔2003〕176号），同年颁布了《人类辅助生殖技术和人类精子库伦理原则》（卫科教发〔2003〕176号）。2007年10月9号，我国人类精子库的审批权下放到了省、自治区或直辖市的卫生行政主管部门。国家卫生和计划生育委员会又于2015年发布了《国家卫生计生委关于加强人类辅助生殖技术与人类精子库管理的指导意见》和《国家卫生计生委关于规范人类辅助生殖技术与人类精子库审批的补充规定》。《人类辅助生殖技术配置规划指导原则（2021版）》要求严格控制我国人类精子库的设置数量，每省（区、市）人类精子库原则上不超过1个。

三、加强男性肿瘤患者生育力保护其时已至、其势已成

（一）肿瘤患者生育力保护需求催生生育力保护这一学科分支并推动其发展

最近几十年，越来越多的学术会议和研究都在关注生育力保护，1988 年成立了国际生育力保存协会（International Fertility Preservation Society）（Lamar and DeCherney，2009），中华预防医学会生育力保护分会（Chinese Society on Fertility Protection，CSFP）于 2019 年 5 月 18 日在北京成立。

生育力保护学科的产生和发展主要源自两大因素：生育力保护技术进步、生育力保护主要需求对象（肿瘤患者）发病率上升且呈年轻化趋势和生存率的逐年提高。

肿瘤发病率增加，40 岁以下肿瘤患者中主要肿瘤类型是乳腺癌、恶性黑色素瘤、宫颈癌、非霍奇金淋巴瘤和白血病，50% 左右的男性在一生中会罹患肿瘤。我国年新增肿瘤患者约 380 万。除了发病率增加之外，肿瘤越来越呈现发病年轻化的趋势，仅在美国，每年约新增 1 万名 14 岁以下的青少年肿瘤患者。

随着医学的进步，肿瘤患者的五年生存率逐年提高，青少年肿瘤患者治疗后生存率可以达到 88%（Siegel et al.，2018）。在解决生存问题之后，肿瘤患者越来越关注生活质量，包括想拥有遗传学后代，国外资料表明约 3/4 年龄小于 35 岁的肿瘤患者希望拥有亲生后代（Schover et al.，1999）；青春期女性肿瘤患者中约 81%，其父母中约 93% 对于生育力保存技术感兴趣，即使处于实验室阶段的生育力保存技术（Burns et al.，2006）。因此，美国临床肿瘤学会（American Society of Clinical Oncology，ASCO）在 2006 年、2013 年和 2018 年将肿瘤治疗前生育力保护的咨询写入肿瘤诊疗指南（Oktay et al.，2018）。

国外有学者将生殖医学分为 5 个分支：第一分支是临床上常用的辅助生育技术，如体外受精胚胎移植技术（in vitro fertilization and embryo transfer，IVF-ET）和宫腔内人工授精（intrauterine insemi-nation，IUI）等，此类技术治疗的患者能产生正常的精子和卵母细胞，但由于先天或后天原因导致生殖系统解剖或生理方面改变，无法自然受孕，需要借助手术、促排卵药物和实验室技术等达到生育目的；第二分支使用的技术和第一类是一样的，但患者中一方不能产生生殖细胞或者有严重遗传疾病需要赠精或赠卵；第三分支是植入前遗传学检测（preimplantation genetic testing，PGT），包括：针对胚胎染色体非整倍体检测的植入前遗传学检测技术，PGT-A（PGT-aneuploidy）、针对单基因病检测的植入前遗传学检测技术，PGT-M（PGT-monogenic disorders）和针对染色体结构异常检测的植入前遗传学检测技术，PGT-SR（PGT-structural rearrangement）。如患者有遗传疾病或者非整倍体等情况下，需要采用此类技术以产生健康的后代；第四分支是基因技术，主要在实验室进行或应用于畜牧业，由于伦理学原因而未应用于人类生殖，但此类技术中的干细胞技术或者去分化体细胞技术将来有望应用于临床；第五分支就是近年发展起来的生育力保存技术，利用生育力保存技术进行生殖细胞和胚胎冷冻保存，对于不愿意接受赠精或者赠卵的患者具有重要意义。

（二）男性肿瘤患者生育力保护临床规范化诊疗是男性生育力保护临床诊疗最完备的部分

男性肿瘤患者生育力保存临床诊疗最规范、最完备，其涵盖了肿瘤治疗的全过程，包括肿瘤治疗前、肿瘤治疗中和肿瘤治疗后，可供其他原因进行生育力保存诊疗时参考。此外，针对肿瘤患者需要尽快治疗而进行生育力保存的时间窗较窄问题，人类精子库专门设置了应急通道，即肿瘤患者在进行自精保存时，检查和冷冻一步完成，然后冷冻精液暂时存放在单独的应急液氮罐里，检查结果回报没有问题则移罐至共用液氮罐。此外，为了防止冻存精液标本全部灭失，建议将标本进行分罐保存。

1.肿瘤治疗前男性生育力保存　肿瘤治疗前男性生育力保护咨询应包括以下几方面。

（1）精液冷冻的数量：精液冷冻数量原则上应满足患者整个生育期的需求。IUI成功率一般为8%～15%，约6个IUI周期可获得一次成功妊娠，因此建议精液冷冻管数要够做6个周期IUI，此外还有1～2管用于做IVF-ET或ICSI；WHO建议应储存可进行10次以上授精的足量正常标本以确保有一个好机会建立妊娠。此外，考虑到二胎和三胎情况，还应酌情增加冷冻精液数量。

（2）冷冻精液将来用于辅助生育治疗的方式：应告知患者冷冻精液将来可能使用辅助生育技术（assisted reproductive technique，ART）的种类，因为IUI、IVF-ET和ICSI的费用和报销等差别很大。文献记载前向运动精子的冷冻复苏率是50%，因此多数实验室认为冷冻前前向精子运动总数（post-wash total mobile sperm count，PTMC）应大于1000万，这样冷冻复苏后PTMC就会达到500万以上，从而能够进行IUI，由于肿瘤患者的冷冻复苏率要低于正常男性，所以冷冻前PTMC标准还需适度提高；常规IVF的要求与IUI相似；如果PTMC低于上述标准，则建议分成小份进行冷冻并用于ICSI。

（3）肿瘤患者留取精液的方式：肿瘤患者通过手淫方法留取精液进行自精保存最简单、最安全，不能利用常规手淫方式取得精液的成年肿瘤患者可以采用阴茎振动刺激（penile vibratory stimulation，PVS）或者电刺激诱导取精（electroejaculation，EEJ）方式。有些患者，则需要通过外科手段从睾丸组织或者附睾寻找精子，肿瘤患者睾丸切开取精术（testicular sperm extraction，TESE）又被称为onco-TESE，不管是传统手术方式，还是显微镜下睾丸切开取精术（microsurgical testicular sperm extraction，micro-TESE）。

（4）肿瘤患者在自精保存前所需做的检查：与供精者不同，针对包括肿瘤患者在内的自精保存患者的检查不是强制性的，但国内人类精子库多数是参考卫生部176号文件《人类精子库基本标准和技术规范》中关于供精者的标准。

2.肿瘤治疗过程中男性生育力保护　建议肿瘤患者在肿瘤治疗前进行自精保存；一旦进入肿瘤治疗阶段，则建议患者采取避孕措施，由于正确使用一种避孕措施，每百名女性中仍有几人可能妊娠，因此很多专家建议采用两种避孕措施。

3.肿瘤治疗后男性生育力保护　尽管冷冻精液很少使用，研究表明进行生育力保存的肿瘤患者只有5%～10%将来使用他们冷冻的精液（Tang et al.，2022），并且还有患者要求销毁其冷冻的精液，但由于精液冷冻技术是安全可靠的，资料表明使用冷冻 40 年精液仍能生育健康后代，所以除非患者确实生育力恢复正常或者下定决心不再生育，否则都应建议患者继续冷冻其精液。

（三）男性肿瘤患者生育力保护促进男性生育力保护技术不断进步

与供精者相比，自精保存患者精液质量一般较差，尤其是肿瘤患者精液质量更差，唐文豪、姜辉等针对北京大学第三医院人类精子库从 2015 年到 2021 年进行自精保存的 351 名肿瘤患者和 311 名非肿瘤患者进行分析，结果表明肿瘤组患者的精子浓度（sperm concentration，SC）、冷冻复苏试验后前向运动精子百分率（rate of progressive sperm after frozen-thawed test，RPFT）和前向运动精子总数（total PR sperm count after frozen-thawed test，TPSA）、冻融复苏率（recovery rate of progressive motile sperm，RRPM）均显著低于非肿瘤组患者（Tang et al.，2022），有些肿瘤患者精子数量级是两位数，甚至是个位数，这种情况下促使我们不断完善和发展除了新的冷冻保存技术，如稀少精子甚至单精子冷冻保存技术，这些技术也是人类精子库冷冻部门自精保存的重要指标。

冷冻保存技术进步包括精子冷冻前实验室处理技术、新型冷冻保护剂的研究、新型载体、冷冻方法和解冻后实验室处理技术等。2020 年，一种称为 Sperm VD 的新型载体被报道，这种载体可以冷冻稀少精子，冷冻复苏率接近 100% 并且复苏后能迅速找到精子（Berkovitz et al.，2018）。目前新型载体的研究主要是基于 3D 打印技术进行的，3D 打印技术是通过复杂的设计和打印方法从而使新型载体更加优化和标准化（Hu et al.，2017）。冷冻方法进展主要在于对于稀少精子，甚至单个精子进行冷冻保存，这些技术主要有微滴法、卵细胞透明带法、冷冻环法和利用某些藻类作为包装介质等。

（四）儿童和青少年男性肿瘤患者的生育力保护需求促使人们不断探索新的实验室技术

青春期前睾丸内没有成熟精子，但可以通过外科手段获取睾丸组织进行睾丸组织或细胞悬液冷冻，将来通过精原干细胞（spermatogonial stem cell，SSC）培养和移植、睾丸重塑（denovo testicular morphogenesis）、睾丸组织同种/异种移植（testicular tissue grafting and xenografting）、睾丸组织培养（testicular tissue organ culture）和诱导的多能干细胞技术（induced pluripotent stem cell technology）等获得后代，但目前这些技术都处于实验室阶段（Wyns et al.，2010）。自体睾丸组织移植技术近期有了很大进步，Fayomi 等将青春期前恒河猴的睾丸冷冻保存，然后再将睾丸移植到去势恒河猴背部或阴囊皮下，移植后 1 年内去势恒河猴有睾酮产生和精子发生，并运用 ART 技术成功出生一个健康雌性后代（Fayomi et al.，2019）。动物实验中也证明可以在体外培养干细胞产生精子后，应用 IVF/ICSI 技术生育出后代（Yokonishi et al.，2013）。实验室技术不断进步将使这些技术有望在未来应用于儿童和青少年男性肿瘤患者的生育力保护实践中。

（五）男性肿瘤患者生育力保护与多学科协作

有学者把肿瘤患者生育力保护称为肿瘤生殖学（oncofertility），肿瘤生殖学是研究肿瘤、抗肿瘤治疗、生育和生殖健康之间相互协作的学科，它利用药物、外科手术和实验室技术等干预措施，在肿瘤及其治疗的有害影响发生之前保护肿瘤患者的生育力。肿瘤生殖学所涉及的生育力保护，从广义上讲不仅包括生育力的直接保存，还涉及针对肿瘤间接所致的异常，如生殖内分泌系统紊乱、月经不调、经期出血、性功能障碍和性心理相关异常所进行的专业干预（Anazodo et al., 2018）。

由于肿瘤患者生育力保护的复杂性，因此经常需要进行多学科会诊（multi-disciplinary treatment，MDT），所以应建立一个包括肿瘤学专家、泌尿外科专家、生殖内分泌学专家、遗传学专家、心理健康专家、护理工作者和社会工作者等的跨学科医疗团队，从而能进行全面的专业诊疗。

（六）男性肿瘤患者生育力保护促进生殖伦理学的发展

男性肿瘤患者的生育力保护要求我们不仅要从医学角度，还要从社会学和伦理学等方面考虑生育力保护技术的适用人群和不适宜人群，以及生育力保护技术对于患者及其家庭的影响。

中华人民共和国卫生部于2003年颁布了《人类辅助生殖技术和人类精子库伦理原则》（卫科教发〔2003〕176号），其中关于人类精子库的伦理原则有：有利于供受者、知情同意、保护后代、社会公益、严防商业化、伦理监督和保密原则，这对于我们的临床实践和科学研究都有重要的指导意义。男性肿瘤患者的生育力保护最复杂，因此在实践中经常会遇到新的伦理学问题，如：在精液保存期间，若患者意外或因病去世，保存的精液如何处理；精液保存到期后，冷冻精液如何处理；肿瘤患者去世后，冷冻精液谁有权利进行销毁等，需要我们根据《人类辅助生殖技术和人类精子库伦理原则》和国家相关法律等并结合实际情况进行不断探索和研究，从而也促进了生殖伦理学的发展。

（七）加强男性肿瘤患者生育力科普，助推男科学发展

尽管2006年、2013年和2018年ASCO指南中都建议对于处于生育阶段的肿瘤患者进行生育力保护方面的咨询和评估，并且肿瘤患者也开始重视自身生育力保护问题，但很多医生在肿瘤治疗前并未向患者谈及生育力保护问题，Forman等调查表明45%的医生未向患者提及生育力保护问题，国内一项调查表明超过70%的肿瘤患者不知道人类精子库，超过80%的医护人员没有生育力保护的知识（Li et al., 2020）。造成这一局面的原因除了有些医生对于ASCO相关指南不熟悉，还有缺乏医患之间的沟通、沟通时间有限、生育力保护费用高昂、医患忌讳谈论这方面问题，以及患者需要立即开始肿瘤治疗等。

由于面诊中医生提供的咨询不全面、交流不充分等导致青少年肿瘤患者对于肿瘤治疗所致生殖风险和相关的生育力保护措施理解得不够，因此很多患者会通过其他途径，如护士、互联网、父母和印刷品等了解生育力保护的相关信息（Borgmann-Staudt et al.,

2019）。

所以加强男性肿瘤患者的科普宣传有助于肿瘤患者及时、准确地了解男性生育力保护的相关知识，从而使更多患者受益，患者尤其是肿瘤患者不错失生育力保护的机会，这也必将推动男科学科普工作的整体开展。开展和加强男性肿瘤患者生育力保护工作其时已至，其势已成。

（姜　辉　唐文豪）

第二节　男性肿瘤患者的生育力保护

20世纪60年代前肿瘤患者很少能在确诊后长期生存下来，因此男性生育力保护在当时并未受到人们的重视。随着近几十年医学的进步，肿瘤患者的预后有了明显改善，青少年肿瘤患者治疗后五年生存率可以达到88%（Siegel et al.，2018），同时肿瘤发病率增加，50%左右的男性在一生中会罹患肿瘤，并且肿瘤发病率呈现年轻化趋势，仅在美国，每年约新增1万名14岁以下的青少年肿瘤患者，青少年患者肿瘤临床治愈后多数有生育需求，这就使男性生育力保护逐渐成为一个重要的临床问题，从而也促进了男性生育力保护这一学科分支的产生和发展。

2002年，Schover等对904名肿瘤患者进行的调查研究表明51%～70%的年轻肿瘤患者有生育意愿，其中77%的患者已有孩子，但由于缺乏生育力保护专业咨询和指导，只有24%的患者进行了自精保存；同年，该作者对718名肿瘤科医生的调查显示由于与患者交流时间有限和男性生育力保护费用较高等原因，只有48%的医生对25%的患者提及该问题，但91%的医生认可男性生育力保护（Schover et al.，2002）。随着男性肿瘤患者生育力保护逐渐被医学界重视，美国临床肿瘤学会（America Society of Clinical Oncologists，ASCO）在2006年、2013年和2018年将肿瘤治疗前生育力保护的咨询写入肿瘤规范化诊疗指南（Oktay et al.，2018）；除了ASCO外，其他学术组织，如美国国家综合癌症网络（National Comprehensive Cancer Network，NCCN）、美国儿科学会（American Academy of Pediatrics）和欧洲肿瘤学会（European Society for Medical Oncology）等也提出了相似的建议。美国临床肿瘤学会2006版指南发布后，2010年针对儿科肿瘤医生的调查表明只有44%的医生熟悉该指南，39%的医生在临床诊疗中应用该指南，并且只有46%的医生在与患者交流中建议进行生育力保护（Kohler et al.，2011）。一项研究中也发现只有50%的肿瘤患者转诊进行生育力保护的咨询，低转诊率的原因可能是医护人员仍然不熟悉或不愿意进行男性生育力保护方面的咨询（Kohler et al.，2011）。医护人员的咨询和建议对于肿瘤患者进行生育力保护非常重要，因此还需要进一步加强此方面的培训。

肿瘤本身和肿瘤相关治疗都会损害男性生育力，因此一旦患者确诊肿瘤，就应尽快进行男性生育力保护方面的咨询，并在肿瘤治疗前完成生育力保存。男性肿瘤患者生育力保护的咨询重点应关注精液的收集和存储、将来可能采取的辅助生育技术种类及可能的临床结局。此外，男性肿瘤患者生育力保护还是敏感话题，所以在咨询时应考虑到患者的年龄、疾病的严重程度和遗传学风险等多方面因素。肿瘤患者在治疗期间及治疗后的一段时间是不建议进行生育力保护的，因为肿瘤的相关治疗可能会对精子的遗传物质产生损伤。

男性肿瘤患者生育力保护措施主要有：自身精子冷冻保存（自精保存）、通过促性腺激素释放激素类似物等进行性腺保护、睾丸组织移植和干细胞技术及放疗过程中的性腺防护等，其中自精保存最成熟，其余多数处于试验阶段。青春期前男性肿瘤患者睾丸内没有成熟精子，虽然目前有一些生育力保存方案，如未成熟睾丸组织冷冻和精原干细胞（spermatogonial stem cell，SSC）冷冻等，但都处于实验室阶段。

本节将从肿瘤本身和肿瘤治疗对男性生育力的影响、男性肿瘤患者生育力保护以及儿童和青少年男性肿瘤患者的生育力保护和男性肿瘤患者生育力保护现状等方面进行详述。

一、肿瘤本身和肿瘤治疗对男性生育力的影响

很多男性肿瘤患者治疗前精液质量很差，肿瘤治疗，如放化疗也会影响男性生育力，在成年男性，小剂量放化疗就会损伤分裂活跃的生精细胞，但分裂缓慢的生精细胞，如静止期精原干细胞、精母细胞和精子细胞，则可能生存下来，从而在放化疗结束后恢复精子发生，但大剂量放化疗则会影响所有细胞，甚至损伤Sertoli细胞（支持细胞），从而导致永久不育。青少年男性肿瘤患者更容易受到放化疗的影响，因为睾丸内未分化的精原细胞更多。肿瘤相关治疗对男性肿瘤患者生育力影响的风险评估，可参考表4-1。

表4-1　肿瘤治疗对于男性患者生育力影响的风险评估

肿瘤治疗	高风险	中等风险	低风险	无风险	未知风险
放疗	1.TBI时，青少年男性睾丸受到的剂量≥6Gy； 2.头部剂量≥40Gy	睾丸受到的剂量在1～6Gy	睾丸受到的剂量在0.2～0.7Gy	睾丸受到的剂量<0.2Gy	
化疗	1.在全身化疗、盆腔或睾丸放疗过程中接受烷化剂治疗（如氮芥、环磷酰胺或甲基苄胺）； 2.环磷酰胺总剂量>7.5g/m²； 3.化疗方案包含甲基苄肼（如COPP、MOPP、MOPP/ABVD）； 4.接受移植手术患者使用烷化剂（如环磷酰胺或白消安等）	1.2～4个周期的BEP方案； 2.总的顺铂剂量>400mg/m²； 3.总的卡铂剂量>2g/m²； 4.前列腺癌等的激素治疗	没有烷化剂的化疗方案（ABVD、CHOP、OEPA）		1.伊立替康； 2.单克隆抗体（如贝伐珠单抗、西妥昔单抗和曲妥单抗）； 3.酪氨酸激酶抑制剂（如Erlotinib、Imatinib等）

续表

肿瘤治疗	高风险	中等风险	低风险	无风险	未知风险
手术	1.睾丸根治性切除（单侧或者双侧）； 2.垂体手术； 3.未保留神经的RPLND	1.盆腔手术（如前列腺、膀胱、远端结肠或直肠手术）； 2.保留神经的RPLND			

注：ABVD化疗方案：多柔比星（doxorubicin/hydroxydaunorubicin）、博来霉素（bleomycin）、长春新碱（vinblastine/oncovin）和氮烯唑胺（dacarbazine）；

BEP化疗方案：博来霉素（bleomycin）、依托泊苷（etoposide）和顺铂（cisplatin）；

CHOP化疗方案：环磷酰胺（cyclophosphamide）、羟基柔红霉素（hydroxydaunomycin）、长春新碱（vincristine/oncovin）和泼尼松（prednisone）；

COPP化疗方案：环磷酰胺（cyclophosphamide）、长春新碱（vincristine/oncovin）、甲苄肼（procarbazine）和泼尼松龙（prednisolone）；

MOPP化疗方案：二氯甲基二乙胺（mechlorethamine）、长春新碱（vincristine/oncovin）、甲苄肼（procarbazine）和泼尼松（prednisone）；

OEPA化疗方案：长春新碱（vincristine/oncovin）、依托泊苷（etoposide）、泼尼松（prednisone）、多柔比星（doxorubicin/hydroxydaunorubicin）；

RPLND：腹膜后淋巴结清扫术（Retroperitoneal lymph node dissection）；

TBI：全身放疗（Total body irradiation）

（Moss et al.，2016）。

（一）肿瘤本身对于男性生育力的影响

肿瘤本身就是影响肿瘤患者生育力的一个危险因素，甚至在患者系统化治疗前，研究表明13.8%的肿瘤患者在尝试进行自精保存时就已经是无精子症患者（Lass et al.，1998），其中睾丸肿瘤、白血病和淋巴瘤患者中无精子症发生率较其他肿瘤患者高，其余肿瘤患者精液质量也较正常男性差。唐文豪、姜辉等对2015～2021年到北京大学第三医院人类精子库662名进行自精保存患者（351名肿瘤患者和311名非肿瘤患者）的精液参数进行ANOVA分析，结果表明肿瘤组患者精子浓度（sperm concentration，SC）、冷冻复苏试验后前向运动精子百分率（rate of progressive sperm after frozen-thawed test，RPFT）、冷冻复苏试验后前向运动精子总数（total PR sperm count after frozen-thawed test，TPSA）和前向运动精子冷冻复苏率（Recovery rate of progressive motile sperm，RRPM）均显著低于非肿瘤组患者（Tang et al.，2022）。肿瘤患者解冻后精液参数要明显比解冻前差，尤其是急性髓细胞性白血病（Hotaling et al.，2013）。

肿瘤本身损伤男性生育力的机制可能有：有些肿瘤能影响患者器官功能，如肿瘤累及腹腔神经节导致患者出现逆向射精；有些肿瘤直接或间接影响生殖激素，导致垂体促性腺激素水平降低，干扰下丘脑-垂体-睾丸轴从而影响精子发生；有些肿瘤则会累及生殖细胞或者支持细胞等，从而影响精子发生；有些肿瘤，主要是睾丸癌，还会影响到血睾屏障并引起局部免疫异常，从而产生抗精子抗体，抗精子抗体会影响精子活力、精子穿过女性生殖道的能力、精卵融合和胚胎早期发育等；针对肿瘤细胞的自身免疫有可能产生细胞毒性，从而干扰生育；针对肿瘤细胞的自身免疫还能引起炎性因子升高，动物实验证明炎性因子会损害血睾屏障，从而使活性氧（reactive oxygen species，ROS）水平升高，导致生殖细胞凋亡和脱落；有些肿瘤引起患者维生素和微量元素缺乏，从而影响精子发生；恶性肿瘤广泛的全身效应可能以多种方式对生殖能力产生负面影响；肿瘤引起的厌食-恶病质综合征可导致严重营养不良，从而影响精子发生；发热也会损害男性生育力，影响精子的浓度、活力和形态，尤其是霍奇金淋巴瘤患者；肿瘤造成的情绪压力会影响儿茶酚胺、促肾上腺皮质激素释放因子（corticotropin-releasing factor，CRF）和内源性阿片类物质等激素，从而影响精子发生和精子功能；此外，肿瘤所致的焦虑和抑郁也可能引起生殖激素改变，如睾酮降低、卵泡刺激素（follicle-stimulating hormone，FSH）升高和精液参数异常；由于心理或生理机制导致肿瘤患者性功能下降也会对生育产生间接影响。

1.睾丸肿瘤　睾丸肿瘤是青年男性最常见的恶性肿瘤，并且可能会损伤患者的生精功能。Petersen等调查了83例睾丸肿瘤患者［其中41例患者人绒毛膜促性腺激素（human chorionic gonadotropin，hCG）水平升高］、45例恶性淋巴瘤患者和141名健康男性，结果表明睾丸生殖细胞肿瘤患者精子浓度和精子总数显著低于恶性淋巴瘤患者和健康男性，血清FSH水平则高于后两组，血清黄体生成素（luteinizing hormone，LH）水平明显低于健康男性，血清hCG水平升高睾丸肿瘤患者的LH水平低于hCG阴性的患者，而血清睾酮和雌激素水平升高。作者认为睾丸肿瘤患者术前生精功能已经受损，血清hCG可能发挥类似LH作用，从而使得血清hCG升高患者睾酮和雌激素水平也升高（Petersen et al.，1999）。

睾丸肿瘤影响生育的确切机制目前尚不清楚，可能的机制有：生殖细胞存在某些缺陷，如隐睾、遗传基因异常或在母体胚胎发育过程中曾经暴露于异常激素环境中，这些缺陷同时还可能导致肿瘤发生；通过干扰生殖内分泌影响生精功能；肿瘤可能通过影响性腺导致某些激素分泌量过低或者分泌量过高；有些睾丸肿瘤细胞有内分泌功能，分泌肿瘤特异性激素，如hCG和甲胎蛋白（α-fetoprotein，AFP）干扰生殖内分泌，β-hCG水平升高可通过负反馈抑制精子发生，AFP水平升高也能抑制精子发生，从而导致精子数量减少（Yazama and Tai，2011）；很多睾丸肿瘤或者淋巴瘤的睾丸组织有淋巴细胞浸润现象，淋巴细胞浸润具有细胞毒性、会引起氧化应激水平升高，可能会使血睾屏障失去作用，从而导致自身免疫系统损伤精原干细胞。

2.霍奇金淋巴瘤　霍奇金淋巴瘤（Hodgkin's disease，HD）男性患者在肿瘤治疗之前生精功能往往已经受损。为了探讨HD对于男性生育力的影响，Rueffer等研究了158名刚确诊的男性淋巴瘤患者［20名（13%）患者为早期HD、63名（40%）患者处于中期HD和75名（47%）患者处于晚期HD］，其中13名（8%）患者为无精子症，20名（13%）患者精液常规有三项参数异常（为少、弱、畸形精子状态），40名（26%）患者精液常规有两项参数异常（少、弱精子状态，少、畸形精子状态或弱、畸形精子状态）、38名（24%）患者精液常规有一项参数异常（为少精子、弱精子或畸形精子状态），47名（30%）患者精液各项参数正常，并且发现红细胞沉降率和HD肿瘤分期是与男性生育力受损有相关性的指标，而促性腺激素和生育力受损之间没有相关性（Rueffer et al.，2001）。

免疫系统异常，如淋巴细胞亚群比例失衡可能与HD患者生精功能受损有关。

3.白血病 急性或慢性白血病患者精液参数也会出现下降。

（二）放疗对于男性生育力的影响

放疗应用于肿瘤治疗已有百年历史，近年来放疗的安全性、有效性和耐受性有了明显提高，但放疗时睾丸组织会直接或间接接触到放射线，放疗仍会显著影响男性肿瘤患者的生育力。

放疗时产生的电离辐射对处于各个年龄阶段男性肿瘤患者的性腺功能都有不利影响，其影响程度主要取决于放射线的剂量、放射野和放疗方案等。生殖细胞对于电离辐射是比较敏感的，即使剂量低至0.1Gy都有可能影响到生精细胞，2～3Gy就会导致精子浓度降低，4～6Gy将会导致精子浓度显著性降低；如果以精子浓度为指标，剂量低于0.8Gy，患者一般出现暂时性少精状态，0.8～2Gy则可能出现无精子状态；而睾丸间质Leydig细胞则相对耐受性较强（青春期男性可以耐受到20Gy，性成熟男性则可耐受到30Gy），所以电离辐射后即使生精功能受到严重损伤但患者血清雄激素水平仍可维持在正常范围内。因为一个精子发生周期在70天左右，所以患者精液常规参数出现变化一般是在放疗后2～3个月，一般而言，放疗后4～6个月患者精子浓度将降低至最低水平；治疗后患者精子浓度要恢复到治疗前的水平，一般需要10～24个月的时间，如患者接受的放疗剂量较大，则需要更长的恢复时间。Howell等研究发现，放疗后精子浓度恢复到治疗前水平的时间与放疗剂量有关，如果放疗剂量≤1Gy，需要9～18个月；如果放疗剂量是2～3Gy，需要30个月；如果放疗剂量≥4Gy，则需要5年，甚至5年以上的恢复期（Howell et al.，2005）。

研究表明，放疗结束后很多患者精子浓度和前向运动精子百分比会降低，并且染色体异常率会升高，这些效应是剂量依赖性的，并且一直持续到放疗结束后3年，因此放疗结束1～3年才建议患者考虑生育问题。

（三）化疗对于男性生育力的影响

1948年，Spitz最早报道了化疗会损伤患者的生育力，他发现在接受氮芥治疗的30名男性患者中有27人出现了无精子状态。目前研究表明导致化疗后患者出现无精子症的主要化疗药是烷化剂和铂类化疗药，铂类化疗药对于生育力的损伤类似于烷化剂。

化疗会损伤男性生育力，损伤程度主要与化疗药种类、剂量和患者年龄等有关。化疗药主要影响分裂活跃的细胞，生精过程中的很多细胞处于分裂活跃阶段，因此化疗会影响男性生育力；尽管具体机制尚不清楚，但可能机制应该包括化疗药物会杀伤处于不同分化阶段的生精细胞，并且还可能杀伤精原干细胞，幸存的精原干细胞也可能丧失进一步分化能力。间质细胞对于化疗的耐受性要高些，所以化疗后患者雄激素水平一般不会降低。

一些小规模研究表明化疗可以使患者精液里正常精子数目减少，但精子DNA完整性可能正常，Thomson等研究了33名肿瘤患者和66名健康男性，肿瘤患者精子DNA完整性未见明显改变（Thomson et al., 2002）。尽管如此，我们一般推荐患者在化疗结束6～24个月后再考虑生育问题。

既往认为年轻男性更耐受化疗损伤，但最新研究表明化疗药对青春期前和青春期后的男性都会有显著的生殖性腺毒性。

1.烷化剂　研究表明烷化剂（alkylating agent）能使生精细胞萎缩，生精上皮丧失功能，患者接受烷化剂治疗3～4个月后出现严重少精子状态或无精子状态，6个月时，睾丸损伤达到顶峰，而且很难恢复，烷化剂对生育力的损伤可持续终身。Buchanan等研究表明环磷酰胺（cyclophosphamide）治疗后4年，多数男性患者仍处于无精子状态，少数患者在治疗后31个月恢复部分生精功能（Buchanan et al., 1975）。

烷化剂，如环磷酰胺和白消安，是最具生殖毒性的化疗药物，会使多达60%患者的生育力受到损伤，而且这种损伤通常是不可逆的，生育力受损患者中约68%在停止治疗20年后仍然是无精子症状态。截至目前的研究表明，环磷酰胺影响男性生育的阈值，青春期为7.5～9.0g/m²，成年则为10.0g/m²，如果剂量是19g/m²，则会出现不可逆性无精子症。

由于烷化剂是生殖毒性最强的化疗药，因此有学者提出环磷酰胺当量剂量（cyclophosphamide equivalent dose, CED）这个概念，希望有助于量化不同种类化疗药物所致生育力受损的程度（Green et al., 2014）。然而，研究发现即使在较低剂量下，一些患者也会成为无精子症患者，因此，没有确切"安全"剂量的CED。

烷化剂影响精子发生的机制可能是通过使DNA碱基烷化、碱基错配和异常DNA交联形成等干扰DNA功能，或者阻碍DNA复制。

烷化剂对于处于各个阶段的生精细胞都有致突变作用，但未见生殖细胞的易位或非整倍体可以遗传的报道。

2.顺铂及其类似物　铂类化疗药对于生育力的损伤类似于烷化剂。接受以顺铂为基础的化疗，大多数患者可出现无精子状态，化疗结束后4年内大多数患者恢复精子发生，患者生精功能是否恢复主要与顺铂的累积剂量有关。与烷化剂相比，停用铂类药物对患者生精功能的恢复更有利，研究表明约80%的患者停药后8年内，生精功能获得恢复（Howell et al., 2005）。顺铂可引起精母细胞染色体异常，但随着精原细胞向精子分化，这种异常发生的概率会大大降低。

3.长春碱类　研究表明长春碱类（vinca alkaloids）化疗药可阻碍精子发生，并可影响精子活力。初级精母细胞易受长春新碱（vinblastine/oncovin）的影响，而精原细胞和前细线期精母细胞则对长春碱类药物有一定耐受性。

4.抗代谢药物　抗代谢化疗药主要作用于分裂活跃细胞，如处于精子发生后期的各级生精细胞，与烷化剂相比，抗代谢药物（antimetabolites）对于男性生育力一般没有长期影响。氟尿嘧啶（fluorouracil）和6-巯基嘌呤（6-mercaptopurine）可引起染色体异常。Meirow等研究表明即使小剂量6-巯基嘌呤也会导致实验母鼠体内胚胎组织被大量吸收（Meirow, 2000）。

5.拓扑异构酶干扰物　拓扑异构酶干扰物（topoisomerase interactive agent）对于处于各个阶段的生精细胞都有细胞毒性作用。多柔比星（doxorubicin/hydroxydaunorubicin）能诱发小鼠精母细胞出现突变。博来霉素（bleomycin）能使小鼠精原干细胞和精母细胞出现染色体异常。

6.联合化疗　常用的MOPP化疗方案［二氯甲基二乙胺（mechlorethamine）、长春新碱（vincristine/oncovin）、甲苄肼（procarbazine）和泼尼松（prednisone）］和COPP化疗方案［环磷酰胺（cyclophosphamide）、长春新碱（vincristine）、甲苄肼（procarbazine）和泼尼松龙（prednisolone）］会使85%～100%的患者出现长期无精子状态，并且与环磷酰胺剂量有明确相关性。化疗方案中化疗药物种类增加可能会增加生殖毒性。接受MOPP化疗方案或者高剂量环磷酰胺的患者还会出现睾酮缺乏和男性乳腺女性化。

霍奇金淋巴瘤患者接受MOPP化疗方案4年内，90%的患者出现无精子状态，并且治疗后18年内染色体非整倍体发生率明显高于对照组（Genesca et al.，1990）。Robbins等也发现霍奇金淋巴瘤患者如接受NOVP方案［诺安托（novantrone）/米托蒽醌（mitoxantrone）、长春新碱（vincristine/oncovin）和泼尼松（prednisone）］，其精子染色体非整倍体发生率会明显升高（Robbins et al.，1997）。ABVD方案［多柔比星（doxorubicin/hydroxydaunorubicin）、博来霉素（bleomycin）、长春新碱（vinblastine/oncovin）和氮烯唑胺（dacarbazine）］对男性未成年霍奇金淋巴瘤患者性腺细胞毒性较小。接受BEP化疗方案［博来霉素（bleomycin）、依托泊苷（etoposide）和顺铂（cisplatin）］的睾丸肿瘤患者，精子染色体可能会出现异常。

（四）肿瘤手术对男性生育力的影响

睾丸肿瘤患者接受根治性睾丸切除术后生精细胞和睾丸间质细胞数量会显著减少，这将大大降低精子生成数量和睾丸储备能力。

一些肿瘤手术，如前列腺根治术、双侧腹膜后淋巴结清扫术和盆腔扩大手术等，可能会引起不射精或逆行射精，或者损伤输精管，从而影响男性生育力。现在一些改良的术式会减少这些并发症：改良的腹膜后淋巴结清扫术只清扫单侧肠系膜下动脉以下的淋巴结，从而避免了腰交感神经和下腹部神经节的损伤，从而使50%～85%的患者保留了正常的射精功能。膀胱癌或前列腺癌根治术时保留支配阴茎海绵体的神经血管束可使70%～80%的患者术后保留正常性功能。

二、男性肿瘤患者生育力保护

（一）肿瘤治疗前男性生育力保护

1.精液冷冻的数量　患者需要冷冻精液的数量原则上应满足患者整个生育期的需求，但具体数量不同文献的建议是不同的：研究表明IUI成功率一般为8%～15%，中华医学会生殖医学分会（Chinese Society of Reproductive Medicine，CSRM）最新统计表明，2019年国内AIH临床妊娠率为14.25%（张孝东，2022），约6个IUI周期可获得一次成功妊娠，因此建议精液冷冻管数要够做6个周期IUI，此外还有1～2管用于做IVF-ET或ICSI；WHO建议应储存可进行10次以上授精的足量正常标本以确保有一个好机会建立妊娠（WHO，2023）；此外，考虑到二胎和三胎，还应根据实际情况适当增加冷冻精液的数量。

患者精液质量直接影响精液冷冻数量，患者精液质量主要与患者的健康状况、肿瘤类型和禁欲时间等因素有关。

　　肿瘤患者健康状况要比正常人群差，肿瘤患者精液质量和精液抗冻融能力一般也比正常人群差，唐文豪、姜辉等针对北京大学第三医院人类精子库从2015年到2021年进行自精保存的351名肿瘤患者和311名非肿瘤患者进行分析，结果表明肿瘤组患者的精子浓度（sperm concentration，SC）、冷冻复苏试验后前向运动精子百分率（rate of progressive sperm after frozen-thawed test，RPFT）和冷冻复苏试验后前向运动精子总数（total PR sperm count after frozen-thawed test，TPSA）、冻融复苏率（recovery rate of progressive motile sperm，RRPM）均显著低于非肿瘤组患者（Tang et al.，2022），有些肿瘤患者的精子数量级是两位数，甚至是个位数。

　　不同肿瘤对男性生育力的影响也不一样，Hotaling等研究表明前列腺癌冻前活动精子数量最多，粒细胞白血病最少（Hotaling et al.，2013）；有研究提示粒细胞白血病患者冷冻复苏率（11%）和活动精子总数最低；还有研究指出与对照组相比，睾丸肿瘤、粒细胞白血病和急性淋巴细胞白血病冷冻复苏率明显降低，分别为44.8%、32.1%和35.1%，这提示对睾丸肿瘤、白血病和淋巴瘤等患者冷冻精液的数量应适当增加。唐文豪、姜辉等对于北京大学第三医院人类精子库2015～2021年冷冻的351名肿瘤患者精液参数进行ANOVA分析，表明除精液体积外，精子浓度、精子总数、活力（PR）、RPFT、冷冻复苏试验前前向运动精子总数（the total PR sperm count before the frozen-thawed test，TPSB）、TPSA和RRPM等精液参数在不同类型肿瘤组之间均存在显著的统计学差异（$P < 0.01$），其中睾丸癌对精子浓度影响更为显著，白血病对精子活力和冷冻复苏率的影响更为显著（Tang et al.，2022）。

　　禁欲时间也是影响因素之一，由于肿瘤患者通常需要尽快进入放化疗，留给他们进行生育力保护的时间就非常有限，因此肿瘤患者禁欲时间一般要显著少于常规的2～7天，这可能也会影响精液质量。关于精子冻融效果，有研究表明禁欲24～48小时与禁欲48～72小时或以上精液冻融效果相似（Agarwal et al.，1995）。

　　精液质量，尤其是每支冷冻管的精子数量，对于肿瘤患者的生育力保护非常重要，因为这可以预测将来患者采用何种辅助生育技术：IUI，还是常规IVF或者ICSI。与肿瘤治疗后生精功能恢复和辅助生育技术的高昂费用相比，肿瘤治疗前患者进行生育力保护从经济角度考虑是有优势的。

　　2.冷冻精液用于将来辅助生育治疗方式的类型　目前文献还没有明确给出成功IUI所需精子数量，但多数文献提示需要500万～1000万前向精子运动总数（processed total motile sperm count，PTMC），有研究表明当PTMC＜200万时周期妊娠率最低，但＞200万的周期妊娠率则没有统计学显著性差异（Dong et al.，2011）；还有研究表明前向运动精子浓度在600万～1500万/ml时周期妊娠率最高（Byrd et al.，1990）。文献记载精子冷冻复苏率一般是50%，因此多数实验室认为冷冻前PTMC应该＞1000万，这样冷冻复苏后PTMC就会达到500万以上，从而能够进行IUI，肿瘤患者的冷冻复苏率要低于正常男性，所以冷冻前PTMC的标准需相应提高。常规IVF的要求与IUI相似。如果PTMC低于上述标准，则建议分成小份进行冷冻并用于ICSI。

　　过多周期IUI的累计医疗费用也比较高昂，因此有专家提出减少IUI周期，甚至绕开使用促排卵药物的IUI，尽快进入IVF是比较有效的治疗策略。有专家认为处于IUI和常规IVF边界的患者，如果冷冻精液较少但质量较高，宜尽快选择ICSI。如果冷冻精液未使用，或者剩余的冷冻精液较少时，是否将患者未使用精液进行再次冷冻保存尚存在争议，但研究表明肿瘤患者精液抗再次冷冻能力与健康男性相似（Verza et al.，2009）。

3.肿瘤患者留取精液的方式　手淫取精是最简单和最安全的方式。但肿瘤患者往往伴有勃起功能障碍从而导致手淫取精困难，这种情况下的诊疗可以参考男性勃起功能障碍的常规治疗方案：首选方案是口服磷酸二酯酶Ⅴ型（phosphodiesterase type 5，PDE5）抑制剂，这种方法起效迅速，疗效明确；其他方案有经尿道给药（medicated urethral system for erections，MUSE）和真空负压装置等，但这些方案不容易获得且疗效欠佳。有些肿瘤患者由于生理、解剖或者接受治疗（如近期淋巴结活检、肿瘤手术或者建立中心静脉输液港等），无法通过手淫方式获取精液。患者年龄也会对其有影响，没有手淫习惯的青春期患者必须在其父母知情同意后才能通过手淫方式留取精液；有些青春期前患者则需要通过睾丸活检获得精原干细胞进行生育力保护，但精原干细胞冷冻保存尚处于实验室阶段。

不能利用常规手淫方式取得精液的成年肿瘤患者可以采用PVS或EEJ。因为PVS创伤性小且不需要麻醉，所以一般先尝试PVS。在国外，PVS设备分为普通型和医疗专用型两种，普通型PVS设备不需要医生处方即可以买到，而且比较廉价；医疗专用型PVS设备则比较昂贵，但有不同的震动频率和强度可供患者选择。PVS设备的电极贴放在患者阴茎腹侧面靠近系带处，通过刺激阴茎的背部和系带，使骶髓射精中枢兴奋从而完成射精反射，T_{10}以上脊髓损伤者由于其射精中枢是正常的，所以取精成功率较高，文献报道为77%～86%，但低位脊髓损伤的患者，由于射精中枢受到影响，取精成功率较低，约为17%（Castle et al.，2014）。EEJ则具有一定创伤性且需要全身麻醉，EEJ一般用于脊髓损伤且使用PVS无效的患者，或者用于不能射精的男性青少年肿瘤患者。EEJ使用经直肠探头，用电流直接刺激前列腺和精囊腺，在成年患者中其取精成功率约为95%（Kafetsoulis et al.，2006），在青少年肿瘤人群中为45%～60%（Berookhim and Mulhall，2014）。EEJ取精后结合IUI或IVF技术，可以获得8.7%或37.2%的周期妊娠率（Ohl et al.，2001）。与PVS相比，EEJ可引起患者一定的损伤和疼痛，虽然腰部以下感觉丧失的脊髓损伤患者可以在没有麻醉的情况下接受EEJ，但大多数患者还是需要麻醉。

如果患者不能耐受全身麻醉，则可以考虑局部麻醉下行睾丸穿刺取精术（testicular sperm aspiration，TESA）、睾丸切开取精术（testicular sperm extraction，TESE）或经皮附睾穿刺精子抽吸术（percutaneous epididymal sperm aspiration，PESA）等。恶性肿瘤患者的TESE，不管是传统手术方式，还是显微镜下睾丸切开取精术（micro surgical testicular sperm extraction，micro-TESE），都被称为Onco-TESE。睾丸肿瘤患者，在根治性睾丸切除术时，满足病理科医生肿瘤诊断及肿瘤边界评估的前提下，其离体睾丸标本接受Onco-TESE，这又被称为"Back table"Onco-TESE，从而可以避免患者对侧睾丸将来接受手术治疗（Luján et al.，2016）。与传统TESE一样，onco-TESE也有并发症，如血肿、睾丸纤维化、性腺功能减退，甚至睾丸丧失（Eliveld et al.，2018）。根治性睾丸切除术后约90%的患者将成为无精子症患者，因此术前冻精或从切除睾丸中寻找精子进行冷冻保存是非常重要的诊疗建议，孤立睾丸的睾丸肿瘤患者更建议接受上述生育力保存的诊疗方案，这些手术一般是在手术室与其他有创操作（如睾丸肿瘤根治性切除术、骨髓穿刺和中心静脉输液港建立等）一起进行。取精手术应与实验室操作密切配合。存在凝血功能障碍的肿瘤患者，特别是血液系统肿瘤患者，医生在进行手术取精时更应慎重。

男性肿瘤患者的生育力保护措施及取精方式详见表4-2。

表4-2 男性肿瘤患者的生育力保护措施及取精方式

措施	描述	时机	患者类型	优点	需要注意的事项
自精保存	手淫取得精液后冷冻保存	肿瘤治疗前	门诊患者或住院患者	可以使用家庭精液冷冻设备	针对青少年男性的医疗机构较少
睾丸放疗过程中的防护	在放疗过程中利用防护设备保护睾丸	治疗中	与放疗相结合	减少治疗过程中睾丸所受到的放射线剂量	仍有接触到放射损伤的风险
电刺激诱导取精（EEJ）	通过直肠电极产生中等强度的电流从而刺激取精	治疗前	门诊患者、住院患者或与其他治疗措施相结合	用于由于生理、心理或文化等原因而导致不能手淫取精的患者	需要在全身麻醉下进行
阴茎振动刺激取精（PVS）	PVS设备的电极贴放在患者阴茎腹侧面靠近系带处	治疗前	门诊患者、住院患者或与其他治疗措施相结合	在国外，不需要医生处方即可买到	不需要全身麻醉
TESE或者TESA	通过睾丸活检或者抽吸获取精子	治疗前	门诊患者、住院患者或与其他治疗措施相结合	也可以用于治疗后取精，接着进行ICSI治疗	需要与实验室密切配合以便冷冻保存取出的精子

参考文献：Moss et al.，2016.

4.冷冻前传染病排查 冷冻前传染病排查对于患者及其配偶都非常重要。2012年ASRM建议进行以下传染病筛查：人类免疫缺陷病毒-1抗体（type 1）和核酸检测、人类免疫缺陷病毒-2抗体（type 2）和核酸检测、人类免疫缺陷病毒-0抗体（type 0）、丙肝抗体和核酸检测、乙肝表面抗原（hepatitis B surface antigen）和乙肝核心抗体［hepatitis B core antibody（IgG and IgM）］、梅毒、人类T淋巴细胞病毒（human T-lymphotropic virus，HTLV）Ⅰ型和Ⅱ型、淋球菌、衣原体和巨细胞病毒（cytomegalovirus，CMV）。因为器官移植或接受免疫治疗的患者增多，所以CMV逐渐被人们所重视。

与供精者不同，进行生殖保存患者的检查不是强制性的。如果配偶在场，建议交代在冷冻精液前进行无保护性生活有感染疾病的风险；如果配偶不在场，也可以不进行这些检查，尤其是患者使用冷冻精液前有无保护性生活时。卫生部176号文件（《人类精子库基本标准和技术规范》），对于自精保存患者的检查没有做具体规定，但国内人类精子库多数参考供精者标准。

（二）肿瘤治疗过程中男性生育力保护

肿瘤患者接受治疗时，精子发生过程已完成，精母细胞等也已经形成，在接受化疗的前 2 个月，精子浓度有可能不降低；但无论在肿瘤治疗的哪个阶段，精子冷冻复苏率和临床妊娠率都会受到影响，在治疗阶段有细胞死亡、精子染色体和 DNA 等遗传物质受损的风险。动物实验提示晚期生精细胞有发生突变的风险并且这种突变能传递给下一代（Schrader et al.，2001）。

在肿瘤治疗过程中，对于有性生活的肿瘤患者，建议采取避孕措施，如女性避孕措施或者男性避孕措施。任何避孕措施都有一定的失败率：如果避孕套使用非常熟练，其避孕失败率为 2%，常规使用，失败率则高达 18%，避孕套破裂或者脱落率为 2%～9%；女性避孕措施，左旋 -18- 甲基炔诺孕酮植入，失败率约为 0.05%，宫内节育器（intrauterine device，IUD）失败率为 0.2%～0.8%，避孕药失败率为 6%，性交中断法失败率为 22%，安全期避孕失败率为 22%。由于正确使用任何一种避孕措施，每百名女性中仍有几个人妊娠，因此很多专家建议肿瘤治疗阶段联合使用两种避孕措施以避免妊娠。

（三）肿瘤治疗后男性生育力保护

肿瘤临床治愈或明显缓解后，患者更加关注自己的预后和生育问题，此时对患者生育方面进行重新评估就显得比较重要。

很多研究表明进行生育力保存的肿瘤患者只有 5%～10% 后来使用他们冷冻的精液（Ferrari et al.，2016），唐文豪、姜辉等对北京大学第三医院人类精子库 2015～2021 年进行生殖保险的 351 名肿瘤患者的冷冻精液使用情况进行了随访（6～78 个月），总计42 名患者使用冷冻精液进行辅助生殖技术助孕，使用率为 6.34%，主要采用 IVF/ICSI 技术，新鲜胚胎移植共 37 个周期，临床妊娠率为 56.76%，活产率为 24.32%，冷冻胚胎移植共 14 个周期，临床妊娠率为 50.00%，活产率为 21.43%（Tang et al.，2022）。

肿瘤患者冷冻精液使用率低，可能的因素有：很多年轻肿瘤患者还没有结婚；由于多数研究随访期较短，这就使研究者难以确定使用冷冻精液的准确数目；很多肿瘤患者治疗后恢复了生精功能，有研究表明超过 50% 患者精液里出现了活动精子（Tournaye et al.，2016）；缓解期患者中约 50% 可以通过自然妊娠获得后代（Ferrari et al.，2016）；肿瘤类型与是否使用冷冻精液也有一定关系，如睾丸肿瘤患者更不愿意使用冷冻精液（Freour et al.，2012）；是否报销及患者的经济情况也会影响到冷冻精液的使用（Jones et al.，2017）；不愿意生育和在肿瘤诊疗前就有子女从而不愿意再生育也是常见原因（Girasole et al.，2007），Hallak 等调查表明肿瘤治疗后约 14% 的患者精液质量基本恢复到治疗前水平，但 41% 左右重新获得生育力的肿瘤患者没有生育二胎/三胎的计划，还有 7% 的患者无生育意愿；此外，还有部分患者想废弃冷冻精液（Hallak et al.，1998）。

精液冷冻技术是非常安全的，有报道表明使用冷冻 40 年的精液也能生育出健康后代，因此除非患者生育力确实完全恢复或者下定决心不再生育，否则都建议继续冷冻保存精子。患者死亡后其冷冻精液的处理成为一个敏感但不可回避的话题，不同的国家和机构对于该问题有不同的处理原则（American Society for Reproductive Medicine，2013）。

关于是否优先使用治疗前冷冻精液的问题，这主要取决于患者治疗前的状态、肿瘤类型、患者目前的精液质量、患者接受治疗的类型和最后一次治疗距目前评估的时间间隔等。

很多文献提示肿瘤治疗后精子及其遗传物质仍继续受损，但目前缺乏化疗药单药或复方对生育力影响的动物实验或人体试验（Wyrobek et al., 2005）。生精功能恢复与所使用药物的种类、药物剂量、药物组合、治疗周期、化疗还是放疗、放化疗组合、放疗剂量和是否使用其他生殖毒性药物（如免疫抑制剂）等有关。肿瘤治疗对精原干细胞的抑制或损伤可能具有长期效应，而且这种损伤可能是终生性的。但有时很难判断后代的影响是精原细胞受损所致，因为还有其他影响因素，如患者年龄增长和肿瘤相关遗传效应对精子功能的影响等。精母细胞或者精子细胞的损伤是暂时和可逆的，没有长期的遗传学效应，只要生精周期重新开始，已受损生精细胞完成精子发生的后半过程，患者精子就有可能恢复正常。睾丸肿瘤患者化疗前的精液质量一般与健康男性差不多，但接受铂类、依托泊苷和博来霉素联合化疗后2年，其精液内仍可见化疗所致的二倍体精子。在肉瘤或Wilm氏瘤患者治疗后5～18年仍有报道提示患者精子的遗传物质受到损伤。

但这些都是个案报道，没有长期随访的纵向研究，因此目前还不能判断化疗后化疗药物对精子损伤最小的时间节点，这个时间节点主要取决于肿瘤类型和肿瘤治疗方案。很多医生根据经验建议，患者化疗后18～24个月才可以考虑生育问题；如果患者治疗后不是无精子状态或者很快恢复生育力，这种情况提示化疗药物仅影响精子发生的后期，这种影响可以认为是暂时的，治疗后1年，也就是4个生精周期后就可以考虑生育问题；如果患者治疗后是无精子症状态，这提示精子发生的早期受到影响，因此建议治疗后2年才开始考虑生育问题。

尽管研究提示肿瘤治疗后精子DNA受损，并且可能因此导致受精率和胚胎移植率降低，但目前研究表明后代出生缺陷的风险并没有增加，并且植入前遗传学检测对于一些遗传性肿瘤还会有一定的积极作用。

（四）男性肿瘤患者生育力保护的手段与措施

男性生育力保护的手段与措施主要有利用精子冷冻保存技术进行自身精子冷冻保存（自精保存）、通过促性腺激素释放激素类似物等进行性腺保护、睾丸组织移植和干细胞技术及放疗过程中的性腺防护等。其中自精保存技术最成熟，其余多数处于试验阶段。

出于隐私考虑，很多患者愿意在家里取精后立即送到提供精液冷冻服务的医疗机构，针对这些患者，建议其在路上将盛有精液的容器放到紧贴身体的衬衣口袋以便尽可能使精液保持体温状态。在国外，如果患者住所距离医疗机构较远或者患者有残疾，采用NextGen® kit就可获得与到医疗机构现场一样的冷冻效果，其标准配置有冷冻介质和含有冰袋的冷却套筒，冷冻介质成分包括TEST-Yolk缓冲液（TYB）和庆大霉素（gentamicin）（RM；IrvineScientific，SantaAna，CA，USA）等，将收集好标本的容器放入冷却套筒然后邮寄到实验室（约需要17.5小时），目前反馈效果良好（Agarwal et al., 2016）。

三、儿童和青少年男性肿瘤患者的生育力保护

（一）儿童和青少年男性肿瘤患者生育力保护概述

在美国，每年新增约1万名14岁以下儿童和青少年肿瘤患者，其中白血病、中枢神经系统肿瘤、淋巴瘤和肉瘤是最常见的肿瘤类型。由于医学技术的不断进步，肿瘤患者的生存率明显提高，儿童和青少年肿瘤患者治疗后生存率也有了显著提高，有资料表明儿童和青少年肿瘤患者治疗后5年生存率可以达到88%，从而使越来越多的儿童和青少年患者有生育自己亲生后代的意愿，如果生育意愿没有实现，则超过2/3的儿童和青少年肿瘤患者会感到痛苦（Lehmann et al.，2017）。虽然儿童和青少年肿瘤患者在肿瘤发病人群中所占比例不大，但针对这些患者在肿瘤治疗前进行生育力保护咨询也是肿瘤规范化诊疗中不可缺少的部分。国际上很多学术组织，如ASCO、ASRM、英国国家卫生与临床优化研究所（National Institute for Health and Care Excellence，NICE）和欧洲儿科肿瘤学会（The European Society for Paediatric Oncology，SIOP-Europe）等，都建议加强儿童和青少年肿瘤患者的生育力保护工作。

相对于成年男性，儿童和青少年男性肿瘤患者，尤其是青春期前的儿童，可选择的生育力保护措施较少，且多数还处于试验阶段。此外，针对这部分患者的生育力保护还有不少争议，如是否进行生育力保护的决定、父母的信仰、伦理难题以及医护人员的专业知识和临床经验等（Pawłowski et al.，2023）。患者年龄也会影响儿童和青少年男性对于生育力保护的接受程度，有研究表明与12～18岁患者相比，年龄低于12岁的肿瘤患者一般不能完全理解医生关于生育力保护的建议（Wyns et al.，2015）。此外，儿童和青春期男性生育力保护还是一个敏感话题，因为这涉及患者的性成熟状态、青春期身体变化和性相关行为（如手淫和性行为等）（Rodriguez-Wallberg and Oktay，2010；Wilkes et al.，2010）。

儿童和青少年男性肿瘤患者生育力保护应从治疗后性腺功能衰竭的风险、患者所处的青春期状态、年龄、肿瘤延迟治疗的风险、文化、宗教、卫生体系和法律等多方面进行综合考虑，其中评估治疗后性腺功能衰竭的风险是关键因素之一，因为这是评估患者获益和肿瘤推迟治疗所致风险的关键因素。由于肿瘤治疗技术发展很快，新的治疗方法不断出现，如靶向治疗和生物疗法等，而很多生育力保护措施仍处于实验室阶段，尤其是对于儿童和青少年肿瘤患者，所以评估治疗后性腺功能衰竭的风险是比较困难的，有学者提出根据文献和临床经验进行评估，将治疗后衰竭风险高于50%作为量化标准，少数学术组织也发表了针对这方面的专业建议（Meacham et al.，2020）。

（二）儿童和青少年男性肿瘤患者生育力保护手段和措施

儿童和青少年男性肿瘤患者生育力保护也是首选自精保存技术。相对于成年男性，青少年患者精液量少，活力低。有学者建议对于睾丸容积10～12ml的青少年男性都应鼓励其采用手淫方法取精进行冷冻保存（Kamischke et al.，2004）。也有学者提出根据Tanner青春期发育阶段进行评估，Tanner青春期发育阶段处于阶段2（睾丸容积≥4ml）或阶段3（睾丸容积≥6ml）的青少年男性，就建议手淫取精进行自精保存。14岁以上

的男性青少年，睾丸容积在 8～15ml，约 50% 能通过手淫方式获得高质量精液（Mulder et al.，2021）。

此外，在青春期的不同阶段，甚至青春期启动前，尿液里也可能发现精子，因此有可能从儿童和青少年男性肿瘤患者尿液里回收精子进行生育力保存（Pedersen et al.，1993）。

如果手淫方法不可行，则考虑 PVS 或 EEJ 等方法获取精子进行冷冻保存（Schmiegelow et al.，2004）。

青春期前的男孩睾丸内没有成熟精子，但可以通过外科手段获取睾丸组织进行睾丸组织或细胞悬液冷冻，随着技术发展这些患者将来就有可能通过睾丸组织同种移植、睾丸组织异种移植和干细胞技术等获得后代，然而目前这些技术仍处于实验室阶段。对于青春期前男孩进行 SSC 冷冻有很多争议，因为肿瘤患者 SSC 的数量很少，尤其是在烷化剂治疗后，SSC 过少可能的解决方案是将 SSC 和 TGFβ1 处理的间充质干细胞一起移植（Kadam et al.，2019）。关于冷冻睾丸组织后进行自体睾丸移植，有研究在青春期前雄性灵长类动物进行自体睾丸移植后发现精曲小管形成并有精子发生（Valli-Pulaski et al.，2019）。外科手术取精虽然有出血、感染、术后留有瘢痕及麻醉相关的并发症，但总体来说是安全的，但移植组织中可能带入恶性肿瘤细胞从而可能导致肿瘤复发是最主要的缺点和最大的潜在风险，尽管有些研究能够把白血病肿瘤细胞从睾丸细胞悬液中分离出来（Sadri-Ardekani et al.，2014）。即使这些技术仍处于实验室阶段，截至目前欧洲和美国约有 24 家医疗机构提供儿童和青少年男性患者睾丸组织冷冻业务，超过 1033 名儿童和青春期男性（年龄 3 个月～18 岁）冷冻保存了睾丸组织，其中 1015 名患者提供了临床资料，因为恶性肿瘤冷冻的患者有 630 人，非恶性肿瘤有 280 人，非血流系统遗传性疾病（包括性腺发育不良综合征和性别发育异常）有 105 人（Goossens E et al.，2020.），但尚需更多的临床试验和随访以证实睾丸组织冷冻和移植技术的安全性和有效性。

（三）儿童和青少年男性生育力保护相关的伦理问题

虽然儿童和青少年男性比较重视生育力保护及相关咨询（Loren et al.，2013），但儿童和青少年男性生育力保存仍面临着很多伦理问题，其中主要是睾丸组织冷冻技术目前仍然处于实验室阶段和患者冷冻睾丸组织将来是否会受益（McDougall et al.，2018）。此外，有学者指出如果给这些患者提供生育力保护会给患者提供关于肿瘤预后和未来有亲生后代比较虚幻的希望，这可能对患者不利（Grundy et al.，2001）。

虽然针对青春前男孩的生育力保护措施是试验性质的，并面临一些伦理学问题，然而不少学者仍推荐这些患者进行睾丸组织冷冻，但在进行睾丸组织冷冻前需要通过所在医疗机构伦理委员会的同意。

四、男性肿瘤患者生育力保护的现状

尽管肿瘤患者被很多问题所困扰，如自己的预后、后代未来患肿瘤和出生缺陷的风险，但仍有高达 25%～51% 的肿瘤患者有将来生育的意愿。肿瘤患者虽然可以通过赠精或者赠卵达到拥有后代的目的，但大多数肿瘤患者还是希望拥有自己的亲生后代。此外，研究表明 1/3 的肿瘤患者因为担心他们将来的生育力而感到焦虑，如果进行了男性

生育力保护，则其中2/3的患者会因此而精神振作，从而有利于自身肿瘤的治疗，Saito等研究也表明生育力保护将从心理上有利于患者肿瘤本身的治疗，即使将来冷冻的精液或胚胎等没有被使用（Saito et al.，2005）；反之，如果在肿瘤治疗过程中，患者生育力出现下降，患者心理负担则会加重，将不利于患者肿瘤的治疗，甚至一些患者可能会放弃最佳的肿瘤治疗方案。

一项对美国年轻肿瘤患者（14～40岁）的调查表明，只有51%的患者希望自精保存，并且最终仅有24%的患者在治疗前实施了精子冷冻（Schover et al.，2002）。没有进行自精保存最常见原因是患者或医疗机构相关信息的缺乏，国内一项调查表明超过70%的肿瘤患者不知道人类精子库，超过80%的医护人员没有生育力保护的知识（Li et al.，2020），此外，还有医患之间缺乏沟通、沟通时间有限、生育力保护的费用高昂（美国医疗保险没有覆盖到生育力保护领域，在2006年，3年的生育力保护的费用约为1500美元）、医患忌讳谈论这方面的问题，以及患者需要立即开始肿瘤治疗等。处于15～19岁的年轻男性肿瘤患者与成年男性肿瘤患者不同，他们当中很多人没有手淫习惯，因此针对青少年男性肿瘤患者生育力保护的咨询则更困难，调查研究表明多数儿科肿瘤医生主要是向患者父母而不是患者谈及这一问题，而且一般的儿科肿瘤医生认为患者父母只关注于患者预后问题，并不关注生育力保存，并且认为谈及此类话题不舒服，甚至尴尬。

因此应该加强相关学科医生的针对性培训，一旦肿瘤患者确诊后就应建议其尽快考虑生育力保护问题。国外经验表明，一旦建立起对肿瘤患者提供治疗前生育力保护咨询和有效的生育力保护手段的机制后，大多数患者就会进行生育力保存，Johnson等报道他们建立起这套机制后，青少年男性肿瘤患者就会有90%接受男性生育力保护相关的咨询，最终选择生育力保存的人数也增长了8倍（Johnson and Kroon，2013）。Sheth等实施生育力保护计划后，肿瘤患者接受生育力保护咨询和进行精子冷冻的人数分别增加了2.4倍和2.7倍（Sheth et al.，2012）。Lopategui等建立肿瘤生育力保护专家团队后，接受生育力保护患者的数量增长了6倍（Lopategui et al.，2018）。还有研究表明利用电子病历（electronic medical record，EMR）中疾病诊疗路径等措施有助于肿瘤患者治疗前生育力保护咨询工作的开展，应用EMR后更多患者接受了男性生育力保护的咨询并进行了精液冷冻。此外，还有一些医疗机构通过改进生育力保护流程，如引进医生助理进行协助等，进一步优化了男性生育力保护流程，从而促进了这项工作的开展。

（唐文豪 姜 辉）

参考文献

世界卫生组织，2023. WHO人类精液检查与处理实验室手册：第6版［M］. 卢文红等译. 北京：人卫出版社：139.

张孝东，邓成艳，黄学锋，等，2022. 中华医学会生殖医学分会：2019年辅助生殖技术数据报告［J］. 生殖医学杂志，31（8）：1015-1021.

Adeleye A J，Reid G，Kao C N，et al.，2019. Semen parameters among transgender women with a history of hormonal treatment［J］. Urology，124：136-141.

Agarwal A，Sharma R，Singh A，et al.，2016. Standardisation of a novel sperm banking kit-NextGen®-to preserve sperm parameters during shipment [J]. Andrologia, 48（6）: 662-669.

Agarwal A, Sidhu R K, Shekarriz M, et al., 1995. Optimum abstinence time for cryopreservation of semen in cancer patients [J]. J Urol, 154（1）: 86-88.

Anazodo A, Ataman-Millhouse L, Jayasinghe Y, et al., 2018. Oncofertility-An emerging discipline rather than a special consideration [J]. Pediatr Blood Cancer, 65（11）: e27297.

Berkovitz A, Miller N, Silberman M, et al., 2018. A novel solution for freezing small numbers of spermatozoa using a sperm vitrification device [J]. Hum Reprod, 33（11）: 1975-1983.

Berookhim B M, Mulhall J P, 2014. Outcomes of operative sperm retrieval strategies for fertility preservation among males scheduled to undergo cancer treatment [J]. Fertil Steril, 101（3）: 805-811.

Borgmann-Staudt A, Kunstreich M, Schilling R, et al., 2019. Fertility knowledge and associated empowerment following an educational intervention for adolescent cancer patients [J]. Psychooncology, 28（11）: 2218-2225.

Buchanan J D, Fairley K F, Barrie J U, 1975. Return of spermatogenesis after stopping cyclophosphamide therapy [J]. Lancet, 2（7926）: 156-157.

Burns K C, Boudreau C, Panepinto J A, 2006. Attitudes regarding fertility preservation in female adolescent cancer patients [J]. J J Pediatr Hematol Oncol, 28（6）: 350-354.

Byrd W, Bradshaw K, Carr B, et al., 1990. A prospective randomized study of pregnancy rates following intrauterine and intracervical insemination using frozen donor sperm [J]. Fertil Steril, 53（3）: 521-527.

Castle S M, Jenkins L C, Ibrahim E, et al., 2014. Safety and efficacy of a new device for inducing ejaculation in men with spinal cord injuries [J]. Spinal Cord, 52（Suppl 2）: S27-S29.

Crha I, Ventruba P, Zakova J, et al., 2009. Survival and infertility treatment in male cancer patients after sperm banking [J]. Fertil Steril, 91（6）: 2344-2348.

Dong F L, Sun Y P, Su Y C, et al., 2011. Relationship between processed total motile sperm count of husband or donor semen and pregnancy outcome following intrauterine insemination [J]. Syst Biol Reprod Med, 57（5）: 251-255.

Eliveld J, van Wely M, Meißner A, et al., 2018. The risk of TESE-induced hypogonadism: a systematic review and meta-analysis [J]. Hum Reprod Update, 24（4）: 442-454.

Ethics Committee of the American Society for Reproductive Medicine, 2013. Posthumous collection and use of reproductive tissue: a committee opinion [J]. Fertil Steril, 99（7）: 1842-1845.

Fayomi A P, Peters K, Sukhwani M, et al., 2019. Autologous grafting of cryopreserved prepubertal rhesus testis produces sperm and offspring [J]. Science, 363（6433）: 1314-1319.

Ferrari S, Paffoni A, Filippi F, et al., 2016. Sperm cryopreservation and reproductive outcome in male cancer patients: a systematic review [J]. Reprod Biomed Online, 33（1）: 29-38.

Freour T, Mirallie S, Jean M, et al., 2012. Sperm banking and assisted reproductive outcome in men with cancer: a 10 years' experience [J]. International Journal of Clinical Oncology, 17（6）: 598-603.

Genescà A, Caballín M R, Miró R, et al., 1990. Human sperm chromosomes [J]. Cancer Genet Cytogenet, 46（2）: 251-260.

Girasole C R, Cookson M S, Smith J A Jr, et al., 2007. Sperm banking: use and outcomes in patients treated for testicular cancer [J]. BJU International, 99（1）: 33-36.

Goossens E, Jahnukainen K, Mitchell R, et al., 2020. Fertility preservation in boys: recent developments and new insights [J]. Hum Reprod Open, （3）: hoaa016.

Green D M, Liu W, Kutteh W H, et al., 2014. Cumulative alkylating agent exposure and semen parameters in adult survivors of childhood cancer: a report from the St Jude Lifetime Cohort Study [J]. Lancet

Oncol, 15（11）: 1215-1223.

Grundy R, Larcher V, Gosden R G, et al., 2001. Fertility preservation for children treated for cancer（2）: ethics of consent for gamete storage and experimentation [J]. Arch Dis Child, 84（4）: 360-362.

Hallak J, Sharma R K, Thomas A J Jr, et al., 1998. Why cancer patients request disposal of cryopreserved semen specimens posttherapy: a retrospective study [J]. Fertil Steril, 69（5）: 889-893.

Hotaling J M, Lopushnyan N A, Davenport M, et al., 2013. Raw and test-thaw semen parameters after cryopreservation among men with newly diagnosed cancer [J]. Fertil Steril, 99（2）: 464-469.

Hu E, Childress W, Tiersch T R, 2017. 3-D printing provides a novel approach for standardization and reproducibility of freezing devices [J]. Cryobiology, 76: 34-40.

Jones G, Hughes J, Mahmoodi N, et al., 2017. What factors hinder the decision-making process for women with cancer and contemplating fertility preservation treatment? [J]. Hum Reprod Update,23（4）: 433-457.

Kadam P, Ntemou E, Onofre J, et al., 2019. Does co-transplantation of mesenchymal and spermatogonial stem cells improve reproductive efficiency and safety in mice? [J]. Stem Cell Res Ther, 10（1）: 310.

Kafetsoulis A, Brackett N L, Ibrahim E, et al., 2006. Current trends in the treatment of infertility in men with spinal cord injury [J]. Fertil Steril, 86（4）: 781-789.

Kamischke A, Jürgens H, Hertle L, et al., 2004. Cryopreservation of sperm from adolescents and adults with malignancies [J]. J Androl, 25（4）: 586-592.

Köhler T S, Kondapalli L A, Shah A, et al., 2011. Results from the survey for preservation of adolescent reproduction（SPARE）study: gender disparity in delivery of fertility preservation message to adolescents with cancer [J]. J Assist Reprod Genet, 28（3）: 269-277.

Lamar C A, DeCherney A H, 2009. Fertility preservation: state of the science and future research directions [J]. Fertil Steril, 91（2）: 316-319.

Lass A, Akagbosu F, Abusheikha N, et al., 1998. A programme of semen cryopreservation for patients with malignant disease in a tertiary infertility centre: lessons from 8 years' experience [J]. Hum Reprod, 13（11）: 3256-3261.

Lehmann V, Keim M C, Nahata L, et al., 2017. Fertility-related knowledge and reproductive goals in childhood cancer survivors: short communication [J]. Hum Reprod, 32（11）: 2250-2253.

Levine H, Jørgensen N, Martino-Andrade A, et al., 2017. Temporal trends in sperm count: a systematic review and meta-regression analysis [J]. Hum Reprod Update, 23（6）: 646-659.

Li Y F, Zhang J, Zhang H F, et al., 2020. Importance and safety of autologous sperm cryopreservation for fertility preservation in young male patients with cancer [J]. Medicine, 99（15）: e19589.

Lopategui D M, Ibrahim E, Aballa T C, et al., 2018. Effect of a formal oncofertility program on fertility preservation rates-first year experience [J]. Transl Androl Urol, 7（Suppl 3）: S271-S275.

Loren A W, Mangu P B, Beck L N, et al., 2013. Fertility preservation for patients with cancer: American Society of Clinical Oncology clinical practice guideline update [J]. J Clin Oncol, 31（19）: 2500-2510.

Luján S, Guzman-Ordaz D, Rogel R, et al., 2016. ONCO-TESE: obtaining spermatozoa after radical orchiectomy for testicular tumour and azoospermia [J]. Actas Urol Esp, 40（1）: 64-67.

McDougall R J, Gillam L, Delany C, et al., 2018. Ethics of fertility preservation for prepubertal children: should clinicians offer procedures where efficacy is largely unproven? [J]. J Med Ethics, 44（1）: 27-31.

Meacham L R, Burns K, Orwig K E, et al., 2020. Standardizing risk assessment for treatment-related gonadal insufficiency and infertility in childhood adolescent and young adult cancer: the pediatric initiative network risk stratification system [J]. J Adolesc Young Adult Oncol, 9 (6): 662-666.

Meirow D, 2000. Reproduction post-chemotherapy in young cancer patients [J]. Mol Cell Endocrinol, 169 (1/2): 123-131.

Moss J L, Choi A W, Fitzgerald Keeter M K, et al., 2016. Male adolescent fertility preservation [J]. Fertil Steril, 105 (2): 267-273.

Mulder R L, Font-Gonzalez A, Green D M, et al., 2021. Fertility preservation for male patients with childhood, adolescent, and young adult cancer: Recommendations from the PanCareLIFE Consortium and the International Late Effects of Childhood Cancer Guideline Harmonization Group [J]. Lancet Oncol, 22 (2): e57-e67.

Ohl D A, Wolf L J, Menge A C, et al., 2001. Electroejaculation and assisted reproductive technologies in the treatment of anejaculatory infertility [J]. Fertil Steril, 76 (6): 1249-1255.

Oktay K, Harvey BE, Partridge AH, et al., 2018. Fertility preservation in patients with cancer: ASCO clinical practice guideline update [J]. J Clin Oncol, 36 (19): 1994-2001.

Pawłowski P, Ziętara K J, Michalczyk J, et al., 2023. Fertility preservation in children and adolescents during oncological treatment-a review of healthcare system factors and attitudes of patients and their caregivers [J]. Cancers, 15 (17): 4393.

Pedersen J L, Nysom K, Jørgensen M, et al., 1993. Spermaturia and puberty [J]. Arch Dis Child, 69 (3): 384-387.

Petersen P M, Skakkebaek N E, Vistisen K, et al., 1999. Semen quality and reproductive hormones before orchiectomy in men with testicular cancer [J]. J Clin Oncol, 17 (3): 941-947.

Robbins W A, Meistrich M L, Moore D, et al., 1997. Chemotherapy induces transient sex chromosomal and autosomal aneuploidy in human sperm [J]. NatGenet, 16 (1): 74-78.

Rodriguez-Wallberg K A, Oktay K, 2010. Fertility preservation medicine: options for young adults and children with cancer [J]. J J Pediatr Hematol Oncol, 32 (5): 390-396.

Rueffer U, Breuer K, Josting A, et al., 2001. Male gonadal dysfunction in patients with Hodgkin's disease prior to treatment [J]. Ann Oncol, 12 (9): 1307-1311.

Sadri-Ardekani H, Homburg C H, van Capel T M M, et al., 2014. Eliminating acute lymphoblastic leukemia cells from human testicular cell cultures: a pilot study [J]. Fertil Steril, 101 (4): 1072-1078.

Saito K, Suzuki K, Iwasaki A, et al., 2005. Sperm cryopreservation before cancer chemotherapy helps in the emotional battle against cancer [J]. Cancer, 104 (3): 521-524.

Schmiegelow M L, Sommer P, Carlsen E, et al., 1998. Penile vibratory stimulation and electroejaculation before anticancer therapy in two pubertal boys [J]. Journal of Pediatric Hematology, 20 (5): 429-430.

Schover L R, Brey K, Lichtin A, et al., 2002. Knowledge and experience regarding cancer, infertility, and sperm banking in younger male survivors [J]. J Clin Oncol, 20 (7): 1880-1889.

Schover L R, Rybicki L A, Martin B A, et al., 1999. Having children after cancer. A pilot survey of survivors' attitudes and experiences [J]. Cancer, 86 (4): 697-709.

Schrader M, Müller M, Straub B, et al., 2001. The impact of chemotherapy on male fertility: a survey of the biologic basis and clinical aspects [J]. Reprod Toxicol, 15 (6): 611-617.

Sheth K R, Sharma V, Helfand B T, et al., 2012. Improved fertility preservation care for male patients with cancer after establishment of formalized oncofertility program [J]. J Urol, 187 (3): 979-986.

Siegel R L, Miller K D, Jemal A, 2018. Cancer statistics, 2018 [J]. CA Cancer J Clin, 68 (1): 7-30.

Tang W H, Deng C Y, Gao J M, et al., 2022. An evaluation of the population characteristics, semen quality, and utilization status of autologous sperm cryopreservation and fertility preservation in for 662 patients: a 6-year monocentric retrospective study [J]. Basic and Clinical Andrology, 32 (1): 18.

Thomson A B, Campbell A J, Irvine D C, et al., 2002. Semen quality and spermatozoal DNA integrity in survivors of childhood cancer: a case-control study [J]. Lancet, 360 (9330): 361-367.

Tournaye H, Goossens E, Verheyen G, et al., 2004. Preserving the reproductive potential of men and boys with cancer: current concepts and future prospects [J]. Hum Reprod Update, 10 (6): 525-532.

Valli-Pulaski H, Peters K A, Gassei K, et al., 2019. Testicular tissue cryopreservation: 8 years of experience from a coordinated network of academic centers [J]. Hum Reprod, 34 (6): 966-977.

Verza S Jr, Feijo C M, Esteves S C, 2009. Resistance of human spermatozoa to cryoinjury in repeated cycles of thaw-refreezing [J]. Int Braz J Urol, 35 (5): 581-590, 591.

Wilkes S, Coulson S, Crosland A, et al., 2010. Experience of fertility preservation among younger people diagnosed with cancer [J]. Hum Fertil, 13 (3): 151-158.

World Health Organization (WHO), 2022. ICD-11 International Classification of Diseases 11th Revision [EB/OL]. [2024-01-01] https://icd.who.int/en.

Wyns C, Collienne C, Shenfield F, et al., 2015. Fertility preservation in the male pediatric population: factors influencing the decision of parents and children [J]. Hum Reprod, 30 (9): 2022-2030.

Wyns C, Curaba M, Vanabelle B, et al., 2010. Options for fertility preservation in prepubertal boys [J]. Hum Reprod Update, 16 (3): 312-328.

Wyrobek A J, Schmid T E, Marchetti F, 2005. Relative susceptibilities of male germ cells to genetic defects induced by cancer chemotherapies [J]. J Natl Cancer Inst Monogr, (34): 31-35.

Yazama F, Tai A, 2011. Unexpected role of α-fetoprotein in spermatogenesis [J]. PLoS One, 6 (5): e19387.

Yokonishi T, Sato T, Katagiri K, et al., In vitro spermatogenesis using an organ culture technique [M] //Spermatogenesis. Totowa, NJ: Humana Press, 2013: 479-488.

第 5 章

女性生殖道恶性肿瘤保留生育功能的治疗

第一节　宫颈癌保留生育功能的手术治疗

宫颈癌（cervical carcinoma，CC）发病率位列女性癌症第4位，女性生殖系统恶性肿瘤第2位，不仅直接威胁女性的生命安全，对生育的威胁也将剥夺年轻女性的第二生命。随着宫颈癌发病明显年轻化的趋势，早期宫颈癌保留生育功能的手术越来越受到关注，成为热点问题。

子宫是孕育胎儿的重要器官，而子宫颈，即宫颈，为子宫的门户。正常生理状态的宫颈较窄，位于子宫下部，呈圆柱状，内腔呈梭形，称为子宫颈管（cervical canal），每到排卵期，在雌激素的作用下子宫颈管变柔软，子宫颈口微开如瞳孔状，有利于精子通过，促进妊娠。而当成功妊娠后，宫颈不仅成为胎儿在宫内安全生长直至妊娠足月的重要保障，也将是阴道分娩时胎儿娩出的自然通道。正常情况下，宫颈很坚硬，处于关闭状态，直到足月分娩时宫颈开始逐渐变软和展平，并随着产程进展逐渐扩张，使胎儿可通过扩张的宫颈经阴道娩出母体体外，完成分娩过程。因此，各种原因导致的宫颈功能不全也是引起习惯性晚期流产和早产的重要原因之一。

一旦确诊宫颈癌，不仅肿瘤疾病本身明显影响了宫颈本有的"门户功能"，而且以手术或放疗为主的根治性治疗方式，会直接导致生殖器官子宫的切除及卵巢生育功能的完全丧失，女性完全失去生育力。随着宫颈癌筛查的广泛普及及女性自我健康认知的提高，越来越多的宫颈癌已经可以早期发现，且早期宫颈癌卵巢转移风险很低，仅为0.2%～0.8%，年轻女性选择保留子宫的宫颈癌手术同样可以保证生命的安全，保留卵巢输卵管的治疗方式也不影响生存预后。

因此，临床上早期宫颈癌保留生育功能手术的主要适应证包括有强烈生育要求，年龄≤45岁，宫颈病灶仅局限于宫颈、向上未侵犯宫颈内口，临床上国际妇产科联盟（International Federation of Gynecology and Obstetrics，FIGO）分期（2018）为局部早期ⅠA1～ⅠB1期，病理类型为鳞癌、腺癌和腺鳞癌，部分选择性的ⅠB2期充分告知相关风险后也可考虑保留生育功能。但如果是特殊的病理类型如神经内分泌癌、胃型腺癌、癌肉瘤等，或经多学科诊治（multiple discipline team，MDT）评估，无生育力或有妊娠禁忌证时，均无法保留生育功能。具体手术治疗方式需根据不同的临床病理分期进行选择，主要包括宫颈锥形切除术、宫颈切除术及宫颈根治性切除术（radical trachelectomy，RT）。

一、宫颈锥切术

宫颈锥切术不仅是确定宫颈有无浸润癌的诊断方法，也是一种治疗性手术，主要适用于病理确诊无淋巴脉管间隙浸润（lymphovascular space invasion，LVSI-）的ⅠA1期宫颈癌，包括冷刀锥切术和电环形切除术。诊断性锥切确诊为宫颈癌ⅠA1期或宫颈HSIL不除外早期浸润需要诊断性锥切时，均建议行冷刀锥切术，保留生育功能，且为达到准确判断疾病程度，应达到如下具体要求：①手术切缘至少有3mm的阴性距离（切缘阴性是指无浸润性病变或高级别鳞状上皮内病变）；②切除深度至少为10mm；③应尽量整块切除，保持标本完整性；④切除组织的形状和深度需与术前阴道镜下评估的病灶大小、形状和病变部位相适应；⑤子宫颈管内可疑浸润性腺癌与原位腺癌，锥切应为窄长锥形，延伸至子宫颈内口以避免遗漏深部病变；⑥推荐在锥顶上方的子宫颈管单独取样以评估残端是否切净。

二、宫颈根治性切除术

宫颈根治性切除术（RT）主要适用于ⅠA1期伴有淋巴脉管间隙浸润（LVSI＋）、ⅠA2期、ⅠB1期及部分ⅠB2期宫颈癌。RT技术目前已比较成熟，手术入路可选择经腹或经阴道，在保证无瘤原则前提下，也可选择腹腔镜或机器人辅助腹腔镜手术。

无论何种手术入路，都需要首先判断盆腔区域性淋巴结情况，术中快速冷冻病理可协助确定有无淋巴结转移，如病理确诊有淋巴结转移，需放弃保留生育功能的手术。其次，最重要的是确定肿瘤的安全切缘距离，由于早期宫颈癌很少向上侵犯宫体，其主要播散途径是侧方宫旁转移或向下侵犯上段阴道，因此，要注意切除足够的宫颈旁组织和阴道，要适当尽可能保留宫体，并可根据术中快速病理切片确定宫颈上切缘，通常建议阴道切缘1～2cm，宫颈旁输尿管水平切除主韧带（1～2cm），ⅠB1期保证阴性切缘5～8mm；而ⅠB2期首选经腹路径手术，建议阴性切缘8～10mm，注意兼顾功能保护。

最后需仔细进行子宫颈阴道的重建，目前中国抗癌协会中国肿瘤整合诊治技术指南（CACA）首先推荐"袖套式"缝合法，同时为预防子宫颈狭窄，推荐常规置入子宫颈管粘连预防装置，也建议术中同时行子宫颈环扎，环扎材料可选Mersilene、Gore-Tex或Gynemesh等。对于RT术中未行子宫颈环扎或环扎线脱落的患者，建议在妊娠前评估残留子宫颈长度及子宫颈功能状况，必要时可选择妊娠前或者妊娠早期经腹腔镜或经阴道行子宫颈环扎。

宫颈根治性切除术后如存在中危因素（肿瘤直径≥3cm，深肌层浸润＞1/2，伴LVSI）需辅助化疗，可考虑紫杉醇联合卡铂化疗3～6个疗程，化疗期间可联合使用促性腺激素释放激素激动剂（GnRHa）进行卵巢功能的保护。

近年来，宫颈根治性切除术造成宫颈功能障碍导致妊娠率低、流产率高一直是宫颈癌保留生育功能手术的最大难题，联合新辅助化疗（neoadjuvant chemotherapy，NACT）

缩小瘤体而使手术范围缩小、提高术后妊娠率，已开始受到关注。同时，新辅助化疗也可以使原本较大的瘤体缩小，提高手术时切除全部癌灶的成功率，为原本失去手术机会的患者提供一次手术机会，更可以初步判断化疗敏感性，降低肿瘤细胞的活力，消除微小转移灶，以减少手术过程中肿瘤可能的扩散及远处转移的风险，但在保留生育功能的宫颈癌治疗中还处于探索阶段，建议充分知情选择，严密监测术后随访。且该治疗方式只推荐于宫颈鳞癌和腺癌，宫颈腺鳞癌新辅助化疗后保留生育功能目前争议较大，鉴于同等危险因素条件下较宫颈鳞癌或腺癌预后差，建议谨慎选择。

如评估后知情选择确定选择新辅助化疗（neoadjuvant chemotherapy，NACT）联合宫颈根治性切除术的治疗方案后，仍需首先施行腹腔镜下盆腔淋巴清扫±腹主动脉旁淋巴结取样，确定淋巴结无转移再进行NACT，最后进行宫颈根治性切除术。NACT化疗方式建议采用静脉化疗，动脉栓塞化疗可能影响卵巢功能，化疗过程中可考虑应用GnRHa，大量研究证实GnRHa对保护卵巢功能、预防卵巢功能早衰都是有益的。但本治疗方案用于超指征早期宫颈癌患者保留生育功能为最近几年有所报道，虽然近期效果令人振奋，但远期效果有待进一步长期观察研究。

宫颈癌保留生育功能的手术应重视多学科团队（multi disciplinary team，MDT）的作用，MDT原则应该贯穿每一位患者的治疗全程，由妇科、病理科、影像科、辅助生殖科等多个学科的专家共同分析患者的疾病资料，作出全面的评估，为患者制订最适合的整体治疗策略。无须辅助化疗的患者建议术后6个月再尝试妊娠。需辅助化疗的患者建议治疗结束1年后尝试妊娠。若存在不孕不育因素或试孕1年仍未妊娠者需积极转诊生殖医学专家，需要注意的是，辅助生育可能增加了单次妊娠的胎儿数量，易造成流产和早产，为此我们建议在实施辅助生育技术时应尽量防止多胎受精，从而减少不良妊娠结局的发生。

无论是否成功妊娠分娩，宫颈癌的治疗结束2年内，需每3～6个月随访1次，治疗结束3～5年，则每6～12个月随访1次。目前数据显示宫颈锥切后复发率为1.4%～3.7%，而宫颈根治术后复发率仅为1.0%，生育并未影响肿瘤的结局，因此，建议完成生育后无须预防性切除子宫，只能少数患者产后因随访条件差，可以知情选择预防性子宫根治性切除术。

（杨　卓）

第二节　上皮性卵巢肿瘤保留生育功能的手术治疗

上皮性卵巢癌（epithelial ovarian cancer，EOC）为最常见的卵巢肿瘤，占原发性卵巢肿瘤的50%～70%，占卵巢恶性肿瘤的85%～90%，有良性、交界性和恶性之分。常见的组织学类型有浆液性、黏液性、子宫内膜样等。上皮性卵巢癌中，高级别浆液性癌占70%，子宫内膜样癌占10%，透明细胞癌占10%，黏液性癌占3%，低级别浆液性癌＜5%。上皮性卵巢癌平均发病年龄50～60岁，中位诊断年龄为63岁，发病率和死亡率均随年龄增长而增加，由于早期没有特异的临床表现，缺乏理想有效的筛查手段，上皮性卵巢癌70%～80%确诊时已是晚期，复发率高、死亡率高、预后差。在妇科三大恶性肿瘤中，卵巢癌的病死率居首位，总体5年生存率为40%～50%。根据我国2016年恶性肿瘤流行情况分析，卵巢癌发病率为8.47/10万，死亡率为4.04/10万。

随着高分辨超声技术的应用，恶性卵巢肿瘤得以早期发现和诊断。约有15%的患者诊断时处于1期，对于年轻、有生育要求、早期的上皮性卵巢交界及恶性肿瘤的患者，相关的研究表明：

（1）3%～17%的上皮性卵巢癌及超过1/3的交界性卵巢肿瘤在40岁之前诊断。

（2）约14%的EOC患者年龄＜40岁，7%～8%的早期EOC患者年龄＜35岁。

（3）在青少年卵巢肿瘤中，卵巢恶性肿瘤比例较高。

（4）病理类型与患者年龄密切相关，上皮性肿瘤多发生在50岁以上人群，卵巢交界性肿瘤常见于30余岁到40余岁的女性，发病年龄较上皮性浸润癌患者早10岁以上。

手术联合化疗是卵巢癌的主要治疗方式。与晚期卵巢癌不同，早期上皮性卵巢癌5年生存率可达90%～100%。早期患者可手术切除同时进行全面分期手术，术后根据病理进行分期和组织学分级，以确定是否需要术后辅助治疗。对于早期的卵巢恶性肿瘤，根据分期和不同病理类型，可以进行保留生育力的治疗，然而肿瘤的侵袭，手术及放、化疗对卵巢组织的破坏，都不同程度地致使卵巢功能的损伤。卵巢恶性肿瘤保留生育手术在全面分期的基础上切除卵巢肿瘤，保留健侧卵巢和子宫，达到治疗肿瘤、保留生育力和内分泌功能的目的。实施手术治疗时需要顾及肿瘤学结局的同时，兼顾精确分期、生育力保护、促进生育管理等方面。

随着妇科肿瘤发病趋于年轻化、肿瘤诊断技术的提高及女性生育年龄的推后，越来越多的女性在罹患妇科恶性肿瘤时仍有生育要求。对于年轻妇科恶性肿瘤患者的治疗，女性生殖器官的功能与生育力的保护及保留一直是妇科肿瘤医生在治疗过程中应充分考虑与权衡的，同时也涉及多学科的合作，更需要具备心理学、社会学、国家政策等方面的知识。肿瘤的治疗模式也从身体疾病的治疗转变为身心、人性、社会等全方位多领域的综合治疗模式。对于卵巢癌患者施行保留生育功能的治疗仍有一些争论，但对于未生育的年轻女性尤其是早期卵巢癌，保留生育功能有时是必须要考虑的选择。国内外共识普遍认为，对于卵巢癌施行保留生育功能（保留子宫和对侧附件）的手术应谨慎并严格选择适应证。

一、不同类型卵巢上皮性肿瘤进行保留生育功能手术的决策依据

上皮性卵巢肿瘤根据细胞增殖、细胞核异型性和间质浸润情况分为良性、交界性（低度恶性潜能）、恶性（表5-1）。上皮性肿瘤在未育女性中的患病风险为1.6%，卵巢癌患者一级血缘亲属患病风险为5%，有家族卵巢癌发病史的女性发病风险增高。细胞类型主要有浆液性、黏液性、内膜样、透明细胞、移行细胞及鳞状细胞。与其他年龄阶段相比，15～39岁的卵巢肿瘤患者在病理类型、危险因素和肿瘤预后方向具有特殊性。

表 5-1　上皮性卵巢癌的主要类型

	高级别浆液性癌	低级别浆液性癌	黏液性癌	内膜样癌	透明细胞癌
确诊时肿瘤期别	晚期	早期或晚期	早期	早期	早期
可能的癌前病变	输卵管上皮化生	浆液性交界性肿瘤	腺瘤-交界性肿瘤	子宫内膜异位症	子宫内膜异位症
遗传易感性	BRCA1/2	不详	不详	HNPCC	不详
分子学异常	P53 和 BRCA 通路	BRAF 和 K-ras	K-ras，HER-2	PTEN、β-catenin、ARIDIA、PIK3CA、K-ras	HNF-1β、ARIDIA、PIC3CA
增殖指数	高	低	中	低	低
预后	差	较好	较好	较好	中等

（一）卵巢交界性肿瘤

卵巢交界性肿瘤具有独特的生物学特性，包括上皮增生，细胞异型成分＞10%，但无破坏性浸润生长，占全部卵巢肿瘤的10%～20%；在40岁以下的年轻女性中，交界性肿瘤占全部非良性卵巢病变的30%～40%，其中浆液性与黏液性最为常见，占交界性肿瘤的95%以上。卵巢交界性肿瘤总体而言进展缓慢，预后良好，10年生存率达90%；复发仍为交界性，进展为浸润癌不超过2%～3%；再次手术仍然可以取得较好效果。年轻交界性肿瘤患者保留生育力更为常见，且对长期生存无影响，保育术后妊娠率达32%～88%。和侵袭性上皮性卵巢癌相比，交界性肿瘤整体预后较好，保留生育功能的机会更多。

交界性肿瘤患者最初保留生育功能手术仅适用于早期交界性肿瘤且强烈要求保留生育功能的患者。很多学者进行了大量研究，对早期交界性肿瘤患者分别行根治性手术和保留生育功能手术，对其安全性进行比较，认为二者术后复发率相似，且生存率无明显差别。而且研究证实了该类患者保留生育功能是安全可行的，术后可获得满意的妊娠结局。此外部分研究认为，即使保留生育功能手术后的患者病灶复发，其复发病灶通常仅局限于术后保留的卵巢组织，极少发生于盆腔其他部位，这些局限的复发病灶可进行二次手术切除并实现临床治愈，且有研究认为二次手术仍是安全、有效的。

目前专家学者普遍将影响晚期BOT预后及复发的高危因素归结为以下几点：合并微浸润、微乳头病变及腹膜种植（尤其是浸润性种植）。

（1）部分浆液性交界性卵巢肿瘤具有非典型的生长形态和特性，包括交界性肿瘤微浸润和微乳头亚型交界性肿瘤。局灶性微浸润是指浸润卵巢间质的散在上皮细胞癌巢最大径＜3mm，一旦超出，应诊断为低级别浆液性癌。

（2）与典型的交界性肿瘤相比，更多的微乳头亚型表现为双侧、微浸润或微浸润性癌、进展期和浸润性种植。当浆液性交界性肿瘤发展为交界性肿瘤浸润性种植、交界性肿瘤伴微浸润性癌、微乳头亚型浆液性癌、淋巴结受累伴浸润性种植时，临床应按低级别浆液性癌处理。微乳头亚型浆液性癌选择保育手术会有较高的复发风险，不推荐肿瘤剔除。

（3）腹膜浸润性种植灶与低级别浆液性癌有相同的组织病理学，但是镜下为早期浅层浸润灶，且肿瘤≤1～2cm。

其中，交界性肿瘤浸润性种植不影响保育患者的总体生存，且仍可获得较好的生育率，然而若存在3处及以上腹膜种植则可能对生存产生影响；近年来，部分有卵巢外种植的晚期患者也存在生育需求，保留生育功能的手术适应证逐渐放宽，决定能否保留生育功能手术的一个重要因素是种植病灶是否为非浸润性。有关浸润性与非浸润性种植的标准，尚无统一定论。大多数病理学者认为，浸润性种植指上皮不规则增生，浸润腹膜邻近或下方的正常组织。而非浸润性种植则是种植病变与其下方的良性组织间有鲜明的分界，无邻近或下方组织浸润。研究显示，晚期BOT术后死亡的患者大部分合并卵巢外浸润性种植病灶，而合并卵巢外非浸润性种植的晚期患者在接受保留生育功能手术后，其5年生存率可达98%，手术效果满意。因此，晚期BOT合并非浸润性种植的患者，若手术可以切净种植病灶，行保留生育功能手术是可取的且安全的。

2024年美国国家综合癌症网络（National Comprehensive Cancer Network，NCCN）指南指出，对于交界性卵巢上皮性肿瘤，即使没有完成彻底的分期手术，如果没有病灶残留，可以观察，若有病灶残留可以根据患者意愿和有无浸润性种植决定是否可以保留生育功能。但是对于非侵袭性LGSC患者，保留生育功能手术后的生育情况、复发率及随诊方案，仍是临床处理的棘手问题，目前没有一致结论。许多专家认为，即使保留生育功能，也可以考虑切除患者受累的一侧附件。

黏液性交界性瘤分为4种病理亚型：肠型黏液性交界性肿瘤、宫颈管型黏液性交界性肿瘤（又称浆黏液性交界性肿瘤）、黏液性交界性肿瘤合并原位癌和黏液性交界性肿瘤伴微小浸润；其中肠型黏液性交界性肿瘤最为常见，多为单侧。相比浆液性交界性肿瘤，黏液性交界性肿瘤更易复发，但这4种病理类型预后均较为良好，复发方式多为腹腔外复发。对于年轻患者仍推荐保育手术，首选术式为患侧输卵管卵巢切除术。

（二）卵巢高级别浆液性癌

高级别浆液性癌是最常见的卵巢上皮性癌，肿瘤主要为实性肿物，伴坏死和出血及明显的间质浸润。大多是肿瘤细胞核分裂活跃，细胞呈乳头状或实性排列。核分裂指数高，常见砂砾体。常有TP53基因突变。

高级别浆液性卵巢癌保留生育功能的指征存在争议。2021年中国卵巢恶性肿瘤诊断与治疗指南指出"FSS限于分化好的ⅠA期或ⅠC期上皮性卵巢癌患者"，并未包括高级别浆液性卵巢癌，但2022年第1版NCCN指南并未排除高级别浆液性卵巢癌，可见高级别浆液性卵巢癌并非FSS的绝对禁忌。高级别浆液性卵巢癌是上皮性卵巢癌中预后最差的类型，死于高级别浆液性卵巢癌的人数占所有卵巢恶性肿瘤的70%～80%，80%的患者会出现复发，为此FSS应十分谨慎，对于选择FSS的患者，推荐健侧卵巢活检术。有证据证实，组织学分级显著影响Ⅰ期上皮性卵巢癌FSS患者的肿瘤预后。ⅠA期G3级与ⅠA期G1/2级相比，5年OS率均为100%，但无复发生存（recurrence-free survival，RFS）率显著下降（33.3% vs. 97.8%）；ⅠC期G3级与ⅠC期G1/2级相比，5年OS率

（66.7% vs. 96.9%）和RFS率（66.7% vs. 92.1%）均显著下降。有研究指出，Ⅰ期G1/2级上皮性卵巢癌患者FSS是安全的。Fruscio等认为，FSS可能不增加G3级患者的复发风险，也有学者认为根治术并未降低G3级患者复发的概率。因此，仅ⅠA期高级别浆液性卵巢癌可谨慎选择FSS，术后化疗3～6个疗程，ⅠC期患者不推荐保留生育功能。

（三）卵巢低级别浆液性癌

卵巢低级别和高级别浆液性癌是两种完全不同的肿瘤，低级别浆液性肿瘤大多数由浆液性交界性肿瘤发展而来，存在不规则的间质浸润，表现为间质组织中存在小的、紧密巢状的肿瘤细胞，伴有*K-ras*或*BRAF*基因突变。

低级别浆液性卵巢癌占所有上皮性卵巢癌的2%，较为罕见，2%～5%的患者确诊时为Ⅰ期。肿瘤细胞表现为轻至中度的异质性，增殖活性低，但约95%的肿瘤存在雌激素受体表达，50%的肿瘤存在孕激素受体表达，这为治疗提供了潜在靶点。年龄是影响低级别浆液性卵巢癌患者预后的危险因素，年龄大于35岁患者的无病生存期（disease-free survival，DFS）明显短于年轻患者（32.6个月 vs. 18.8个月）。但总体来说，低级别浆液性卵巢癌患者的生存期较高级别浆液性卵巢癌患者明显延长，疾病进展缓慢，是上皮性卵巢癌中预后最好的组织学类型之一。因此，有生育需求的ⅠA期和ⅠC期低级别浆液性卵巢癌患者，可以选择FSS。

（四）卵巢子宫内膜样癌

组织学形态类似于子宫体的内膜样腺癌，可出现鳞状细胞分化，发病率仅次于浆液性癌，常见于绝经后女性。50%以上患者表现为双侧，多数为早期发现。目前认为子宫内膜样腺癌可能是由子宫内膜异位症恶变转化引起而非来源于卵巢表面上皮。15%～20%的卵巢子宫内膜样腺癌合并子宫体的内膜样腺癌，尽管肿瘤可相互转移，但大量数据显示，多数卵巢和子宫的子宫内膜样腺癌是独立存在的。卵巢内膜样腺癌以实性成分为主，伴有坏死，其分级标准与子宫体的内膜样腺癌相同。有证据指出，子宫内膜异位症相关卵巢癌患者合并同期原发癌的可能性更大（23.8% vs. 8.3%），而同期原发癌中有94.1%是子宫内膜样。

一项基于28 118例上皮性卵巢癌患者的回顾性研究发现，卵巢子宫内膜样癌预后较好，5年OS率为81%，5年无进展生存（progression-free survival，PFS）率为55%；其中低级别子宫内膜样癌5年OS率为89%，高级别子宫内膜样癌5年OS率为76%。高级别子宫内膜样癌约占卵巢恶性肿瘤的1.6%，OS虽比浆液性卵巢癌更长，但短于低级别子宫膜样癌。因此，不推荐高级别卵巢子宫内膜样癌患者选择FSS。卵巢子宫内膜样癌患者，应同时注意排除子宫内膜的病变。另外，卵巢子宫内膜异位症恶变者，易合并其他不孕相关因素，妊娠概率相对较低，患者应充分知情，明确同意。

（五）卵巢透明细胞癌

卵巢透明细胞癌与内膜样腺癌密切相关，也常与子宫内膜异位症相关，常见于绝经后女性，占卵巢癌的5%～10%。虽然大多数为临床早期，预后较其他早期卵巢癌差，被认为是高级别肿瘤，亚裔女性发病率最高。有研究指出，对于接受FSS的上皮性卵巢癌患者，高级别或透明细胞癌是影响DFS和CSS的独立危险因素。研究证实，ⅠA期透明细胞癌患者可以选择FSS，但术后应规范化疗，选择FSS的ⅠC期透明细胞癌患者较接受根治性手术患者的OS更低，故不推荐ⅠC期透明细胞癌患者选择FSS。

若患者有强烈的意愿，也应十分谨慎，并推荐健侧卵巢活检术，术后完善以铂为基础的化疗。卵巢透明细胞癌患者FSS的临床研究十分有限，FSS的安全性并不确定，应与患者充分沟通并获得明确知情同意。

（六）黏液性癌

大多为多种成分混杂而成，良性、交界性、非浸润性和浸润性成分同时存在于同一肿瘤中，形态学的连续性提示黏液性腺癌是从囊腺瘤—交界性肿瘤—非浸润性癌—微浸润性癌—浸润性癌逐步发展而来。由于良性和恶性成分可以同时存在于同一肿瘤，因此病理标本取材需要足够广泛，是术中冷冻局限性的重要原因。

对于保留生育功能手术后早期上皮性卵巢癌患者来说，主要关心的是治疗后能否成功妊娠。有研究报道了对56例年轻的上皮性卵巢癌患者施行保留生育功能手术，其中32例Ⅰa期、2例Ⅰb期、22例Ⅰc期，平均随访8年，预后与行根治性手术患者相当，仅5例复发，20例患者妊娠27次。还有研究在2000年对保留生育功能手术和根治性手术进行了对比研究，发现患者无论处于Ⅰa期还是Ⅰc期，无论接受保留生育功能手术还是根治性手术，术后复发率相似。高于Ⅰa期的上皮性卵巢癌患者的术后安全性和妊娠结局文献报道较少。在接受保留生育功能手术治疗的早期上皮性卵巢癌女性中有94%的保留生育功能手术治疗后的上皮性卵巢癌的患者恢复了正常月经。

然而，Satoh等总结的211例（Ⅰa期126例，Ⅰc期85例）保留生育功能手术的上皮性卵巢癌患者，只有76例成功妊娠，获66个健康婴儿，而且其中5例实施了辅助生育。术后的化疗可能是导致其妊娠率下降的因素，根据FIGO与NCCN临床实践指南，对于高分化Ⅰa期患者术后无须化疗。在另一项病例研究中报道，有71%的保留生育功能手术治疗后的年轻患者妊娠成功并生育。根据11篇纳入文献中的9篇计算的妊娠率为67%，由此可见，大多数保留生育功能手术治疗后的患者能维持生育并成功受孕。

二、上皮性卵巢肿瘤保留生育功能手术的指征与禁忌证

（一）变迁与争议

年轻卵巢肿瘤患者，保留生育功能的手术对于患者的生育力、心理预期及生活质量均有积极的影响。但是是否以牺牲肿瘤结局为代价，甚至导致患者不良预后，始终是实施手术需要顾及的重点。围绕卵巢肿瘤病理类型、危险因素和预后的探索不断开展，年轻交界性和恶性卵巢肿瘤患者保留生育功能的适应证日渐清晰。

文献报道约80%交界性卵巢肿瘤诊断时处于Ⅰ期，患者年龄较小，总体预后较好，手术后出现复发再次手术仍可以获得较好的结果，是目前可实施保留生育力手术人群最多的类型。保留生育功能手术最初仅限于病变局限于卵巢的早期患者并证实了其在肿瘤学上的安全性。近年研究表明，对于晚期无浸润性种植的交界性卵巢肿瘤患者进行保育手术也是安全可行的。

　　EOC起病隐匿，约70%的患者确诊即为晚期，手术、化疗及靶向治疗是主要的治疗方式。15%的患者诊断时处于Ⅰ期，切除病灶同时全面分期手术，根据病理进行分期和组织学分级，明确术后辅助治疗方案，如此5年生存率可达90%。随着有强烈生育愿望的早期EOC患者增多，保留生育功能手术为基础的个体化治疗成为研究应用的热点。EOC是否可以保留生育，需要依据患者的年龄、肿瘤分期、病理类型、分化程度、患者意愿综合考虑，严格筛选合适的人群。

　　保留生育功能的手术在上皮性卵巢癌中最初应用FIGO分期ⅠA期且分化好的非透明细胞癌患者。随着对FSS认识及患者的需求，基于循证证据的指征也相应调整。

　　❖ 2006年美国临床肿瘤学会（ASCO）发布了首个针对肿瘤患者的保育生育功能治疗（fertility-sparing therapy，FST）指南，该指南指出，尽管肿瘤患者FST存在争议，但在合理评估风险前提下或可行。

　　❖ 2007年美国妇产科医师学会（ACOG）推荐保留生育功能手术仅适用于年轻未生育并可以密切随访的ⅠA期上皮性卵巢癌患者。

　　❖ 2008年欧洲肿瘤内科学会（ESMO）强调保留生育功能的手术适应证为ⅠA期G1或G2，且非透明细胞癌的上皮性卵巢癌患者。

　　❖ 2013年ESMO在初治及复发卵巢上皮性癌临床指南中增加了ⅠC期G1或G2预后好的患者，对于低分化或透明细胞癌，ESMO不推荐保留生育功能。

　　❖ 2014年国际妇癌组织（GCIG）则认为透明细胞癌患者，仅ⅠA期可行保留生育功能的手术。

　　❖ 2016年美国国家综合癌症网络（NCCN）指南不再限制病理类型和肿瘤分化程度，ⅠA和ⅠC期的所有病理类型的上皮性卵巢癌都可以尝试保留生育功能的手术，透明细胞癌和G3患者也被纳入适应证。英国国家卫生与临床优化研究所（NICE）指南与NCCN一致。

　　❖ 2018年NCCN指南也推荐Ⅰ期卵巢上皮性癌可尝试保留生育功能。亦有研究正在尝试将卵巢上皮性癌FSS的适应证进一步扩大。欧美的两项指南中均强调要行全面的手术分期，包括淋巴结清扫术，以明确疾病是否为早期。

　　目前对于EOC患者实施保留生育功能的手术指征普遍认可部分细节尚有争议，研究（Satoh，2016，30个中心211例）认为对于ⅠA期高、中分化（G1、G2）的早期非透明细胞癌患者行保留生育功能手术是安全可行的；对于ⅠA期（G1、G2）的透明细胞癌及ⅠC期G1、G2的非透明细胞癌患者术后给予辅助化疗的情况下也可以保留生育。另一项研究（Bentivegna，21个中心1150例）ⅠA期ⅠC期G1\G2的患者及FIGO 2014ⅠC1行保留生育是安全的，G3或者ⅠC3的安全性有待进一步证实。

　　由此可见，有关EOC保留生育功能治疗的适应证目前尚未在国际学术界达成完全一致意见。鉴于患者数量较少，保留生育功能治疗临床应用尚缺乏高级别循证医学证据。EOC保留生育功能治疗在部分育龄期女性中切实可行，已有较多成功经验，但能否进一步扩大保留生育功能治疗指征尚需进一步探索研究。

（二）禁忌证

　　既往有不孕病史、内分泌疾病或者有可能导致不孕的高危因素，如高龄、腹部手术史、多次刮宫史等要充分告知生育概率下降的可能。

对年龄大于40岁或既往有卵巢手术史的患者，还应对患者的卵巢储备功能进行详细的评估，如月经情况、血抗米勒管激素（AMH）、FSH、E_2水平，超声监测窦前卵泡数量、卵巢体积和血供等，对术前卵巢储备功能有充分了解，并告知患者。

详细询问患者是否有卵巢癌、乳腺癌家族史，如可疑有遗传性上皮性卵巢癌高危因素患者，应明确是否 *BRCA1/BRCA2* 基因突变，予以遗传咨询，此类患者不建议行保留生育功能的手术。

对于合并有严重内外科疾病的患者，需经多学科讨论，决定是否可以行保留生育功能的手术。任何保留生育功能的手术必须在患者和家属知情同意的前提下实施。

（三）上皮性卵巢癌保留生育功能的手术指征

卵巢上皮性癌转移或复发风险较高，行保留生育功能治疗有几个关键的因素需要考虑：综合患者年龄等情况评估生育力、Ⅰ期肿瘤、G1或G2级、盆腹腔探查情况、除外遗传相关卵巢癌、风险告知及接受密切随访。ⅠA期、G1/G2级卵巢浆液性癌和子宫内膜样癌可行患侧附件切除＋全面分期手术（保留子宫和对侧附件）；Ⅰ期黏液性腺癌可保留生育功能。不推荐卵巢透明细胞癌患者行保留生育功能治疗。卵巢癌肉瘤预后差，不适合保留生育功能。ⅠB期患者可切除双侧附件和全面分期手术，保留子宫，留待术后行赠卵等辅助生殖技术。

中华医学会妇科肿瘤分会推荐的上皮性卵巢癌患者行保留生育功能的手术指征为：患者年轻，渴望生育；Ⅰ期；细胞分化好（G1）；对侧卵巢外观正常或活检阴性；腹水细胞学阴性；"高危区域"探查或活检均阴性；有随诊条件；完成生育后根据情况再行子宫和对侧卵巢切除术。

2021年中国抗癌协会妇科肿瘤专业委员会的FSS指南：严格满足下列条件才能保留生育功能。患者年轻、渴望生育，无不孕不育因素，分化好的ⅠA期或ⅠC期；子宫和对侧卵巢外观正常；有随访条件。

2022年《卵巢恶性肿瘤保留生育功能的中国专家共识》：满足下列条件者，可考虑保留生育功能：

（1）年龄＜40岁，渴望生育，不存在其他不孕不育的因素，无妊娠禁忌证。

（2）有严格的随诊条件。

（3）患者对FSS带来的肿瘤复发风险充分知情。

（4）病理提示病变仅限于一侧卵巢，子宫和对侧卵巢无异常（2A类推荐）。

（5）ⅠA期低级别浆液性癌、黏液性癌、高级别浆液性癌、透明细胞癌、子宫内膜样癌（2A类推荐）。

（6）ⅠC期（单侧）低级别浆液性癌、ⅠC1～2期（单侧）G1/2黏液性癌、ⅠC期（单侧）G1/2子宫内膜样癌（2B类推荐）。

（7）卵巢子宫内膜样癌和卵巢透明细胞癌患者，应排除子宫内膜病变（2B类推荐）。

三、上皮性卵巢肿瘤保留生育功能手术方式

（一）卵巢上皮性癌保育手术

早期卵巢上皮性恶性肿瘤保留生育功能手术标准术式是全面分期手术。对于EOC保留生育功能的治疗应仅限于有生育需求的早期患者，且基于FSS的全面手术-病理分期。

手术步骤如下：

（1）留取腹水或腹腔冲洗液送细胞学检查。

（2）仔细探查所有腹膜表面，对任何可疑隐藏肿瘤转移的腹膜或粘连应行选择性切除或活检。如无可疑之处，应对盆腔、双侧结肠侧沟、横膈表面腹膜随机活检。

（3）保留子宫的单侧或双侧附件切除术。

（4）大网膜切除术。

（5）双侧腹主动脉旁和下腔静脉表面的淋巴结切除术，至少达肠系膜下动脉水平，最好达肾静脉水平。

（6）盆腔淋巴结切除应包含髂总、髂外、髂内、闭孔淋巴结的切除。不建议肿瘤剔除术；高级别浆液性癌、黏液性癌和透明细胞癌推荐对侧卵巢活检，其他病理类型若对侧卵巢外观正常，可以不活检。

早期卵巢癌可接受保育手术，在是否行腹膜后淋巴结清除这个问题上存在一定争议。一些学者认为行腹膜后淋巴结切除，对FSS的预后可能带来一些影响，包括：①增大腹部伤口；②术后广泛粘连引起输卵管性不孕；③缺乏足够的证据表明腹膜后淋巴结切除本身可改善患者的预后。然而，CT对散在的淋巴结转移的诊断敏感性较差，在Ⅰ期的EOC中发现有10%～20%的腹膜后淋巴结转移。所以，行腹膜后淋巴结切除有以下优势：①精确分期及诊断；②避免不必要的化疗；③隐秘的肿瘤转移可被切除；④更加准确地预测肿瘤结局。

鉴于相对预后较差，应行腹膜后淋巴结切除，至少行腹膜后淋巴结可疑点活检。

（二）卵巢交界性肿瘤保育手术

单侧卵巢交界性肿瘤：对于年龄＜40岁的年轻患者，通常行患侧附件切除术，保留生育功能。双侧卵巢交界性肿瘤：其发生率为38%，只要有正常卵巢组织存在，也可仅行肿瘤剔除术，保留生育功能。期别较晚的卵巢交界性肿瘤：只要对侧卵巢和子宫未受累，无外生型乳头结构及浸润性种植，也可考虑进行保留生育功能治疗。

卵巢交界性肿瘤的保育手术范围存在讨论的几个焦点如下。

（1）是否需要切除淋巴结：交界性肿瘤大多为Ⅰ期，尽管切除淋巴结可以提高分期，但不能提高生存率，反而增加盆腔的粘连，影响生育力，对于无淋巴结肿大的患者不建议切除淋巴结。

（2）是否需要切除大网膜：交界性肿瘤的大网膜种植较为常见，切除可以减少复发，宜常规切除。

（3）是否需要切除阑尾：黏液性交界性肿瘤可考虑切除阑尾，其他病理类型阑尾外

观正常可以保留。

（4）能否进行肿瘤剔除。

（三）卵巢囊肿剥除术

通常，卵巢肿瘤保育手术的标准手术被认为是单侧输卵管卵巢切除术、大网膜切除术和分期手术。然而，我们偶尔会遇到这样的临床情况：①卵巢囊肿剥除术后病检回报为交界性或恶性上皮性肿瘤；②双侧卵巢肿瘤，强烈保留生育意愿。与单侧输卵管卵巢切除术相比，进行卵巢囊肿剥除对病情进展而言是一个巨大的挑战，可能导致患侧卵巢中残留其隐匿病灶，影响患者预后及完全治愈。大多数妇科医生可能会犹豫是否选择卵巢囊肿剥除术来作为 FSS 的术式。

Kajiyama 等进行了一项回顾性研究的结果，纳入 8 名接受卵巢囊肿切除术作为 FSS 治疗的早期 EOC 患者，8 名患者中位年龄为 29 岁（26 ～ 38 岁），中位随访时间为 103.6 个月（42.2 ～ 218.3 个月）。其中，ⅠA 期 3 例，ⅠC1 期 4 例，ⅠC3 期 1 例；5 例患者接受了术后辅助化疗；卵巢囊肿剥除术后，2 名患者分别在盆腔和双侧卵巢出现肿瘤复发，前者在卵巢囊肿术后 42 个月死于该病，后者在随后的根治性手术中获救；在 3 名患者中观察到 4 次足月分娩。尽管目前没有明确的标准将卵巢囊肿剥除术作为维持生育力的治疗方法，但如果满足以下临床病理条件，卵巢囊肿剥除术对于早期 EOC 的年轻患者可能是推荐的选择：

（1）包覆／分化良好的肿瘤。

（2）无卵巢外扩散迹象，包括细胞学阴性。

（3）无与周围组织致密粘连的迹象。

（4）存在足够的正常卵巢组织。

（5）肿瘤与剩余卵巢之间存在明确的宏观边界。

（6）通过多个冷冻切片对剩余卵巢组织进行活检阴性。

（7）随访充分。

我们需要积累更多关于卵巢囊肿的治疗经验，以明确囊肿剥除术治疗 FSS 的适用性。目前有两项关于早期 EOC FSS 的大型回顾性研究。其一来自欧洲研究，纳入了 240 名接受 FSS 的女性，其中 62 名患者接受了卵巢囊肿剥除术。另一项基于日本多机构的研究中纳入了 211 名患者，其中有 6 名女性接受了卵巢囊肿剥除术。卵巢囊肿剥除术作为 FSS 的可能选择，在欧洲比在日本更常见。在欧洲的研究中，接受卵巢囊肿剥除术的 62 例患者中有 11 名（17.7%）出现肿瘤复发，而接受卵巢切除术的 178 例患者有 17 名（9.6%）出现肿瘤复发。然而，卵巢囊肿剥除术组患者的肿瘤复发更多见于卵巢部位，并可通过二次根治手术成功获救。因此，卵巢囊肿剥除术患者的高肿瘤复发率并不一定导致高死亡率。由此可见，囊肿剥除术后的卵巢中即使存在残留的肿瘤，也可以通过精细的图像随访成功识别，并通过随后的根治性手术切除。但这一假设仍需要更多的循证证据验证。

四、卵巢肿瘤保留生育力术中技巧

卵巢上皮性肿瘤保留生育功能手术旨在保存患者的正常卵巢和子宫，在保证肿瘤治疗效果的前提下，保留患者的生殖内分泌和生育功能，保证患者生存和生育双获益。不仅要科学谨慎地选择适应证，更需要将保护生育力的理念落实到每一步操作。

（一）避免卵巢肿瘤破裂

约3%的卵巢肿瘤会发生破裂。自发性破裂常因发生恶性变，肿瘤快速、浸润性生长穿破囊壁所致；外伤性破裂则在外力作用下发生；医源性操作如尝试将较大的肿瘤娩出较小的腹壁切口，或肿瘤剥除术中层次不清晰，或术前进行肿瘤穿刺等。卵巢肿瘤破裂，其内容物溢入盆腹腔将致使：①交界性及恶性卵巢肿瘤手术病理升级，患者面临不得不是否补充治疗的抉择；②盆腹腔增加感染、粘连可能；③肿瘤种植的风险；④卵巢黏液性肿瘤破裂继发腹膜黏液瘤。

肿瘤破裂是否发生种植的风险并影响肿瘤结局，一些研究佐证了决策思路。Vergote等人的研究中纳入了1545例浸润性上皮性卵巢癌患者（FIGO I 期），提取患者的各项检查和手术等相关数据，以进行与各种临床和病理变量相关的无病生存率的单指标和多变量分析。多因素分析发现分化程度是无病生存最重要的预后指标，其次是术前破裂和术中破裂及年龄。当考虑到这些因素的影响时，以下因素都不具有预后价值：组织学类型、致密粘连、囊外生长、腹水、FIGO 1988分期和肿瘤大小。在多项研究中，手术前囊肿破裂被认为是一个独立的预后因素，但手术期间的破裂仅在单变量分析中才具有显著性。证实手术前的囊肿破裂是一个重要的独立预后变量。尽管担心手术期间的破裂可能会促进转移，从而影响患者的预后，但迄今为止，还没有令人信服的证据表明这种担心是合理的。该试验观察到，手术期间的破裂对无病生存具有独立的不利影响，这一发现提醒外科医生在手术过程中尽量避免肿瘤破裂。但是在这项回顾性分析中，暂无法区分术中自发破裂和手术针抽吸导致的破裂。Kodama等对1983～1993年接受手术治疗的183例 I 期和 II 期卵巢癌患者中获得的11个临床病理预后因素进行多因素分析，结果显示包膜自发破裂是唯一显著影响患者预后的因素，而手术者造成的包膜破裂并不影响患者的预后。另外，Romagnolo等报道了手术中肿瘤破裂或溢出的病例差异，发现腹腔镜组记录的破裂率为34.6%，而经腹手术组记录的破裂率为6.6%（$P < 0.000 1$）。同样，Lecuru等发现31%的腹腔镜者出现术中肿瘤破裂，而经腹手术组为16%。然而，这种差异没有达到统计学意义。在交界性肿瘤患者中，Desfeux等发现术中肿瘤破裂发生率的差异与手术入路无统计学相关性。

目前达成共识的是卵巢肿瘤自发破裂与不良结局相关，还没有证据证实术中破裂等同于术前破裂，FIGO 2018卵巢癌手术病理分期中，肿瘤局限于卵巢发生术中破裂为 I C1期，术前破裂为 I C2期，腹腔冲洗液阳性为 I C3期。高级别浆液性癌和透明细胞癌 I C期不宜选择保育手术；黏液性卵巢癌 I C3期安全性尚不明确。所以，年轻卵巢肿瘤患者手术中应尽可能避免肿瘤破裂。可通过以下方式减少术中肿瘤破裂的发生：选择足够大的切口，尽可能完整娩出肿瘤；术前考虑非良性可能时，不宜术前穿刺诊断，避免术中穿刺减压；发现肿瘤破裂，彻底冲洗盆腹腔。

（二）术中未诊断的恶性肿瘤再次全面分期手术

未能在术中及时诊断的交界性或恶性卵巢上皮性肿瘤年轻患者，通常首次仅接受卵巢肿瘤剔除术或者患侧附件切除术，而未行全面分期手术，明确诊断后应考虑再次手术全面探查和分期手术。再次分期术前应由妇科肿瘤医生进行评估，包括家族史、遗传风险、复核病理诊断、基因检测、影像学、手术记录等。没有残留肿瘤证据者考虑完成全面分期手术，术后根据分期、病理类型和组织分级确定是否化疗，尤其适用于早期低危（即可能为ⅠA期G1或ⅠB期G1）术后无须化疗的患者。而早期高危患者（ⅠA期G2/G3、ⅠB期G2/G3、ⅠC期或透明细胞癌）存在残留病灶需手术切除，若没有残留病灶，可以酌情给予化疗。所以，再次分期手术对于能否避免化疗，以及判断可否保留生育力意义重大。

（三）腹腔镜与开腹手术的决策

腹腔镜技术在卵巢肿瘤手术中的应用存在争议，但是在早期卵巢恶性肿瘤全面分期术有一些积极的探索证实腹腔镜可行且安全。腹腔镜手术与开腹手术相比出血少，创伤小，切口疝和术后感染的风险更低，患者康复更快，疼痛更轻。2021年林蓉等选取福建省妇幼保健院自2012年1月1日至2018年12月31日之间45岁以下行保留生育功能手术治疗的93例原发性卵巢、输卵管、腹膜的交界性、恶性肿瘤患者为研究对象，对其中62例接受开腹手术患者与31例接受腹腔镜手术患者的术中、术后情况进行对比，结果显示：接受开腹手术患者的手术时间长于腹腔镜手术患者，同时术后排气时间及住院时间也均长于腹腔镜手术患者，差异具有统计学意义（$P < 0.05$）。而两组术中肿瘤破裂情况、手术时间、出血量、术前与术后血红蛋白差值、术后自主排尿时间、术后并发症的差异无统计学意义（$P > 0.05$）。

Tozzi等进行了一项回顾性研究，在1996年5月至2003年6月，24例FIGO分期为ⅠA～ⅠB期的卵巢癌患者接受了初级治疗或在腹腔镜下完成了分期。根据FIGO指南进行腹腔镜分期，包括单侧卵巢切除或双侧输卵管卵巢切除联合腹腔镜辅助阴式子宫切除术、盆腔淋巴清扫、肾下腹主动脉旁淋巴清扫、完全切除漏斗-盆腔韧带、阑尾切除术和大网膜部分切除术。结果发现：24例患者中有11例（45.8%）在初次手术后平均12天（范围4～21天）完成分期，而24例患者中有13例（54.2%）接受了腹腔镜对附件肿块的初步处理，经冷冻切片诊断为卵巢癌。完成分期的平均手术时间为166分钟（范围118～206分钟），初次手术的平均手术时间为182分钟（范围141～246分钟）。术中无重大并发症发生。24例患者中有1例（4.1%）术后出现乳糜腹水，采取保守处理。24例患者中有5例（20.8%）在术后中位时间7天（平均5～14天）后接受了辅助化疗。未发生套管针转移。中位随访时间为46.4个月（范围2～72个月）。24例患者中2例（8.3%）复发，接受手术和化疗治疗。中位随访46个月后，无病生存率为91.6%，总生存率为100%。

Papic等回顾性分析了1997～2012年1～18岁的150例手术治疗卵巢肿物的病例。提取了表现症状、影像学、生化指标、治疗、结果和病理的数据。其中48名患者（32%）进行了腹腔镜切除术，14名患者（9%）从腹腔镜转开腹手术，88名患者（59%）进行了开腹手术。总共有11例手术并发症。肿瘤破裂发生4次，均在切除良性肿块期间发生——2次在腹腔镜卵巢切除术期间，2次在开腹卵巢切除术期间。所有伤口并发症（手术部位感染$n = 3$，伤口裂开$n = 1$）、术后早期小肠梗阻（$n = 1$）、艰难梭菌感染

（$n=1$）和术后癫痫发作（$n=1$）发生在开腹手术组中。良性肿瘤患者腹腔镜手术的平均住院时间较短（1.4天 SD±0.96 vs. 2.6天 SD±1.4，$P<0.05$）。结果提示：腹腔镜组和开腹组之间的肿瘤破裂率没有增加，腹腔镜组的住院时间较短。由于这些原因，应强烈考虑腹腔镜检查来治疗低度恶性潜能的卵巢肿物。

Jiao 等进行的一项荟萃分析结果显示：腹腔镜组和开腹组的复发率分别为17.9%（50/279）和10.7%（40/373）。腹腔镜术患者的复发风险没有显著增加（OR=0.96；95%CI：0.57～1.60）。来自固定效应模型的研究之间没有实质性的异质性（$I^2=0.0\%$；$P=0.695$）。随机效应模型的估计值与固定效应模型的估计值相同。

Uzan 等进行的一项回顾性研究，对2000～2009年接受保守治疗的119名患者进行了回顾，并进行了随访。71例（66%）患者接受过腹腔镜手术，其中36名患者通过开腹手术，12名患者手术方式未知，其中腹腔镜手术组术后复发率与开腹组术后复发率相比无明显相关性（$P=0.87$）。术后2年无复发率83% vs. 85%，术后3年无复发率75% vs. 80%，术后5年无复发率68% vs. 70%。

Song 等对1997～2009年接受治疗的交界性卵巢肿瘤（BOT）患者的医疗记录进行了回顾性分析。研究共纳入155例符合标准的BOT患者；其中117例接受了单侧输卵管卵巢切除术（USO），38例接受了囊肿剥除术。结果显示，USO组的中位肿瘤大小显著大于囊肿剥除术（14.9cm vs. 8.3cm，$P<0.001$）。在手术方式方面，USO组中有29例患者（24.8%）接受了腹腔镜手术，而囊肿剥除术组中有21例患者（55.3%）接受了腹腔镜手术，其余患者均接受了开腹手术，两组间差异显著（$P<0.001$）。

Chi 等对2000年10月至2003年3月进行腹腔镜分期的所有 I 期附件癌患者进行了病例对照研究。对照组包括在同一时期通过经腹手术进行分期的所有明显 I 期上皮性卵巢癌患者。其中20例为腹腔镜手术，30例为开腹手术。平均年龄和体重指数没有差异，网膜样本大小和切除淋巴结数量也没有差异。腹腔镜手术的估计出血量较少和住院时间较短，但手术时间较长。腹腔镜组无中转开腹或并发症，而开腹组有3例轻微并发症。结果提示：在这项初步分析中，显然 I 期卵巢癌或输卵管癌患者可以安全充分地进行腹腔镜手术分期。

Ghezzi 等将连续接受全面腹腔镜分期的疑似上皮性卵巢癌（EOC）患者（LPS组；$n=15$）与历史对照组（LPT组；$n=19$）进行比较，后者为连续接受开腹手术常规分期的患者。两组在人口统计学和术前变量方面没有差异。在淋巴结的中位数和鉴别转移性疾病的可能性方面，两组之间没有显著差异。LPS组无中转开腹，无术中并发症发生。LPS组手术时间明显长于LPT组［（377±47）vs.（272±81）分钟，$P=0.002$］。LPS组1例患者术后发现腹膜后血肿，需开腹结扎胃下动脉止血。LPS组有1例（6.7%）患者出现轻微术后并发症，LPT组有8例（42.1%）患者出现轻微术后并发症（$P=0.047$）。LPS组住院时间明显缩短［3（2～12）天 vs. 7（4～14）天，$P=0.001$］。LPS组和LPT组的中位（范围）随访时间分别为16（4～33）个月和60（32～108）个月。LPS组11例（73.3%）、LPT组13例（68.4%）接受了辅助治疗。LPS组无复发，而LPT组有4例（7.1%）复发。两组患者的总生存率均为100%。结果提示：腹腔镜下对EOC的全面手术分期与开腹手术的标准分期同样安全且有效。

Hua 等收集了10例卵巢恶性肿瘤行腹腔镜全子宫切除术、盆腔淋巴结清扫术、双侧附件切除术、卵巢主动脉静脉高位结扎术、大网膜切除术及附加阑尾切除术的患者，11例诊断相同且行经腹手术的患者作为对照组。回顾性分析手术时间、术中出血量、盆腔淋巴结切除数及术后恢复情况。术中冷冻切片证实卵巢恶性肿瘤诊断，细胞学检查证实腹膜灌洗液阴性。腹腔镜组手术时间298分钟±60分钟，开腹组手术时间182分钟±43分钟，差异有统计学意义（$P < 0.05$）。腹腔镜组术中出血量280ml±156ml，开腹组术中出血量346ml±170ml，差异有统计学意义（$P < 0.05$）。腹腔镜组和开腹组盆腔淋巴结切除数分别为25个±5个和27个±7个（$P > 0.05$）。腹腔镜组和开腹组术后发病率分别为20.0%和72.7%（$P < 0.01$）。腹腔镜组和开腹组分别有7例患者和1例患者在术后48小时离床（$P < 0.05$）。腹腔镜组1例右闭孔神经损伤，行缝合术。结果提示：早期卵巢恶性肿瘤，腹腔镜下可行全子宫切除术、双侧附件切除术、盆腔淋巴结清扫术、卵巢主动脉静脉高位结扎术、大网膜切除术、附加阑尾切除术等全手术，风险较低。腹腔镜手术具有术中出血少、发病率低、恢复快等优点。

保留生育功能手术是患者良好肿瘤结局的前提下，保护生育器官与功能。腹腔镜技术的优势虽已得到认可，然而腹腔镜下相比开腹手术，视野虽然更清晰，但也必然有盲区；镜下操作存在学习曲线，低年资医生可能发生肿瘤破裂的可能增加；巨大的肿瘤镜下操作不便，反而会增加盆腹腔的粘连，所以仍应谨慎选择。

五、围手术期管理

（一）术前评估

对EOC患者施行保育手术应持谨慎态度，严格筛选适应证，充分告知患者保留生育手术治疗的利弊与风险，患者在充分理解和知情同意后签署同意书。明确卵巢肿瘤保留生育功能的总体要求：

（1）年龄小于40岁并有强烈的生育意愿。

（2）无不孕、不育相关因素。

（3）患者及其家属充分了解保留生育功能潜在的肿瘤复发风险，具备密切随访的条件。

（4）由指定妇科肿瘤病理学专家对卵巢肿瘤组织病理综合分析并做出诊断。

（5）与生殖内分泌专家沟通，必要时转诊生殖科评估。

（6）建议进行肿瘤相关遗传咨询。

（7）无保留生育功能治疗的禁忌证。

与肿瘤诊断有关的评估主要包括：全身体格检查、妇科三合诊检查、血清肿瘤标志物检查（CA125、CEA、CA19-9、HE4）、超声、CT或MRI（平扫＋增强）、血常规、肝肾功能等重要器官功能评价、营养状况评价。宫腔异常疾病与宫颈异常疾病需要除外。

术前女性生育力评估主要包括如下内容。

（1）一般情况和病史（年龄、生活方式和生活环境、遗传背景、是否合并其他基础疾病）、月经史、妊娠分娩史、婚育史。

（2）卵巢储备功能评估，主要指标包括：年龄、抗米勒管激素（AMH）、窦卵泡计数（AFC）、基础卵泡刺激素（FSH）、雌二醇（E_2）、抑制素 B（inhibin-B）、卵巢体积等。

（3）有无排卵障碍：月经周期是否规律、超声监测排卵、黄体中期孕酮水平等。

（4）输卵管通畅度检查：若术前即为不孕症患者，可在术中再次评估输卵管、卵巢情况。

（5）男性生育力评估。

（6）其他：患者是否合并不适合妊娠的情况，如先天性心脏病、遗传病、免疫性疾病、内分泌疾病等。

肿瘤遗传咨询：卵巢恶性肿瘤患者进行基因检测，应涵盖遗传性乳腺癌/卵巢癌综合征、林奇综合征的诊断；检出胚系突变患者进一步进行家系验证；对 BRCA 突变携带者及林奇综合征患者，保育并完成生育后进行全面分期手术。

此外，建议术前与生殖医生协商考虑术中卵巢组织冻存的可能性及必要性。

（二）认识术中冷冻检查局限性

妇科患者盆腔肿瘤进行术中冷冻检查，卵巢上皮性肿瘤最为常见，但是诊断准确性最低，其中卵巢交界性肿瘤，特别是卵巢交界性黏液性肿瘤的假阳性和假阴性最高。主要原因在于卵巢黏液上皮性细胞的形态学具有高度异质性，同一肿瘤中可以同时存在良性、交界性、恶性病变；黏液性肿瘤往往体积大，冷冻取材制片数所限，达不到广泛取材，必然会造成一定程度的漏诊，为此强调与病理医生充分沟通，全面充分取材。其次是由于冷冻切片未经脱水和浸蜡步骤，切片厚度大、细胞透明度不好，较石蜡包埋切片在形态观察方面有更多人工假象，进一步增加了诊断的难度；部分上皮性卵巢癌与某些性索间质细胞瘤或生殖细胞肿瘤在形态学上有一定的交叉重叠，与其他部位转移性肿瘤的鉴别难度极大，单纯凭借冷冻切片的形态学描述，几乎很难获得准确的判断，个别情况下需要依赖和结合免疫组化、分子检测、正电子发射计算机断层显像（PET-CT）及胃肠镜检查等协助进行鉴别。

术中若发现对侧卵巢外观异常则行活检，无异常不建议活检取样，以免增加卵巢损伤和粘连。冷冻病理切片的准确性受取材不当、组织固定不规范、快速切片判断的局限性等诸多因素的影响，不同于外阴、阴道、子宫颈及宫腔疾病，输卵管/卵巢肿块、盆腹腔肿块，如非考虑新辅助化疗，一般不推荐术前获得组织学检查结果，加之影像学及血清标志物的敏感性和特异性存有较大差异，多需术中冷冻切片检查辅助诊断。鉴于冷冻切片诊断受限于多种主客观因素，患者的疾病史、有关辅助检查、术中探查所见、大体标本的辨识、镜下组织细胞学形态是形成冷冻病理诊断的重要支撑。

冷冻切片诊断是手术方式决策的关键参考依据，如冷冻诊断为卵巢原发上皮癌，手术医生需根据患者的年龄、生育需求、术中探查初步获得的临床分期，决定是否行保留生育功能的手术或全子宫切除/双侧附件切除、腹膜后淋巴结切除术、腹膜活检、大网膜切除术等全面分期手术；若冷冻切片诊断为非妇科来源的转移性肿瘤，则只需切除卵巢和（或）盆腹腔转移灶，进一步扩大手术范围（包括系统性淋巴结切除术）无益于改善患者的预后。冷冻病理诊断为 BOT 时，则应根据患者年龄、生育意愿等综合制订和调整手术方案，特别是有生育要求患者，依据诊断结果进行相对保守的、保留生育力的手术。

需要密切结合患者的临床病史、化验检查、术中探查和手术标本的大体观，综合评估做出判断，对于冷冻诊断困难的病例，综合评估尤其重要。

（三）保留生育功能手术后的药物治疗

上皮性卵巢癌保留生育功能手术后选择辅助治疗：

（1）ⅠA期低级别浆液性癌，ⅠA期G1黏液性癌，ⅠA期G1子宫内膜样癌，无须辅助化疗。

（2）ⅠA期透明细胞癌和高级别浆液性癌酌情给予3～6个疗程。

（3）ⅠA期G2黏液性癌和子宫内膜样癌，可观察或酌情给予3～6个疗程。

（4）ⅠC期低级别浆液性癌、G1/2黏液性癌、G1/2子宫内膜样癌，给予3～6个疗程。

常用化疗方案为TC（紫杉醇＋卡铂）或TP（紫杉醇＋顺铂）方案。

FSS后是否需要化疗，目前尚无统一定论。Papic等回顾性分析了1997～2012年150例手术治疗卵巢肿物的病例。提取了患者的症状表现、影像学、生化指标、治疗、结果和病理等相关数据，对32例确诊为IA期G1或G2并进行FSS后未行化疗，平均随访了58个月，仅1例患者出现了对侧卵巢肿瘤复发。卵巢透明细胞癌预后相对较差，所以即使处于早期，也应行术后辅助化疗。化疗药物会导致卵巢生殖细胞和支持细胞的损伤，致使生长期卵泡闭锁，损伤静止期始基卵泡，影响始基卵泡募集。另外，化疗药物还会导致卵巢间质细胞质纤维化和卵巢血管的减少，从而造成各级卵泡闭锁和始基卵泡的过度激活，最终导致卵巢储备功能减退乃至丧失生育力。从既往的报道中可看出，化疗对患者的生育功能可能有一定影响，但对子代无明显致畸作用。

化疗引起卵巢功能下降的风险因素包括患者年龄、家族史、卵巢储备功能、卵巢和盆腔手术史、化疗史、盆腹部放疗史、卵泡刺激素水平、化疗药物的种类、是否伴随其他疾病、化疗的剂量和周期。化疗对卵巢损伤的程度主要与化疗药物的种类、药物的累计剂量及化疗时患者的年龄有关。化疗药物根据对卵巢的毒性不同一般可分为3类：①明确有卵巢毒性损害的药物；②对卵巢毒性损害很小的细胞周期特异性药物；③对卵巢是否有损害作用并不明确的药物。其次，随着化疗周期的增多，药物累计剂量增加，发生化疗后卵巢功能衰竭的概率也随之增高。此外有研究分析表明，化疗相关的停经与患者的年龄呈正相关，停经的发生率随着患者年龄的增长而逐渐升高，年龄＞30岁的患者化疗后发生卵巢早衰的风险比＜25岁者明显增高。化疗药物中以烷化剂类药物对卵巢功能损伤最为显著。不推荐保留生育功能的患者选择性腺毒性高危药物。卵巢癌患者化疗应选用铂类为主的联合化疗方案，但应避免使用对卵巢损伤较大的环磷酰胺等。应避免腹腔化疗，推荐静脉化疗。

对于术后需要化疗的患者可考虑促性腺激素释放激素激动剂（GnRHa）保护卵巢功能。GnRHa在女性恶性肿瘤生育力保护中的作用尚无定论。研究认为，GnRHa可通过抑制促性腺激素分泌、降低颗粒细胞增殖率、阻止卵泡募集与发育防止卵泡遭到化疗药物破坏；也可通过降低子宫、卵巢血流灌注，减少化疗药物到达卵巢组织以保护生育力。目前已有14个随机对照试验（RCT）研究，25个非RCT研究，20篇Meta分析研究了超过3100例患者，探讨化疗期间联合应用GnRHa是否对患者生育力有保护作用。研究发现，化疗期间联合应用GnRHa，85%～90%的患者恢复正常月经和卵巢功能，而单纯化疗组，仅40%～50%的患者恢复了正常月经和卵巢功能。化疗期间联合应用GnRHa组的患者，自然妊娠率为23%～88%，明显高于单纯化疗组的11%～35%。但另一些研究显示，恶性肿瘤患者化疗期间联合使用GnRHa，并无卵巢功能保护作用。卵巢恶性肿瘤方面，仅有一项Ⅲ期RCT研究纳入了30例12～45岁患者，结果显示，GnRHa在较为年轻的人群中更具有生育力保护作用。化疗结束6个月后，GnRHa组所有患者恢复正常月经，而对照组有33%的患者出现闭经和卵巢早衰。

多项乳腺癌患者生育力保护研究结果显示，促性腺激素释放激素（GnRH）类似物在化疗期间，无促进肿瘤生长的不良影响，且对患者有潜在的生存获益。由于GnRH受体（GnRH-R）在卵巢癌、子宫内膜癌和乳腺癌等癌细胞中过表达，GnRH类似物可以在表达GnRH-R的肿瘤组织中发挥直接抗肿瘤作用。卵巢癌相关体内研究也表明，GnRH类似物和化疗在卵巢癌异种移植物中均能产生细胞毒性作用，使卵巢肿瘤体积显著缩小。目前，虽然大部分研究支持GnRHa作为女性恶性肿瘤化疗期间的一种有效生育力保护措施且安全可行，但其对肿瘤患者生育力保护能力还取决于肿瘤类型、肿瘤期别、化疗时所使用药物种类、患者年龄和（或）卵巢储备功能。

（四）全程生育力保护

生育力评估需术前、术中、术后全程关注，术后评估的时机需要根据术后病理情况确定，如需要进一步化疗者，可延迟评估。肿瘤患者在接受抗肿瘤治疗后，约80%的患者面临生育力下降问题。对于有生育需求的女性，因肿瘤治疗而丧失生育力，对患者生活质量将造成严重影响。但仅有4%～20%的女性在抗肿瘤治疗的同时，获得了保留生育力的支持。建议采用AMH和AFC评估卵巢储备功能，预测卵巢对促排刺激的反应程度。评估化疗对性腺损害的风险，结合年龄、化疗药物类型和剂量及化疗前AMH水平预测化疗后POI的风险。建议启动FSS前，对患者和配偶的生育力进行评估。若患者和配偶合并不孕症或不育症，应同时提供诊疗建议。力求生育力保留和保护应与良好的肿瘤预后达到最佳。

卵巢肿瘤生育力保护及保存方案：

（1）术前应考虑患者年龄、婚育情况和病理类型等因素，选择下列一种或多种方案：卵母细胞冻存、胚胎冷冻、卵巢组织冷冻与移植。

（2）术中尽量保护供应卵巢的相关血管，推荐用冷刀代替电刀、用缝合代替电凝，避免不必要的对侧卵巢剖探及活检，也不实施卵巢移位术。

（3）术后需要化疗者可考虑促性腺激素释放激素激动剂保护卵巢功能。

（五）手术后随访

卵巢肿瘤患者保留生育功能后生育时机的选择非常重要，需要兼顾化疗药物毒性及肿瘤复发高峰期。无须化疗患者术后建议尽快妊娠，需化疗者在停用化疗药物6～12个月后方可妊娠，且妊娠期需密切检测肿瘤复发情况。如果FSS术后尚没有条件生育，应动态综合评估肿瘤复发风险和生育力，及时给予肿瘤治疗和生育指导。随访应从FSS后开始，包括肿瘤复发风险评估、生育力评估、手术和（或）辅助治疗的并发症评估等。

FSS后随访间隔为第1～2年每2～4个月1次；第3～5年每4～6个月1次；5年后每6～12个月1次。针对肿瘤复发风险、手术并发症及辅助治疗不良反应进行评估。内容包括：病史询问和体格检查，卵巢肿瘤标志物、血常规和生化检测，影像学检查，如胸部、盆腹腔CT、MRI、正电子发射计算机断层显像（PET-CT）或PET-MRI等。

（六）辅助生育技术与生殖保存

目前，无证据表明卵巢肿瘤患者行FSS后行辅助生殖（ART）会增加复发风险，年龄＞35岁、卵巢功能下降、双侧输卵管切除的患者可1年后行辅助生殖。辅助生殖技术可以作为保留生育功能治疗的组成部分，通过对治疗前获取的卵母细胞甚至卵巢组织进行冷冻，扩大保留生育功能的人群，在降低肿瘤复发风险的同时又提供了生育保障。年轻的卵巢恶性肿瘤患者在行保留生育功能手术评估时，进行生育力的评估也十分重要。若患者和配偶合并不孕症或不育症，可及时提供诊疗建议。术前、术后或化疗后的检测窦卵泡数量和抗米勒管激素水平评估卵巢储备功能。现阶段辅助生殖技术干预的措施主要有卵母细胞和胚胎冷冻保存、卵巢组织冷冻保存。

（七）完成生育后视情况切除子宫及对侧附件

对于完成生育后或者年龄超过40岁妊娠失败患者是否需要根治手术目前尚有争议，多数共识支持根据组织病理分期酌情考虑：

（1）上皮性卵巢癌：恶性程度高、复发率高，完成生育后立即行根治性手术。

（2）交界性卵巢肿瘤：完成生育后行全面分期手术。

然而鉴于交界性肿瘤复发率低且复发后仍为交界性，极少进展为恶性，即使复发再次手术仍可以达到理想的效果，复发后再行手术也是一种可行的选择。

（赵　烨）

第三节　非上皮性卵巢肿瘤保留生育功能的手术治疗

一、背景

在女性生殖系统肿瘤中，卵巢恶性肿瘤的发病率仅次于宫颈癌和子宫内膜癌，但死亡率却居于首位，其中育龄期女性约占12%（Crafton et al.，2020）。卵巢肿瘤中卵巢上皮性肿瘤是最常见的组织类型，占50%～70%，占卵巢恶性肿瘤85%～90%，主要包括浆液性肿瘤、黏液性肿瘤、子宫内膜样肿瘤、透明细胞瘤等（谢幸等，2019）；而卵巢非上皮性肿瘤（non-epithelial ovarian cancer，NEOC）主要为生殖细胞肿瘤及性索间质肿瘤，分别占卵巢恶性肿瘤的2%及3%，其分布呈年轻化趋势，生殖细胞肿瘤最为明显，确诊的年龄段是16～20岁，70%的患者确诊时为Ⅰ期（TorreL et al.，2018）。

卵巢生殖细胞肿瘤起源于卵巢生殖细胞，包括无性细胞瘤、畸胎瘤、卵黄囊瘤（又称内胚窦瘤）、混合性生殖细胞瘤和胚胎癌等多种组织病理学类型；卵巢生殖细胞肿瘤除成熟畸胎瘤等少数组织类型外，大多类型为恶性肿瘤。性索间质肿瘤起源于卵巢性索间质，由性索演化形成的肿瘤为颗粒细胞瘤或支持细胞瘤，由间质演化形成的肿瘤为卵泡膜细胞瘤或间质细胞瘤，包括颗粒细胞-间质细胞瘤和支持细胞-间质细胞瘤。颗粒细胞-间质细胞瘤主要有卵泡膜细胞瘤、颗粒细胞瘤和纤维瘤，支持细胞-间质细胞瘤又称为睾丸母细胞瘤。卵泡膜细胞瘤较少见，不超过卵巢肿瘤的1%，常与颗粒细胞瘤同时存在，多为良性；纤维瘤占卵巢肿瘤的2%～5%，绝大多数为良性；颗粒细胞瘤分为成人型和幼年型两种病理类型，成人型颗粒细胞瘤占卵巢肿瘤的1%，占颗粒细胞瘤的95%，为低度恶性肿瘤，而幼年型颗粒细胞瘤罕见，仅占颗粒细胞瘤的5%；高分化睾丸母细胞瘤属良性，中低分化为恶性（谢幸等，2019）。

随着医学技术的发展，手术能够使更多的非上皮性卵巢肿瘤患者生存期延长，但全面分期手术需要切除子宫和双侧附件，这意味着生育力的永久丧失。另外，微创手术中能量器械也可影响生殖细胞及卵巢血供，可不同程度地损害卵巢功能，从而可能影响患者的生育力（中国优生优育协会妇科肿瘤防治专业委员会等，2023）。因此，对于有生育需求的患者，在改善非上皮性卵巢肿瘤患者生存率的同时，尽可能保护患者的生育功能成为手术治疗中的重要问题。

二、非上皮性卵巢肿瘤保留生育功能手术

（一）良性非上皮性卵巢肿瘤

1.适应证　良性非上皮性卵巢肿瘤主要包括成熟型畸胎瘤、纤维瘤、卵泡膜细胞瘤、高分化睾丸母细胞瘤等，其保留生育功能的手术同良性上皮性卵巢肿瘤手术，需评估卵巢功能、治疗方式及婚育情况，在治疗前和手术中充分考虑患者生育力保护及保存的问题（梁晓燕等，2020）。

2.手术范围　对于年轻、有生育要求的患者，可根据是否单双侧卵巢肿瘤确定手术范围，即：单侧肿瘤者应行卵巢肿瘤剥除术或患侧附件切除术；双侧肿瘤者应行双侧卵巢肿瘤剥除术。

3.手术方式的选择及术中注意事项

（1）腹腔镜手术是目前治疗良性卵巢肿瘤的主流方法。通过腹腔镜手术，可以探查卵巢肿瘤情况，并实施肿瘤切除或囊肿抽吸等手术操作，相比于开腹手术，腹腔镜手术具有较小的创伤和较短的术后恢复时间，以及较大的腹腔探查范围。开腹手术，作为传统的手术方式，可以直接观察和处理卵巢肿瘤，确保完整切除肿瘤并评估病变的范围和侵犯情况，同时，还可以避免电器械对于正常组织的损伤，在处理大型、复杂的卵巢肿瘤时开腹手术也具有一定的优势。但是更大的手术切口所导致的术后疼痛、伤口愈合欠佳、术后恢复时间长及影响美观等问题，往往是影响手术医生和患者决定手术方式更重要的因素（中国医师协会妇产科医师分会妇科肿瘤学组等，2022）。

（2）根据无瘤原则，术中应尽可能防止肿瘤破裂，避免瘤细胞种植于腹腔；若为囊性或囊实性肿瘤，如畸胎瘤，可行穿刺放液，将囊内容物取出，待体积缩小后取出，目前临床上较为常用的方法是利用标本袋。取出标本袋后，应检查标本袋是否完整。如发生囊液外溢，应立即进行腹腔灌洗，以减少瘤细胞播散的风险。体积较大的囊肿，可以

通过扩大穿刺孔切口，将标本置于标本袋中取出，以免破裂。个别体积较大的囊实性肿瘤可以选择经腹部小切口或阴道后穹隆切口取出（中国医师协会妇产科医师分会妇科肿瘤学组等，2022）。

（3）能量器械如单极或双极电凝会不同程度损伤卵巢储备功能，对于有生育要求的患者不推荐使用。确需使用时，要仔细辨认出血点，使用电凝"点击法"精准止血，并及时用生理盐水冲洗降温，减少热损伤，在保证肿瘤切除的同时，最大限度保留卵巢功能（中国医师协会妇产科医师分会妇科肿瘤学组等，2022）。

（4）术中仔细辨认剥离层次，动作轻柔，切勿剥离过深，剥离至卵巢门时应格外谨慎，否则既会剥离过多正常组织，易损伤卵巢血供，影响卵巢功能。水分离法可以在正常卵巢组织与囊壁间形成水垫，层次清晰，易于剥离（中国医师协会妇产科医师分会妇科肿瘤学组等，2022）。

（5）卵巢囊壁缝合既能止血还有助于恢复卵巢的正常形态。推荐使用可吸收缝线缝合，缝合时不留无效腔，同时要避免缝合过紧过密影响卵巢血供（中国医师协会妇产科医师分会妇科肿瘤学组等，2022）。

（二）恶性非上皮性卵巢肿瘤

对于早期和（或）低危肿瘤（早期浸润性上皮性肿瘤、低度恶性潜能肿瘤、恶性生殖细胞肿瘤、黏液性或恶性性索间质肿瘤）且有生育要求的患者可行保留生育功能的手术。2023年美国国家综合癌症网络（National Comprehensive Cancer Network，NCCN）指南明确指出，希望保留生育功能的早期患者或者低风险恶性肿瘤（早期上皮性卵巢癌、低度恶性潜能肿瘤、生殖细胞肿瘤或恶性性索间质细胞瘤）患者可行保留生育功能手术，即行单侧附件切除术或双侧附件切除术保留子宫。有保留生育功能指征建议转诊至生殖内分泌专家进行咨询评估，但需进行全面的手术分期以排除更晚期疾病。儿童、少年、年轻成人（≤25岁）、临床明确的早期生殖细胞肿瘤可以不切除淋巴结（DK et al.，2022）。

1.适应证

（1）年龄＜40岁并有强烈的生育意愿。

（2）无不孕、不育相关因素。

（3）患者及其家属充分了解保留生育功能潜在的肿瘤复发风险，具备密切随访的条件。

（4）由指定妇科肿瘤病理学专家对卵巢肿瘤组织病理综合分析并做出诊断。

（5）与生殖内分泌专家沟通，必要时转诊生殖科评估。

（6）建议进行肿瘤相关遗传咨询。

（7）无保留生育功能治疗的禁忌证（中国优生优育协会妇科肿瘤防治专业委员会等，2023）。

2.手术范围　手术范围包括保留子宫，行单侧或双侧卵巢肿瘤切除术、单侧附件切除术联合或不联合对侧卵巢肿瘤切除术、双侧附件切除术的全面分期手术。

因淋巴结转移发生率较低，对于儿童、青春期和年轻成人（≤25岁）卵巢恶性生殖细胞肿瘤患者不需要切除淋巴结，仅切除可疑或肿大淋巴结，对可疑大网膜行活检或切除。而所有的卵巢性索间质肿瘤，可不切除淋巴结（中国优生优育协会妇科肿瘤防治专业委员会等，2023；梁晓燕等，2020；中国医师协会妇产科医师分会妇科肿瘤学组等，2022；DK et al.，2022；中国医院协会妇产医院分会妇科肿瘤专业学组等，2022）。

3. 手术方式的选择　对于恶性非上皮性卵巢肿瘤保留生育功能的手术选用腹腔镜还是开腹手术，建议如下：需根据患者的具体情况和肿瘤的性质，选择不同的手术方式，包括开腹手术、腹腔镜手术或者机器人辅助手术。腹腔镜检查对于可疑病例有重要的诊断价值，可直视下确诊，并确定组织学类型、盆腔、横膈转移范围，有助于正确分期。2015年，Brown等报道了3例未成熟畸胎瘤在腹腔镜下行FSS，1例发现网膜病灶而行术后化疗，随访结束时均未发现复发（Brown et al.，2015）。目前，临床上在腹腔镜下行FSS较开腹手术更为谨慎，需严格把握适应证。应该在符合指征的基础上甄选早期患者，或通过腹腔镜或者影像评估后，由术者综合判定、严格筛选。全面的分期手术仍需进行，以排除可能存在的隐匿性晚期疾病（中国抗癌协会妇科肿瘤专业委员会等，2023）。

4. 不同类型非上皮性卵巢恶性肿瘤保留生育功能的手术治疗

（1）卵巢恶性生殖细胞肿瘤（malignant ovarian germ cell tumor，MOGCT）：对于所有MOGCT、年轻且有生育要求的患者，无论期别早晚，均可考虑行保留生育功能的全面分期手术（刘继红和朱笕青，2018）。

1）实施原则

a. 年龄＜40岁，渴望生育，不存在其他不孕不育的因素，无妊娠禁忌证。

b. 有严格的随诊条件。

c. 患者对FSS带来的肿瘤复发风险充分知情。

d. 单侧卵巢受累者，推荐患侧附件切除术；双侧卵巢受累者，可保留一侧或双侧正常卵巢组织（保留子宫）；其余同保留生育功能的全面分期手术（2A类推荐）。

e. 除无性细胞瘤外，不建议对外观正常的一侧卵巢进行活检。

f. 儿童、青春期和年轻成人（≤25岁）卵巢恶性生殖细胞肿瘤患者不需要切除淋巴结，仅切除可疑或肿大淋巴结，对可疑大网膜行活检或切除（2A类推荐）。

g. 由于预后良好，完成生育后不建议接受根治性手术（2A类推荐）（中国优生优育协会妇科肿瘤防治专业委员会等，2023；中国医院协会妇产医院分会妇科肿瘤专业学组等，2022）。

2）术后辅助化疗。晚期MOGCT无论是否行FSS，手术后均应行辅助化疗。Ⅰ期MOGCT行FSS后是否需要辅助化疗仍有争议。多数学者认为除Ⅰ期无性细胞瘤和Ⅰ期G1未成熟畸胎瘤外，其他MOGCT术后均需接受辅助化疗（2A类推荐）（中国优生优育协会妇科肿瘤防治专业委员会等，2023；中国医院协会妇产医院分会妇科肿瘤专业学组等，2022）。有文献报道化疗对卵巢恶性生殖细胞肿瘤患者FSS术后卵巢功能的影响，1111例患者中仅3.7%出现卵巢早衰（Morrison et al.，2020）。但有研究指出，以顺铂为基础的化疗可增加约18%女性不孕的风险（Gaffan et al.，2003）。

（2）卵巢恶性性索间质肿瘤（sexcord-stromal tumor，SCST）

1）实施原则

a. 年龄＜40岁，渴望生育，不存在其他不孕不育的因素，无妊娠禁忌证。

b.有严格的随诊条件。

c.患者对FSS带来的肿瘤复发风险充分知情。

d.Ⅰ期。

e.单侧卵巢受累者,推荐患侧附件切除术;双侧卵巢受累者,可保留一侧或双侧正常卵巢组织(保留子宫);并进行保留生育功能的全面分期手术,可不切除淋巴结(2A类推荐)。

f.成人型颗粒细胞瘤患者,对侧卵巢外观正常时,无须活检(2A类推荐)。

g.合并高危因素(低分化、网状结构或异源成分)的支持间质细胞瘤,建议对外观正常的卵巢进行活检(2A类推荐)。

h.颗粒细胞瘤和分泌雌激素的支持间质细胞瘤,应注意排除子宫内膜病变。

i.卵巢性索间质肿瘤患者完成生育后可考虑接受根治性手术(2B类推荐)。

j.期别较晚者,需综合考虑年龄、病理类型、是否存在高危因素等方可行FSS(推荐级别:2B)(中国优生优育协会妇科肿瘤防治专业委员会等,2023;刘继红和朱笕青,2018)。

2)术后辅助放化疗:目前对于早期卵巢恶性性索间质肿瘤行FSS术后是否需辅助化疗,中国专家共识推荐:

a.ⅠA和ⅠB期G1无高危因素(异源成分或网状结构)者,无须辅助化疗(2A类推荐);

b.ⅠA和ⅠB期G1级合并高危因素者,或ⅠA和ⅠB期G2级,可观察或酌情给予3～6个疗程化疗(2B类推荐);

c.ⅠA和ⅠB期G3级,或ⅠC期,需给予3～6个疗程化疗(2A类推荐);

d.ⅠA期G1/2级卵巢颗粒细胞瘤无须辅助化疗(2B类推荐);

e.首选TC方案,备选EP方案(2A类推荐)(Wang et al.,2018)。

3)美国NCCN指南建议

a.Ⅰ期低危患者术后可观察;

b.Ⅰ期高危(肿瘤破裂、ⅠC期、分化差)或Ⅰ期中危(有异源成分)可选择观察或以铂为基础的化疗(均为2B类);

c.Ⅱ～Ⅳ期患者可选择以铂为基础的化疗,或对局限性病灶进行放射治疗(均为2B类);

d.化疗首选紫杉醇＋卡铂方案,或EP(VP-16/顺铂)、BEP(2B类)(DK et al.,2022)。

除卵巢无性细胞瘤外,其余卵巢恶性肿瘤对放疗不敏感。放射线照射剂量达2Gy将导致50%卵泡丢失,累积照射剂量达24Gy将导致不可逆转的卵巢衰竭,40岁以上女性卵巢照射剂量大于5Gy即可导致永久生育力丧失。因此,对于无性细胞瘤术后辅助放疗的患者,可行卵巢移位术,以此来保留卵巢生育力。

5.恶性非上皮性卵巢肿瘤保留生育功能的手术步骤

(1)进入腹腔后,抽吸腹水或腹腔冲洗液行细胞学检查。

(2)对腹膜表面进行全面诊视,可能潜在转移的腹膜组织或粘连组织都要切除或病理活检;如果无可疑病灶,则行腹膜随机活检并至少包括双侧盆腔、双侧结肠旁沟、膈下（也可使用细胞刮片进行膈下细胞学取样和病理学检查）。

（3）期望并符合保留生育功能指征的患者，考虑行单侧附件切除术或切除双侧附件保留子宫，尽力完整切除肿瘤并避免肿瘤破裂。

（4）切除大网膜。

（5）系统切除下腔静脉和腹主动脉表面及两侧的主动脉旁淋巴结，上界至少达到肠系膜下动脉水平，最好达到肾血管水平。

（6）切除盆腔淋巴结时最好包括髂内、髂外、髂总血管表面和内侧淋巴结及闭孔神经上方的淋巴结（DK et al., 2022）。

6.恶性非上皮性卵巢肿瘤保留生育功能的手术治疗预后　研究表明，早期恶性非上皮性卵巢肿瘤行FSS整体预后良好。一项纳入171例MOGCT患者行FSS术后随访的研究表明，只有14.6%的患者（25例）复发，2.9%的患者（5例）死于疾病，而5年无病生存率（DFS）为86%，5年OS率为97%，其中Ⅰ期的5年DFS率、OS率分别为84%、99%，Ⅱ、Ⅳ期分别为89%、91%（Park et al., 2017）。另有一项纳入384例MOGCT患者的回顾性研究表明，其复发率为12.2%（47例），且FFS对复发率没有太大影响（Bercow et al., 2021）。在MITO-9研究中FSS组与根治性手术组（RS）的OS无差异（Bergamini et al., 2019）。在一项113例Ⅰ期成人卵巢颗粒细胞瘤患者行FSS的研究表明，行FSS与RS的DFS无差异（Wang et al., 2018）。

大量研究表明，行FSS的早期非上皮性卵巢肿瘤患者，可以维持其自然生育力。瑞典一项全国性Ⅰ期非上皮性卵巢肿瘤的研究中，发现只有12%的女性需要ART治疗，且无论妇女是否接受辅助化疗（36%），其产科结局均未受到影响（Johansen et al., 2019）。在一项纳入42例NEOC行FFS及术后辅助化疗的回顾性研究中发现，75.6%的患者（31例）月经周期正常，且月经状况与患者年龄、临床分期、手术类型和化疗疗程无关；且在29.3%（12例）愿意生育的患者中，自然受孕率为83.3%（10例），活产率为66.7%（8例），且目前没有发现严重的先天性畸形（Zhang et al., 2017）。在一项纳入148例接受FFS的非上皮性卵巢肿瘤患者的中国回顾性研究中表明术后妊娠并未影响PFS或OS（Yang et al., 2017）。

以上研究表明，早期恶性非上皮性卵巢肿瘤行FSS整体预后良好，且术后妊娠是可行的。

三、非上皮性卵巢肿瘤保留生育力功能手术后生育力保护方法

近年来，对于女性患者生育力保护也进行了很多研究。目前，保护年轻女性肿瘤患者生育力的方法主要有以下几种：辅助生殖技术（ART）、手术（卵巢移位术、卵巢组织冷冻、子宫固定术/子宫移位术）及药物应用等。但胚胎冷冻、卵母细胞冷冻均需对患者进行卵巢刺激，存在延误肿瘤治疗的风险。而且在促排卵的过程中可能出现卵巢过度刺激综合征，增加肿瘤生长的风险。而卵巢组织冷冻及移植术尚处于实验阶段，在技术操作、临床疗效、安全性等方面均有待进一步研究。

（一）冷冻卵子或胚胎保存

癌症患者年轻化及存活率的提高导致生育力保存的需求增加，随着医学技术的发

展，各种术后辅助生育治疗方法应运而生。冷冻卵子或胚胎冷冻保存是一种常见的术后辅助生育治疗方法，在手术前或手术后医生可以通过辅助生殖技术将患者的卵子或胚胎冷冻保存起来，供将来需要时使用。其原理是通过将取出的卵子暴露在极低温下，使用特定的冷冻液来减缓卵子内部的代谢过程，从而防止冰晶的形成并保护卵子的完整性。这种方法既能保留患者的生育力，同时为癌症患者提供了一种安全可靠的备孕选择。此外，早有研究表明，冷冻卵子后的妊娠率、流产率、早产率和出生缺陷率等与自然受孕的结果相当。

基于上述知识，任何有肿瘤诊断的患者都可以考虑卵子冷冻保存，尤其是有生育需求的卵巢恶性肿瘤患者，对于这些女性，卵母细胞冷冻保存可以让她们维持生殖寿命，直到她们的病情得以控制后身体条件允许妊娠，甚至觉得自己准备好成为母亲的年龄（Argyle et al.，2016）。同时又有个别研究表示胚胎冷冻在某些情况下可能更适合。胚胎冷冻是指将受精卵培养至胚胎阶段后再进行冷冻保存。例如，对于已婚或有伴侣的女性来说，胚胎冷冻可以更好地保护他们的生育权益。此外，胚胎冷冻还可以提供更高的妊娠率，因为在胚胎阶段进行冷冻可以筛选出较健康的胚胎。

然而在当今的社会环境下，冷冻卵子更占优势，因为卵子冷冻不需要男性参与，女性可以单独做出决定。其次，卵子冷冻可以帮助未来女性选择合适的伴侣，而不受现有伴侣的限制。此外，卵子冷冻还可以避免胚胎冷冻可能带来的伦理和法律问题（Rienzi et al.，2015）。

综上所述，关于冷冻卵子或胚胎保存的选择，我们应根据患者的具体情况，制订个性化的治疗方案，以提高患者的生育成功率和生育质量。

（二）卵巢保护术

卵巢保护术是一种旨在保护患者卵巢功能的手术方法。恶性肿瘤患者在接受放化疗时，卵巢会受到损害，可导致卵巢早衰或不孕不育，对于这类患者使用卵巢保护术可以帮助减少这种损害，提高患者保留生育力的概率，具体方法包括卵巢移位和卵巢组织冻存。

1.卵巢移位　卵巢移位（ovarian transposition）指在手术中将卵巢从放疗的辐射区域移动至相对安全的位置，以减少放疗辐射对于卵巢的损害，常用于妇科恶性肿瘤患者，特别是需要接受盆腔或腹腔放疗的患者。移位之后的卵巢仍然可以正常发挥功能。

2.卵巢组织冻存　卵巢组织冻存（ovarian tissue cryopreservation）是指需要进行放疗或化疗的患者在放化疗之前通过腹腔镜手术将卵巢组织取一部分冻存起来，待放化疗结束、患者原发病临床缓解后，再将冷冻的卵巢组织移回体内。除此之外，还有其他一些方法能够保护卵巢，如在患者接受化疗期间，利用冷却装置将卵巢冷却，减小药物在卵巢中的浓度，从而减少化疗药物对卵巢的毒性作用，降低化疗药物对于卵巢的损害；还可以利用一些卵巢保护剂，如GnRH激动剂抑制卵巢功能，减少化疗对卵巢的影响，在治疗期间可以保护卵巢免受损害。

但是，我们应严格掌握卵巢保护术的适应证及禁忌证，卵巢保护术的选择取决于患者的具体情况及诊疗方案，医生需要根据患者病情及基本情况制订个性化治疗方案，需要注意的是，卵巢保护术并不能完全消除对卵巢的损害，但可以提高保留生育力的概率。

（三）辅助生殖技术

辅助生殖技术（assisted reproductive technology，ART）是指利用医疗辅助技术使不孕不育的夫妇妊娠的技术，一般情况下包括人工授精（artificial insemination，AI）、体外受精-胚胎移植（in vitro fertilization and embryo transfer，IVF-ET）及其衍生技术两大类。《ESMO临床实践指南》中也提到，对于卵巢非上皮性恶性肿瘤患者，推荐采用ART进行生育治疗。对于这类患者，妇科医生应联合生殖科医生在术前对患者及其配偶进行生育力的评估，这对术后是否可以妊娠或辅助生殖方式的选择有重要意义。

（四）子宫固定术/子宫移位术

放疗不仅会引起卵巢损伤，还会造成子宫血管、肌肉组织和子宫内膜损伤，从而导致不孕、自然流产、早产、胎儿宫内发育迟缓等发生率增加。

（五）促性腺激素释放激素激动剂

近年多项临床研究已证实，促性腺激素释放激素激动剂（GnRHa）可减轻化疗药物对卵巢的损害。GnRHa是人工合成的多肽药物，具有较强的性腺抑制作用。其可与垂体促黄体激素释放激素（LHRH）受体结合，使黄体生成素（LH）和卵泡刺激素（FSH）分泌受抑制，从而产生促性腺功能的抑制效应。GnRHa抑制促性腺功能的机制可能为垂体促性腺激素的脱敏作用，细胞对激素配体的反应被抑制，从而阻止原始卵泡的募集及进一步发育成熟，从而减少卵泡被化疗药物破坏及降低卵巢对细胞毒性药物的敏感性；另外，应用GnRHa后，机体处于假绝经期的低雌激素状态，这种状态可减少盆腔及卵巢的血供，减少到达卵巢的化疗药物。一般应用GnRHa 1～2周后开始化疗。根据化疗疗程，GnRHa应用时间一般为3～6个月（祝洪澜等，2016）。

四、非上皮性卵巢肿瘤保留生育功能手术后最佳妊娠时间

目前，关于FSS术后或肿瘤放化疗后患者的最佳妊娠时间没有统一意见，而且没有充足的证据表明卵巢恶性肿瘤患者行保留生育力手术后行ART会增加复发率。《卵巢非良性肿瘤生育力保护及保存中国专家共识（2023年版）》中建议：对于卵巢恶性肿瘤术后需要化疗的患者，建议完成化疗后间隔6～12个月方可妊娠。但术后延迟妊娠，会因输卵管粘连、患者年龄增大等因素降低生育力。因此，有学者建议，当FSS术后无须化疗时尽快妊娠，年龄＞35岁、卵巢功能下降、双侧输卵管切除的患者可行ART，建议1年后行ART，妊娠期间需密切监测妊娠和肿瘤的复发情况（中国优生优育协会妇科肿瘤防治专业委员会等，2023；Johansen et al.，2019）。

（余志英）

第四节　子宫内膜癌保留生育功能的手术治疗

一、子宫内膜癌概述

子宫内膜癌（endometrial carcinoma，EC）是发生于子宫内膜的一组上皮性恶性肿瘤，又称子宫体癌，为女性生殖道三大恶性肿瘤之一，占女性全身恶性肿瘤的7%，占女性生殖道恶性肿瘤的20%～30%，本节主要对子宫内膜癌进行概述。

（一）流行病学

近年来，EC的发病率在世界范围内呈现逐年递增的态势，且发病年龄呈现年轻化趋势。英国近几十年来增加了50%，日本在近20年里增加了近5倍。在我国，2015年发病人数约为69 000例，死亡16 000例，发病率10.28/10万人，占女性恶性肿瘤发病人数的3.88%，与2014年3.79%相比，新发病例有轻度上升。2021年CA Cancer J Clin发布的全球癌症统计数据显示，2020年全球子宫内膜癌新发病例数42万，居女性癌症第6位，欧洲新发病例为12万，中国子宫内膜癌新发病例数为8万。研究显示，20%～25%的子宫内膜癌发生于生育年龄女性，40岁以下的患者所占比例已由1%～8%增至13.3%。在欧美国家以及我国北京、上海等一线城市中，子宫内膜癌已跃居女性生殖道恶性肿瘤的首位，严重威胁女性的健康。

（二）分型

子宫内膜癌病因并不十分清楚，传统的EC分型包括Bokhman分型和2014年世界卫生组织（World Health Organization，WHO）女性生殖器官肿瘤分类（以下简称WHO分型），目前仍广泛应用于临床。Bokhman分型将EC分为两种类型：

（1）Ⅰ型是雌激素依赖型，临床多见，约占80%以上，典型的组织学类型是子宫内膜样癌，患者较年轻，常伴有肥胖、高血压、糖尿病、无排卵性疾病、功能性卵巢肿瘤等病史，雌、孕激素受体阳性率高，预后良好。

（2）Ⅱ型是非雌激素依赖型，约占10%，病理形态属少见类型，如子宫内膜浆液性癌、透明细胞癌及癌肉瘤等。多见于老年女性，肿瘤恶性度高，分化差，雌、孕激素受体多呈阴性或低表达，预后不良。

2014年WHO分型将子宫内膜癌按照形态学特征分为子宫内膜样癌、浆液性癌、黏液性癌、透明细胞癌、神经内分泌癌、混合细胞癌、去分化癌和未分化癌，2020年第5版另增加了中肾腺癌及中肾样腺癌2种少见类型，并将子宫内膜发生的神经内分泌癌归入女性生殖系统神经内分泌肿瘤中。但临床实践中Bokhman分型存在分子特征的交叉，部分病例与病理特征并不完全一致，WHO分型主观性强，不同病理观察者的诊断一致性差。

因此有学者通过全基因序列分析，于2013年美国癌症基因组图谱（the Cancer Genome Atlas，TCGA）首次提出了子宫内膜癌的分子分型，根据分子特征将子宫内膜癌分为四种亚型：POLE突变型、微卫星不稳定型、低拷贝型和高拷贝型。该分子分型对子宫内膜癌的预后有较高的预测价值，POLE突变型预后较好，而高拷贝型预后最差。

（三）临床表现

主要有阴道出血、异常阴道排液、疼痛及其他一些症状。

1.阴道出血　少数早期子宫内膜癌可能无任何症状，临床上难以发现。但90%子宫内膜癌的主要症状为各种阴道出血。一般绝经后阴道出血于肿瘤早期即可出现，因此，初次就诊EC患者中早期患者约占70%。尚未绝经者可表现为经量增多、经期延长或月经紊乱。

2.阴道异常排液　早期可为少量浆液性或血性分泌物。晚期因肿瘤体积增大发生局部感染、坏死，排出恶臭的脓血样液体。

3.疼痛及其他　多为下腹隐痛不适，可由宫腔积脓或积液引起，晚期则因病变扩散至子宫旁组织韧带或压迫神经及器官，引起下肢或腰骶部疼痛，晚期可出现贫血、消瘦、发热、恶病质等全身衰竭表现。

4.专科查体　应行妇科三合诊检查。早期患者盆腔检查大多正常，有些患者子宫质地可稍软。晚期病变侵及宫颈、宫旁组织韧带、附件或淋巴结显著增大者，三合诊检查可触及宫颈或子宫颈管质硬或增大、子宫主韧带或子宫骶韧带增厚及弹性下降、附件肿物及盆壁处肿大固定的淋巴结。

（四）临床诊断

根据病史、临床表现，B超、CT或磁共振检查等影像学检查协助诊断，子宫内膜的组织病理学检查为诊断的金标准。

1.病史及临床表现　对有以下情况的异常阴道出血妇女要警惕子宫内膜癌：

（1）有子宫内膜癌发病高危因素如肥胖、不育、绝经延迟者。

（2）有长期应用雌激素、他莫昔芬或雌激素增高疾病史者。

（3）有乳腺癌子宫内膜癌家族史者。

2.影像学检查　经阴道超声检查可以了解子宫大小、宫腔内有无赘生物、内膜厚度、肌层有无浸润、附件肿物大小及性质等，为最常用的无创辅助检查方法。CT对早期病变诊断价值仍有限。CT的优势在于显示中晚期病变，评价病变侵犯子宫外、膀胱、直肠情况。

盆腔MRI是EC的首选影像学检查方法。MRI能够清晰显示子宫内膜及肌层结构，用于明确病变大小、位置，肌层侵犯深度、宫颈/阴道是否侵犯，是否侵犯子宫体外、阴道、膀胱及直肠，以及盆腔内的肿瘤播散，观察盆腔、腹膜后区及腹股沟区的淋巴结转移情况。有助于肿瘤的鉴别诊断（如内膜息肉、黏膜下肌瘤、肉瘤等），评价化疗的疗效及治疗后随诊。

3.子宫内膜活检　获取子宫内膜的方法主要为诊断性刮宫手术和宫腔镜直视下活检。

诊断性刮宫手术应分别从子宫颈管和宫腔获得组织，即分段诊刮，以便了解宫腔和子宫颈管情况。

宫腔镜直视下活检可直接观察宫内及子宫颈管内病灶的外观形态、位置和范围，对可疑病灶进行直视下定位活检或切除，降低漏诊率，适用于病变局限者。

4.病理学诊断标准　子宫内膜的组织病理学检查及子宫外转移灶活检或手术切除组织标本，经病理组织学诊断为子宫内膜癌，此为金标准。

（五）治疗

子宫内膜癌治疗原则是以手术治疗为主，辅以放疗、化疗和激素等综合治疗。治疗方案应根据病理诊断和组织学类型，以及患者的年龄、全身状况、有无生育要求、有无手术禁忌证、有无内科合并症等综合评估以制订治疗方案。

早期患者以手术治疗为主，按照分期及术后高危因素选择最适宜的辅助治疗。晚期患者则以综合治疗为主，根据病变部位、全身情况选择肿瘤减灭术，术后辅助放疗、化疗。或者对不能耐受手术或晚期无法手术的患者，采用以放疗为主辅以化疗及激素治疗。

对于年轻有生育要求、高分化、影像学评估病灶局限于子宫内膜的早期EC患者，可考虑采用宫腔镜/刮宫＋孕激素，或单纯孕激素治疗以保留生育功能。

二、子宫内膜癌保留生育功能的意义

EC的发病率在世界范围内逐年递增，且发病年龄呈现年轻化趋势。目前，年轻女性的生育年龄在普遍推迟，研究显示全球女性的平均生育年龄从27岁推迟到29.3岁。自1990年至2015年，美国30岁以下妇女的妊娠率逐渐下降，30岁及以上女性的妊娠率逐渐上升，我国也有相似的现象。高达70%的育龄期患者确诊时仍未生育，其中部分患者保留生育力意愿强烈，同样也是提升生育率的人群之一。

年轻子宫内膜癌患者有其特殊的临床及病理特点：

1.月经不规律或不规则阴道出血，少数患者月经无异常；常合并肥胖、多囊卵巢综合征及不孕不育等。

2.组织病理学类型多为子宫内膜样癌（endometrioid carcinoma，EEC），通常由子宫内膜不典型增生发展而来。肿瘤细胞多为高分化（G1）。

3.雌激素受体（estrogen receptor，ER）和孕激素受体（progesterone receptor，PR）表达阳性。

4.子宫内膜样腺癌Ⅰ期高分化时，盆腔或腹主动脉旁淋巴结转移风险为1%～5%，合并卵巢恶性肿瘤或者转移到卵巢的风险为1%～4.5%。

5.病变进展缓慢，预后好，5年OS率在90%以上，尤其年龄在40岁以下的患者5年OS率可达100%，无进展生存率达95%。

这种肿瘤的低度恶性生物学行为及良好的预后为年轻EC患者希望保留生育功能的愿望提供了理论依据和尝试治疗的可能性。

对于年轻女性来说，标准治疗会导致她们永久性失去生育力。EC标准治疗后的绝经前患者会提前进入更年期状态，出现潮热、盗汗和阴道干涩、萎缩等，还有一系列的远期后遗症，包括睡眠障碍、增加心血管疾病和阿尔茨海默病的风险、骨质疏松和病理性骨折等。此外，放化疗也存在脱靶效应，在治疗疾病的同时导致卵巢功能衰竭，甚至卵巢早衰，严重影响患者生活质量。

基于以上特点，对于有生育要求的年轻早期子宫内膜癌患者，可以采取保留生育功能治疗。保留生育功能治疗的关键是严格掌握适应证，进行充分沟通和知情同意，详细可靠的治疗前评估，治疗方案的选择和严密随访，重视辅助生殖技术的应用，以及完成生育后的长期管理措施。终极目标是，平衡患者的生育需求与生存结局，在不影响患者长期生存的前提条件下帮助患者完成生育。

三、保留生育功能的指征

2023年美国国家综合癌症网络（NCCN）指南推荐EC保留生育功能的指征为：①分段诊刮标本经病理专家核实，病理类型为子宫内膜样腺癌，G1级。②MRI检查（首选）或经阴道超声检查提示病灶局限于子宫内膜。③影像学检查未发现可疑的远处转移病灶。④无药物治疗或妊娠禁忌证。⑤经充分知情，患者明确保留生育功能并非子宫内膜癌的标准治疗方式，并可接受严密的医学随访观察。以上所有条件必须完全满足。2022年版我国《早期子宫内膜癌保留生育功能治疗专家共识》纳入了更多的标准，包括患者年龄≤40岁，有强烈的生育愿望，雌激素受体（ER）及孕激素受体（PR）均阳性表达，分子分型为非特殊分子亚型（no specific molecular profile，NSMP）等。

中国的专家共识考虑到ER/PR阴性患者对孕激素治疗的反应性差等因素，推荐对ER/PR阳性患者可进行保留生育功能的治疗，这与日本妇科肿瘤学会和韩国妇科肿瘤学会的建议相似，2020年欧洲妇科肿瘤学会-欧洲放射肿瘤学会-欧洲病理学会（ESGO-ESTRO-ESP）以及2017年版英国妇科癌症协会（BGCS）将指征放宽到浅表肌层浸润的患者。目前各指南在基本原则不变的基础上，部分适应证尚存在着争议和不明确之处。随着保留生育功能治疗研究的深入，治疗策略愈发个体化，而循证医学证据尚不充分。以下结合最新进展作进一步具体的分析讨论。

（一）肿瘤类型

子宫内膜癌的组织类型包括子宫内膜样腺癌和子宫内膜浆液性癌、透明细胞癌、未分化癌和癌肉瘤。后四类统称高危组织类型子宫内膜癌，恶性度较高。各指南及专家共识一致推荐保留生育功能的治疗只限于子宫内膜样癌，治疗前刮宫病理检查报告肿瘤组织类型是必需的项目。

（二）年龄选择

针对育龄期女性的年龄上限问题，绝大部分指南根据女性生育力的变化，均建议为40岁。我国专家共识指出，对于40～45岁患者，如其强烈要求保留生育功能，在有经验的医师团队充分评估和患者充分知情下，可考虑给予保留生育功能治疗。因此，建议40岁以下患者有强烈生育要求时，可考虑保留生育功能，45岁以上患者不建议，40～45岁患者可酌情考虑。所有计划进行保留生育功能治疗的患者，均应提前就诊于生殖医学专家门诊，进行生育潜能的评估以决策生育力保护治疗的可行性。

（三）病理分级

在未引入子宫内膜癌分子分型以前，组织分级是影响预后的重要指标，也是能否进行保守治疗的重要影响因素。2023年ESGO-ESTRO-ESP指南强调建议采用G1、G2、G3分级系统。保育治疗患者不应使用子宫内膜癌的二分类分级系统。

大多数指南推荐在高分化（G1）且病灶仅局限于内膜的EC患者中进行保留生育功能的治疗。原因如下：

1.患者的预后较好，5年无病生存率可达95%，出现肌层侵犯时，下降至85.4%；发生淋巴结及宫外转移风险较低，小于1%。

2.肿瘤级别的增高影响患者对孕激素治疗的反应及妊娠结局。随着疾病分级的增加，患者对治疗的应答率显著降低，高级别病变与患者妊娠失败显著相关。

3.若宫腔镜手术未彻底清除肌层浸润病灶，孕激素的疗效降低，甚至导致疾病进展。

G3级不推荐保守治疗在各指南中是一致的。有争议的是G2级能否保守治疗的问题。有少量回顾性研究报道G2患者保守治疗后结局良好。2020年Falcone等进行了一项由妇科癌症国际小组批准的多中心项目，这项研究包括23例G2级EEC患者，74%接受了宫腔镜切除加孕激素治疗。中位随访3年后74%的患者完全缓解，复发率为41%。58%的病例试图妊娠，活产率为17%。北京协和医院妇产科报道了8例接受保育治疗的中分化（G2）EEC患者，7例完全缓解，其中3例复发。复旦大学妇产科医院报告了4例保留生育功能治疗的ⅠA期2级EC患者。结果显示75%（3/4）的患者获得完全缓解，1例患者在改变治疗方案后复发并获得完全缓解，1例患者在保育治疗期间出现肌层浸润指征并选择切除子宫。2022年版中国专家共识指出：G2子宫内膜样腺癌，不合并其他高危因素及不孕因素时，严密监测下可以考虑保留生育功能，但治疗所需时间可能较长。从报道的数据可看出，G2～G3级子宫内膜样癌并不是保育治疗的绝对禁忌证。

因此G2级患者或可行保留生育功能治疗，但考虑到其较高的复发率与较低的活产率，临床决策需谨慎。病理学上G2级是一个诊断重复性较差的分级。因此，临床上在遇到G2级EEC患者时应该积极复核病理，以免不慎将G3级的患者加入保留生育功能治疗。

（四）肌层浸润

肌层浸润也是能否进行保守治疗的重要影响因素。随着肌层浸润程度增加，病灶扩散的风险增高，因此伴有肌层浸润是保守治疗禁忌证。但2017年版英国妇科癌症协会（BGCS）指南中提到，经MRI诊断仅有浅表肌层浸润的EC患者可考虑保守治疗。2022年版中国专家共识提出：高分化子宫内膜样腺癌如仅浸润子宫浅肌层，应系统评估淋巴结转移，如盆腹腔增强CT，必要时行腹腔镜探查；在不合并其他高危因素时，在有经验的单位并严密监测下可以考虑保留生育功能。

国内外报道的相关文献有限，但在小样本量报道中有成功的病例，未来仍需要更多的循证医学证据。2018年国外一项试点研究，发现3例浅肌层浸润的ⅠA期G1子宫内膜癌患者，经宫腔镜电切术联合孕激素治疗后均达到完全缓解。随访5年后，其中2

例宫腔镜活检发现不典型增生，行子宫双附件切除，术后病理均未见肌层浸润，1例仍在随访中，完全缓解后，1例经IVF-ET助孕成功妊娠并分娩一活婴，1例在治疗结束12个月自然妊娠后流产。Casadio等回顾5例浅表肌层侵犯的G1级EEC患者，尝试进行宫腔镜切除和孕激素治疗。5年随访期内，这5例患者均因不同原因进行了全子宫切除术，术后组织病理学检查证实仅1例在激素治疗结束后复发为EEC，2例为子宫内膜不典型增生。2020年一项纳入1284例子宫内膜癌患者的回顾性研究结果表明，G1、不伴肌层浸润患者的淋巴结转移率为0.5%，当肌层浸润达50%时淋巴结转移率增加至1.6%；G2级和G3级肿瘤中，此风险分别为2.1%和4.3%。

因此，子宫内膜癌保育治疗推荐局限于子宫内膜为宜，对强烈愿望者，需严格筛选EC浅肌层浸润患者行保留生育功能治疗。

（五）术前影像学评估的选择

保留生育功能治疗的子宫内膜癌患者的肿瘤分期由于组织标本的获取所限，实际上是依靠病理学和影像学的联合推断。因此影像学的准确判别尤其重要。彩色多普勒超声和磁共振成像（MRI）检查是常用检查方法。主要用于判定子宫肌层浸润和子宫外受累情况。2022年版中国专家共识推荐首选MRI检查，推荐增强MRI，并垂直肿瘤切面进行扫描；评估肌层浸润深度时，阴道彩超和盆腔增强MRI联合应用。如超声怀疑腹腔转移，需行腹盆腔CT检查，推荐增强CT；低剂量胸部CT排除双肺转移或原发性肺癌。

2023年ESGO-ESTRO-ESP指南建议，子宫肌层浸润的术前评估应由专业放射科医生/超声医生使用MRI或经阴道超声进行。同时指出CT不应用于EC患者术前子宫肌层浸润的评估（证据级别Ⅲ，A级）。建议使用MRI或CT检测盆腔或主动脉旁淋巴结转移和远处转移（证据级别Ⅱ，B级）。应通过盆腔MRI或经阴道超声排除附件受累（证据级别Ⅱ，B）。

（六）PR表达

多数学者认为PR阳性是保留生育功能的前提条件，并认为PR阴性是预后不良的因素。因此，中国专家共识建议监测患者PR受体情况，评估时应注明阳性百分比及染色强度，对于PR弱表达或阴性患者采取谨慎的态度，不推荐进行保守治疗。而欧美国家指南指出：约50% PR阴性患者对孕激素治疗有效，故指征中未纳入PR情况。2023年ESGO-ESTRO-ESP指南指出ER/PR阴性不是保留生育功能治疗的禁忌证，并提出雌激素和孕激素的表达似乎可以预测保守治疗的反应，并可用于患者咨询（证据级别Ⅲ，C级）。

（七）分子分型

随着子宫内膜癌分子分型的应用，其在保留生育功能中的作用也逐渐受到越来越多的关注。中国指南推荐由病理学家进行分子分型结果判定。POLE突变型临床预后好，进展风险较低，适合保育治疗。低拷贝数型（CNL型）患者，也称NSMP型，有可能从内分泌治疗获益。微卫星高度不稳定型（MSI-H型）患者存在错配修复功能缺陷，应进一步检测是否存在林奇综合征，此时谨慎进行保育治疗。高拷贝数型（CNH型），也称

P53 突变型，不适合保留生育功能治疗（详细内容见下文）。

（八）有遗传综合征的患者是否可行保留生育功能治疗

林奇综合征（Lynch syndrome，LS）主要由MMR基因（*MLH1*、*PMS2*、*MSH2*和*MSH6*）或*EPCAM*基因胚系突变引起，占所有EC的3%～5%，但其发病率在50岁以下的女性中上升到9%。对于林奇综合征患者能否行保守治疗，目前尚无共识。NCCN指南并未将LS作为保育治疗的绝对禁忌证。2006年起，有研究报道了LS患者保育治疗后成功足月妊娠的个案。欧洲青年妇科肿瘤学家网（ENYGO）的一项网络研究显示，近50%的调查参与者（49.1%）认为可行保守治疗，但47.5%不支持。

由于临床上这部分患者较少，目前的循证依据尚不足以证实保留生育功能在林奇综合征人群中有不良的肿瘤和生育结局。因此，符合指征的年轻患者可考虑充分知情同意，谨慎实施保留生育功能治疗。同时，应密切关注其他系统的筛查，应该加强治疗后的随访检测，并常规进行遗传学咨询和管理。推荐LS患者通过胚胎植入前遗传学筛查与胚胎植入前遗传学诊断等技术来达到家族阻断的目的。

（九）知情同意书

保留生育功能治疗的前提是患者有强烈的生育愿望，患者应被告知保留生育功能治疗存在风险，治疗期间需要严密定期随访，治疗可能失败，疾病可能进展，后续有需要手术及其他辅助治疗的风险，治疗药物存在副作用。

四、治疗前评估

（一）病史及检验学评估

评估内容包括：月经婚育史；既往治疗过程及疗效情况；并发症及家族病史，如糖尿病、高血压、肥胖、高脂血症、子宫内膜异位症、不孕症、PCOS和血栓性疾病等；肿瘤病史如林奇综合征和多发性错构瘤综合征（Cowden syndrome）等；检验学包括但不限于血常规、血生化、肿瘤标志物、凝血等项目，用于基线指标测定、确诊患者合并症及其严重程度。

（二）生育力评估

各指南均推荐EC患者保留生育功能治疗之前，应进行生育力潜能评估并咨询生育专家。内容包括：①卵巢储备功能良好：月经第2～3天血卵泡刺激素（FSH）＜12U/L，抗米勒管激素（AMH）＞1.1ng/ml，基础窦卵泡数（AFC）＞7个。②精液常规或睾丸、附睾穿刺结果提示有精子，即使合并男性因素不育症，也可实施保留生育功能治疗。③治疗前咨询生殖医学专家，对合适的患者进行遗传咨询或基因检测。另外，各指南推荐治疗前需除外药物治疗禁忌，并关注患者家族史。

（三）病理学评估

组织标本由具有经验的病理医生进行阅片诊断，诊断内容包括病理类型、肿瘤分级，推荐免疫组化染色测定 ER、PR、p53、PTEN、PAX2、MMR（MLH1、PMS2、MSH2 和 MSH6）等蛋白表达。有条件者建议进行子宫内膜癌分子分型检测：可采用免疫组化染色检测标本中 *p53* 基因突变及 MMR 蛋白的表达情况；采用测序法检测 *POLE* 基因突变情况。一旦具有 MMR 蛋白缺失，可进一步完成林奇综合征的筛查。

（四）影像学评估

彩色多普勒超声和（或）盆腔 MRI 检查用于评估有无子宫深肌层浸润和子宫外病灶（卵巢转移、淋巴结转移等），并进行必要的乳腺检查。肌层浸润时，超声可以看到子宫内膜与肌层分界不清、病灶内部回声不均匀，且子宫内膜更厚。血流阻力指数（RI）、搏动指数（PI）和平均血流速度（TAP）较低。当宫腔内肿物呈膨胀性生长而引起宫腔扩张、变形和肌层变薄时，超声检查可能无法将其与真正的深肌层浸润相区分，容易造成过度诊断。

MRI 在年轻子宫内膜癌患者病变肌层浸润深度评估上具有一定优势，尤其结合功能检查磁共振弥散加权成像（DWI）及磁共振动态增强扫描（DCE-MRI）时，判断可以更加准确。DWI 可以用来区分肿瘤肌层的浸润程度，其敏感度、特异度、阳性预测值、阴性预测值及准确性分别为 85%、89%、81%、92% 和 98%。DCE-MRI 上对子宫内膜癌肌层浸润进行评估时，其敏感度、特异度及准确度分别为 96.6%、32.1% ~ 46.4% 和 84.4% ~ 87.1%。但是当子宫内膜癌合并子宫肌瘤致宫腔形态发生改变或患者合并子宫腺肌病时，检测为混杂信号强度，将影响 MRI 对肌层浸润深度的判断。

五、宫腔镜在早期子宫内膜癌诊断中的作用

诊断性刮宫（diagnostic curettage）和宫腔镜下活检是获取子宫内膜标本的常用方法。盲目刮宫容易遗漏宫腔内微小或局灶样病变。国际妇产科联盟（FIGO）和美国国家综合癌症网络（NCCN）指南均肯定了宫腔镜检查在子宫内膜病变诊断上的作用。

2021 年发布的 ESGO-ESTRO-ESP 指南中，强调了首选宫腔镜直视下活检。其不仅便于直接观察子宫内膜形态，还可明确宫腔及宫颈管内病灶的精准部位和大小，对可疑受累的肌层进行定位活检或切除，有效避免盲目取材可能造成的子宫内膜病变评估不足，并可尽量缩减肿瘤负荷。

学者们通过分析总结确立了宫腔镜下子宫内膜癌诊断的形态学特征，如病变外观形态不规则、腺体结构异常、异形血管、组织坏死等。以下特点有助于子宫内膜癌的诊断：①"裸枝状"血管，常见于腺癌，局灶增生与"裸枝状"血管，如毛球状；②有异形血管，特别是形状不整的扩张血管；③结节状隆起或息肉隆起，质地脆弱；④有白点状或斑状的坏死组织；⑤增生与血管怒张成团，检查中容易出血。宫腔镜下子宫内膜癌特征因不同临床分期、病理特点而存在不同。

目前尚无前瞻性随机研究证实宫腔镜检查或手术会造成肿瘤播散，也未有研究证实较其他检查患者预后差。2015 年 2 月国内一项研究涉及 60 所医院共 3676 例行手术治疗的子宫内膜癌患者。发现宫腔镜检查不会增加 EC 患者腹水细胞学检查阳性的风险，也不会影响预后。NCCN 指南建议手术病理分期中删除"腹水细胞学指标"，但推荐常规留取并报告。

多篇研究建议宫腔镜操作时严格控制膨宫压力。2016年英国妇科内镜学会联合欧洲妇科内镜学会共同发布了宫腔镜手术液体膨胀介质的管理指南，提出将宫内压力维持在75mmHg及以下可减少由输卵管流入腹腔的介质的量。2021年国内一项荟萃分析纳入11项研究3364名EC患者，其中1116名患者接受了术前宫腔镜检查。研究表明，EC患者术前宫腔镜检查可能增加腹水细胞学阳性的风险，这可能与宫内压力＞80mmHg相关，与Ⅰ～Ⅱ期无关。疑似早期EC患者宫腔镜操作时，宫内压应控制在80mmHg以下。

因此，宫腔镜活检时需要注意的是：①控制膨宫压力，并且尽量缩短手术时间；②尽量避免使用能量器械，造成子宫内膜不必要的损伤和标本的破坏。此外，有子宫内膜微量采集器或细胞采集器的使用报道，但一般用于EC保育维持治疗的随访。

六、治疗方案选择

保留生育功能治疗常用的治疗方法主要包括：激素类药物［如口服孕激素、促性腺激素释放激素激动剂（GnRHa）、芳香化酶抑制剂（aromatase inhibitor，AI）］、左炔诺孕酮宫内缓释系统（levonorgestrel-releasing intrauterine system，LNG-IUS）、宫腔镜病灶切除手术、二甲双胍治疗、体重管理、生活方式调整，以及上述不同治疗的联合或序贯应用等。下文将对这几种治疗方案进行详细阐述。

（一）药物治疗

1.孕激素　药物治疗的首选方案是口服大剂量孕激素，包括醋酸甲羟孕酮（medroxyprogesterone acetate，MPA）和醋酸甲地孕酮（megestrol acetate，MA）。FIGO、BGCS、欧洲肿瘤内科学会（ESMO）指南中推荐使用剂量为MPA 400～600mg/d或MA 160～320mg/d，我国最新专家共识则推荐MPA 250～500mg/d或MA 160～320mg/d。治疗期间可根据症状、不良反应，如有无异常阴道出血、子宫内膜厚度的变化等在上述范围内调整剂量。

一般在孕激素用药后12周起效，多数病例在用药6个月后子宫内膜病变能够逆转，达到完全缓解。根据文献数据，大剂量孕激素治疗的完全缓解（complete response，CR）率为70.7%～81.1%，中位治疗时间为6个月，孕激素治疗12个月后反应达平台期，治疗12个月及24个月缓解率分别为78.0%和81.4%；治疗后复发率则为21.0%～42.4%。有研究表明治疗时间延长，可提高治疗有效率。但并未发现使用更大剂量孕激素可以取得更好的治疗效果。

体重指数（BMI）更高的患者容易导致治疗失败和复发。有研究表明，BMI≥25kg/m² 与孕激素治疗失败的风险显著相关（OR＝3.00，95%CI：1.35～6.66；$P=0.007$），是复发的独立危险因素（OR＝2.14，95%CI：1.06～4.31；$P=0.033$）。北京协和医院的一项早期研究显示，早期EC保育治疗患者中，肥胖患者（BMI≥30kg/m²）的完全缓解率和妊娠率均显著低于非肥胖者（$P=0.001$；$P=0.042$）。此外，需要注意的是有些患者会出现副作用。常见副作用为阴道出血、体重增加及肝酶升高，可能会导致恶心、呕吐、乳房胀痛和情绪抑郁等，较少患者出现过敏反应，如皮疹等。因此，对于无法耐受大剂量孕激素治疗、孕激素治疗禁忌或BMI过大时（如≥30kg/m²）可选择其他保留生育功能的方法。

2.左炔诺孕酮宫内缓释系统　左炔诺孕酮宫内缓释系统（LNG-IUS）宫腔内放置，向宫腔内释放孕激素，可降低全身用药性副作用，具有血药浓度低而局部孕激素作用强、副作用小的优点，且患者依从性较好。因此，对于不能耐受口服大剂量孕激素全身治疗的患者，可采用LNG-IUS。RCT研究显示，对于子宫内膜不典型增生（AH），LNG-IUS及口服孕激素疗效相近。有一项Meta分析纳入14项研究涉及189例子宫内膜AH患者，研究表明与口服孕激素相比，LNG-IUS有更高的CR率（90% vs. 69%；$P=$0.03）。中华妇产科学会、英国皇家妇产科医师学院指南均推荐LNG-IUS作为子宫内膜AH的一线保守治疗。

EC中单独使用LNG-IUS报道的CR率为22%～81.3%。一项回顾性研究显示，LNG-IUS用于子宫内膜AH及EC的缓解率分别为80%（12/15）、67%（6/9）。2021年一项前瞻性研究显示，LNG-IUS治疗子宫内膜AH的CR率显著高于EC患者（90.6% vs. 66.7%）。另有一项荟萃分析纳入28项研究的1038例AH和EC患者，单独口服孕激素的患者中妊娠率为34%（95% CI：30%～38%），活产率为20%；而单独放置LNG-IUS的患者的妊娠率仅为18%（95%CI：7%～37%），活产率仅为14%；LNG-IUS与孕激素的联合治疗有更好的治疗效果，妊娠率为40%（95%CI：20%～63%），活产率为35%。

因此，关于LNG-IUS用于子宫内膜AH的效果较为明确，而用于治疗EC，建议LNG-IUS联合其他药物使用。

3.促性腺激素释放激素激动剂（GnRHa）联合治疗　GnRHa的联合治疗可在孕激素治疗失败的人群中产生较好的临床疗效，是保留生育功能的有效治疗方式。一项回顾性研究收集了2012年1月至2020年12月孕激素治疗失败的EC患者40例，采用GnRHa联合LNG-IUS（GLI组：GnRHa每4周皮下注射1次，持续置入LNG-IUS）或GnRHa联合AI（GAI组：GnRHa每4周皮下注射1次，来曲唑2.5mg）。每3～4个月通过宫腔镜和刮宫术进行组织学评估。研究发现，GLI组和GAI组的CR率分别为93%和92%，达CR的中位时间为5个月。42%的患者妊娠，活产率达27%。

GnRHa联合治疗在肥胖EC患者保留生育功能中，较孕激素展现了更为理想的治疗效果。一项小样本的前瞻性研究，对6例肥胖EC患者，平均BMI为（35±1.4）kg/m^2，给予GnRHa联合来曲唑（2.5mg/d）方案，CR率可达100%，中位随访4年，无一例复发（0/6）。妊娠率和活产率分别为50.0%和75.0%，中位妊娠时间为2.4年。更为重要的是在治疗期间没有观察到这些患者体重增加。后续的多项回顾性队列研究发现，GnRHa在肥胖患者中的疗效要优于孕激素，并且GnRHa联合LNG-IUS疗效显著优于单纯GnRHa或单用孕激素。

2022年版中国专家共识指出，对于无法耐受大剂量孕激素治疗、有孕激素治疗禁忌、治疗效果欠佳或BMI过大时（如≥30kg/m^2），可选用以下方案治疗：①LNG-IUS联合GnRHa，3.6mg/3.75mg，每28天皮下注射一次；②GnRHa联合芳香化酶抑制剂，如来曲唑，2.5mg，每日1次口服。

4.二甲双胍联合方案　二甲双胍用于早期EC保留生育功能治疗的主要作用包括：改善患者的胰岛素抵抗、糖代谢异常、控制体重，缓解年轻患者因肥胖或多囊卵巢综合征（PCOS）导致的不孕不育症状，还具有直接抑制恶性肿瘤生长，提高治疗效果，防止缓解后复发的作用。

2016年公布了Ⅱ期临床试验（UMIN000002210）的结果。研究纳入19例EC患者，给予口服MPA（400mg/d）和二甲双胍（750mg/d起始，每周递增750mg，至2250mg/d），治疗持续24～36周，二甲双胍直到妊娠停药，发现13例（68.4%）在用药6个月时完全缓解，2例（10.5%）复发，在口服二甲双胍期间均无严重的并发症。在2019年公布了该研究的长期随访结果，共纳入21例EC患者，采用了相同的服药策略，95.2%的患者在18个月内达到完全缓解，中位随访57个月，复发率13.1%，5年PFS率达到84.8%，提示MPA联合二甲双胍有较好的治疗效果。2021年，Chae-Kim等发表的一项荟萃分析表明，在基于孕激素的疗法中加入二甲双胍可降低疾病复发率，但未能提高患者的缓解率、妊娠率和活产率。但2023年国内最新的一项Meta分析指出，接受二甲双胍联合孕激素治疗的EH和EEC患者的缓解率分别为87.1%和80.3%，两者分别高于单独使用孕激素的79.4%和70.1%（$P=0.13$；$P=0.01$），但复发率相比无显著差异。对于产科结局，联合二甲双胍可显著提高妊娠率（$P=0.05$），但不能提高活产率（$P=0.89$）。

因此，对于合并PCOS和（或）肥胖的EC患者，可考虑联合使用二甲双胍，每日750～2000mg，分3次服用，同时调整生活方式。合并2型糖尿病的患者，建议降糖药物首选二甲双胍。但中国患者采用的二甲双胍最佳剂量值得进一步摸索。

（二）手术治疗

主要是指宫腔镜下病灶切除术。Mazzon等首先描述了保留生育功能的宫腔镜手术，包括肿瘤病灶切除（步骤1）、病灶邻近的子宫内膜切除（病灶外4～5mm）（步骤2）和病灶下层子宫肌层切除（3～4mm）（步骤3）。一旦病理报告证实为G1级EEC且无肌层浸润，则可考虑给予保守治疗。2019年中国专家共识、2020年ESGO-ESTRO-ESP指南中均推荐可考虑在孕激素治疗前进行宫腔镜病灶电切术。

多项研究表明，宫腔镜手术联合孕激素治疗似乎可增加单一孕激素治疗的疗效和妊娠结局。一项Meta分析显示：与单独口服孕激素相比，宫腔镜下病灶切除术＋孕激素治疗缓解率更高（98.06% vs. 77.20%，$P<0.01$）、活产率更高（52.57% vs. 33.38%，$P<0.05$）、复发率更低（4.79% vs. 32.17%，$P<0.01$）。2018年一项Meta分析结果表明：宫腔镜手术联合孕激素治疗的患者OR率可达95.3%，复发率为14.1%，妊娠率为47.8%，显著高于单一孕激素组。2021年一项荟萃分析纳入38项研究的661例患者，中位随访时间为47.92个月，研究发现，与单纯口服孕激素或放置LNG-IUS组相比，宫腔镜联合治疗组的OR率更高（90% vs. 77.7%，71.3%，$P=0.02$），妊娠率较高（34.5% vs. 27.6%，18.4%，$P=0.002$）。

2022年一项荟萃分析纳入46项研究涉及861名女性。统计发现基于孕激素的保育治疗中，OR率为79.7%，复发率35.3%，妊娠率为26.7%，活产率仅为20.5%。而进一步敏感性分析中，仅包括35岁或以下女性，妊娠率35.8%，活产率30.7%；以孕激素为基础的保育治疗联合宫腔镜切除时，妊娠率34.0%，活产率30.7%；随访至少3年，妊娠率51.4%，活产率42.4%。国内一项前瞻性队列研究纳入2014年8月至2018年10月就诊的16例早期EC患者和25例子宫内膜AH患者，所有患者均接受宫腔镜刮宫术联合孕激素治疗。结果显示有92.6%（37/41）的患者达到CR。CR的平均治疗持续时间为

（7.47±2.91）个月。BMI≤30kg/m²与较短的达到CR治疗持续时间相关（P=0.003）。在尝试受孕的患者中，30.3%（10/33）成功妊娠，18.2%（6/33）活产。

虽然上述研究中联合治疗的妊娠率和活产率较为理想，但在宫腔镜手术保留生育功能治疗中，仍存在一些隐藏风险。一方面，操作时脱落的癌细胞通过膨宫液扩散到腹腔，研究表明，腹腔冲洗液细胞学阳性似乎对生存期没有负面影响。操作时需要注意时间不宜过长、膨宫压力适当调低，一般控制在70～80mmHg为宜。另一个方面，该侵入性操作导致的子宫内膜基底层的破坏、宫内粘连和纤维化是否对胚胎植入产生不利影响。国内有研究表明，EC保留生育功能治疗后患者宫腔粘连的发生率约为15.2%（10/66），是影响妊娠成功率的独立危险因素。既往文献报道EC患者保留生育功能治疗后子宫内膜薄是妊娠失败的主要原因，行IVF-ET术的EC患者中，子宫内膜薄（厚度7mm）的发生率为41.6%，显著高于行常规IVF-ET患者的11.4%。治疗过程中注意保护子宫内膜，建议宫腔镜下活检或局灶切除，尽量减少宫腔操作的次数。

纵观最新指南，2022年版中国专家共识指出，对于EEC患者，可选择宫腔镜下电切病灶组织，手术前后可使用大剂量孕激素口服或LNG-IUS及GnRHa联合使用。目的是尽量减少肿瘤负荷，提高疗效，缩短达到完全缓解（CR）所需时间。但是操作时间不宜过长，膨宫压力适当调低，防止医源性肿瘤扩散，并注意预防宫腔粘连。2023年ESGO-ESTRO-ESP指南给出推荐，无论是在OR率还是活产率方面，与其他治疗方案相比，宫腔镜病灶切除术联合口服孕激素和（或）左炔诺孕酮宫内缓释系统（LNG-IUS）是最有效的保留生育功能治疗方案（证据级别Ⅱ，B级）。指南还提出，如果从切除组织中怀疑早期和局灶性的子宫肌层浸润（1～2mm），可根据每个患者的具体情况讨论保留生育的方案。在这种情况下，完全的宫腔镜病变切除术后口服孕激素和（或）LNG-IUS，可作为保留生育的治疗方案（证据级别Ⅳ，C级）。此外，对于疗效评估为部分/完全/无缓解的患者，也同样建议宫腔镜切除术后口服和（或）使用LNG-IUS，以达到最高的完全缓解率和最高的活产率（证据级别Ⅱ，B级），且强烈建议在保留生育功能治疗期间控制体重，以增加缓解的概率（证据级别Ⅱ，A级）。

（三）一般治疗

在子宫内膜癌的保留生育功能治疗后，超重和肥胖女性的体重减轻或保持健康的BMI对于提高妊娠（自然或辅助生殖后妊娠）和活产的概率非常重要。因此，多数指南建议应该积极调整生活方式并给予必要的体重管理，保持健康的BMI，提升疗效，改善妊娠结局。同时，EC患者通常合并2型糖尿病、高血压和肥胖，需积极治疗相关合并症。部分患者辅助中药治疗可以改善疗效。

（四）治疗持续时间

2023年ESGO-ESTRO-ESP指南指出建议的治疗持续时间为6～12个月，在此期间应达到完全缓解（证据级别Ⅲ，B级）。达到完全缓解的最长时间不应超过15个月（证据级别Ⅳ，C级）。如果在6个月内没有任何反应，建议进行多学科咨询，以根据具体情况调整治疗方案（证据级别Ⅳ，B级）。

七、治疗管理及随访

治疗每12周为1个疗程。开始治疗时，每4～6周随诊一次。每疗程结束时评估一次。主要包括疗效评估和不良反应评估，并给予相应处理。

（一）不良反应评估及处理

包括体重增加、不规则阴道出血、乳房胀痛、食欲缺乏、恶心、呕吐、皮疹、血栓栓塞性疾病等。测量体重、腰围、腰/臀围比等，检测肝、肾功能等。可对症处理，严重时更换治疗方案或停止治疗。

（二）疗效评估

主要依靠影像学和病理学评估，我国指南推荐宫腔镜下采集内膜组织，进行病理学检查，建议病理评估按照治疗顺序，前后对比，动态观察形态学改变。影像学评估包括超声和（或）MRI检查，评估子宫大小、内膜厚度及有无肌层浸润，了解盆腹腔脏器情况。NCCN指南推荐需每3～6个月进行1次分段诊刮或内膜活检以评估子宫内膜。

1. 疗效判定标准：包括病理学和影像学评估，以病理学为主

（1）完全缓解（complete response，CR）：病理检查显示子宫内膜非典型增生或癌组织病变腺体全部消失，代之以扁平、立方小腺体，间质蜕膜样变或纤维化。影像学检查未见胸、腹、盆腔内存在肿瘤的证据。

（2）部分缓解（partial response，PR）：病变介于完全缓解和无反应之间，病变程度减轻，但仍有异型腺体成分，腺体结构及细胞异型程度较之前减轻，或治疗后病变范围明显缩小，可伴或不伴有间质反应。由于子宫内膜病变的不同区域孕激素效应并不完全一致，可以采用百分比描述病变状态：以完全反应区域、部分反应区域及无反应区域所占样本百分比的形式描述其状态。通过多次活检病理变化的对比，可以为临床医生提供子宫内膜病变治疗后的动态变化信息，为下一步治疗方案的调整提供帮助；影像学检查提示子宫内膜癌的病灶有缩小征象。

（3）无反应（no response，NR）：病变与治疗前相比较无变化（包括腺体结构及细胞异型程度），或仍有明确癌灶存在或非典型增生病变范围无减少；影像学检查提示子宫内膜癌的病灶无变化。

（4）疾病进展（progressive disease，PD）：非典型增生进展为癌或癌组织分级上升（G1进展为G2或G3），或原病变为p53野生型表达，后续病变呈现进展为p53突变型表达；或影像学显示子宫肌层浸润、子宫外病变，或远处转移，或淋巴结转移等。

（5）复发（recurrence）：病变消失达到完全缓解后，再次活检标本中再次出现子宫内膜非典型增生或子宫内膜样癌病灶；或影像学提示子宫内膜和（或）肌层再次出现病灶。

2. 评估后处理　治疗3个月评估为CR时，建议继续巩固治疗3个月。连续两次病理学达到CR时，按照患者意愿分为尽快生育和暂不生育两种情况，希望尽快生育者可开始准备妊娠，推荐辅助生殖技术（assisted reproductive technology，ART），也可以期待自然妊娠；暂不生育者，推荐维持治疗。

（1）完全缓解后的临床处理

1）助孕：完全缓解后，推荐积极助孕。根据生殖评估选择促排卵、人工授精或体外受精-胚胎移植（in vitro fertilization and embryo-transfer，IVF-ET）等辅助生殖技术，但其促排卵治疗中高雌激素状态对子宫内膜癌的影响，尚无明确结论，患者需对此充分知情同意，同时在治疗过程中需选择适当治疗措施控制雌激素水平或子宫内膜保护措施。

2）自然妊娠：有自然排卵和规律月经者可期待自然妊娠3～6个月。期待妊娠时间不宜过长，3～6个月后仍未妊娠时，应及时予以相应的检查及采用辅助生殖技术治疗。由于合并肥胖的患者自然妊娠率较不伴肥胖的患者明显降低，建议合并肥胖的患者积极通过饮食控制、加强运动等生活方式干预减轻体重，对于生活方式干预减重效果不佳者，请专家评估是否需要药物干预，病情完全缓解后尽早行辅助生殖技术助孕。期待自然妊娠期间宜采用孕激素保护子宫内膜。

3）维持治疗：患者在完全缓解后，等待生育或暂时不生育期间，应给予维持治疗预防复发。常用的维持治疗方式有：宫腔内放置释放孕激素的宫内装置左炔诺孕酮宫内缓释系统（LNG-IUS），周期性口服小剂量孕激素（如地屈孕酮20～40mg/d，每月≥10～12天），或复方口服避孕药（combined oral contraceptive，COC）。维持治疗期间每3～6个月进行超声检查，必要时行子宫内膜病理学或宫腔脱落细胞学检查除外复发。

（2）部分缓解及无反应或进展患者的临床处理：对于治疗过程中部分缓解及无反应的患者，进行再次充分评估，积极调整保留生育功能的治疗方案，必要时停止保育治疗。NCCN指南推荐，子宫内膜癌持续存在6～12个月，或完成生育后或内膜活检发现疾病进展，则行全子宫+双附件切除+手术分期。2022年版中国专家共识推荐：符合下列任何情况之一者，应停止保留生育功能的治疗，并行手术治疗，是否保留卵巢取决于患者年龄和病变风险：①有确切证据证实疾病进展者；②持续治疗12个月以上，未找到疾病改善方案者；③不再要求保留生育功能或不能耐受保留生育功能治疗者。子宫内膜癌保留生育功能治疗流程见图5-1。

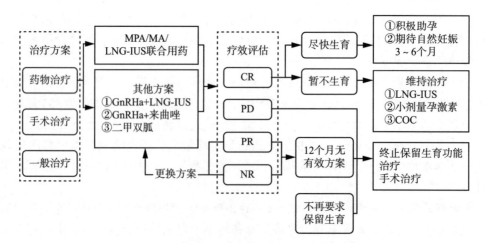

图5-1　子宫内膜癌保留生育功能治疗流程图

八、保留生育功能治疗中的特殊情况

（一）保留生育功能治疗缓解后复发时间

中国专家共识认为子宫内膜癌保留生育功能缓解后复发高峰在1年内，建议治疗完全缓解后尽快妊娠。2021年国外一项研究观察早期EC患者使用联合口服孕激素＋曼月乐方案进行长期保留生育力治疗，分析其肿瘤学结果及确定不影响生存结果的最佳FST持续时间；结果表明，在FST 6个月时未达到CR且未显示总体进展性疾病PD的患者可以继续进一步FST。如果排除疾病进展，可以将15个月的FST视为最佳FST持续时间的截止值。

（二）复发患者的再保育治疗

欧洲妇科肿瘤学会（ESGO）对于初始治疗有效后复发的EC患者，认为继续孕激素治疗仍然有效。2018年日本妇科肿瘤学会（JSGO）指南提出未完成生育的复发患者可再次予以孕激素治疗。

已有多项研究支持若患者有强烈保留生育功能的愿望，保留生育功能复发后的患者，可再次进行保守治疗。2018年日本一项回顾性研究，纳入39例子宫内膜AH和EC患者保留生育功能治疗，初治CR率为92%（36/39），复发率为58%（21/36），复发的中位时间为67周（10～283周）。其中18例选择孕激素再次保育治疗，再治疗后CR率为94.4%（17/18），再次达到CR的中位时间为24周（12～63周）；其中5例妊娠活产，包括自然妊娠3例和IVF-ET助孕2例。2018年另一项回顾性研究，分析82例复发再次保育患者（AEH 28例、EC 54例）的数据，对照组为162例初次保育患者。结果发现，复发组与初治组的CR率无差异（98.1% vs. 90.7%，$P=0.097$）；但复发组EC患者再次治疗后的复发率（81.1% vs. 63.2%；$P=0.036$）高于初治组；妊娠率与初治组无明显差异（20.8% vs. 22.7%；$P>0.05$）。2019年北京协和医院一项临床研究，纳入41例保守治疗后复发的ⅠA期EC患者，26例再次接受保守治疗，23例有可评价的疗效。尽管重复治疗的OR率显著低于初次保育治疗（82.6% vs. 94.7%，$P=0.053$），但仍有19例患者达CR，3例妊娠分娩成功，并且复发后根治性手术及保守治疗患者的总生存率无显著差异。

2021年我国一项大规模研究中可见到更好的妊娠成功率及多线治疗的CR率。研究纳入98例EC复发患者，其中18例患者手术切除子宫，80例患者接受二次保育治疗，CR率88.6%（71/80），妊娠率26.5%，活产率14.3%。其中，22例患者出现二次复发。二次复发的患者中10例选择第三次保育治疗，仍有7例患者可以再次达到CR（CR率70%）。但研究也表明随着保育次数的增加，患者达到CR的时间间隔延长，复发的时间间隔缩短。2023年日本一项荟萃分析，纳入270名复发患者（其中95名接受孕激素再治疗，94名行子宫切除术）。结果显示，81例（1.3%）孕激素再治疗后达到完全缓解（CR），6个月、9个月和22个月累积CR率分别为8.51%、7.82%和6.6%。孕激素再治疗与常规子宫切除术相比，疾病复发风险更高。4例（14.0%）患者死于疾病，2例（48.95%）患者复发后妊娠。此研究中再次治疗OR率较低可能与治疗方法等有关，但仍需进一步探究其疗效。

因此，对于复发后希望继续保留生育功能的患者，仅在严格监护下、高选择性、局限在子宫内复发的病例才能考虑再次保守治疗。患者需充分知情相关风险，如妊娠率较低；未采取有效预防措施，其复发率高；以及同时有卵巢癌或发生卵巢转移的可能风险等。在患者疾病长期维持或进展或完成生育后需尽快进行根治性手术。

（三）年轻女性完成生育后的治疗

子宫内膜癌保留生育功能治疗不是子宫内膜癌患者的标准治疗方式，患者需要面临疾病复发、进展，甚至影响生命的风险。因此，多数指南推荐在完成生育后，患者需进行子宫内膜癌"根治术"。但卵巢切除应进行个性化的考虑。

中国专家共识指出：完成生育后，产后的子宫仍然面临肿瘤复发的风险，特别是伴有复发高危因素，如子宫内膜样腺癌中分化（G2）、有肌层浸润、BMI＞30kg/m^{2}等，建议切除子宫，可以考虑不行双侧卵巢切除术及系统的腹膜后淋巴结切除术。而对于强烈继续保留生育功能的患者，如无复发的高危因素及复发病史，应充分告知其复发及疾病进展风险，严密随访下谨慎地保留子宫。随访期间，推荐尽早维持治疗预防复发，哺乳期可放置LNG-IUS，保护分娩后的子宫内膜。

九、分子分型在保育治疗中的应用

（一）背景与简介

随着精准医疗及分子水平的发展，子宫内膜癌的分型不再局限于组织学。1999年美国国立癌症研究所首次提出肿瘤分子分型的概念。2013年美国癌症基因组图谱（TCGA）对373例EC样本［包括307例子宫内膜样癌（EEC）、53例浆液性癌和13例混合性癌］进行基因组、转录组和蛋白质组学特征研究，根据突变谱系、微卫星不稳定性（microsatelliteinstability，MSI）和体细胞拷贝数变化等情况，首次将子宫内膜癌分为4型分子亚型：①POLE超突变型；②MSI高突变型（microsatellite instability/hyper mutated）；③低拷贝型/微卫星稳定型（copy number low/microsatellite stable，CNL）；④高拷贝型/浆液性样型（copy number high，CNH/serous-like）。

（1）POLE超突变型：POLE是DNA聚合酶ε的催化亚单位，参与核DNA复制和修复，该型具有异常高的突变率和独特的核苷酸变化谱——POLE的核酸外切酶域发生突变。TCGA研究中，POLE突变型以EEC为主，常呈高级别病变（G3）且伴有淋巴浸润。分子水平上，此类肿瘤突变特征表现为PTEN（94%）、PIK3CA（71%）、PIK3R1（65%）、FBXW7（82%）、ARID1A（76%）、KRAS（53%）和ARID5B（47%）。4种分型中，POLE突变型预后最佳。

（2）MSI高突变型：DNA错配修复（mismatch repair，MMR）基因能识别和修复在DNA复制、重组过程中的错误，其缺陷导致MSI的发生。该型主要为MSI型，大多数为MLH1甲基化；*KRAS*基因突变率较高，而*FBXW7*、*CTNNB1*、*PPP2R1A*和*TP53*突变很少。TCGA研究中，MSI高突变型约占EC的30%，28.6%的低级别EEC和54.3%的高级别EEC属于MSI型，没有发现浆液性或混合性子宫内膜癌。此类肿瘤多数预后较好。

（3）CNL型：TCGA研究中，约占EC的38%，包含了60%的低级别EEC、8.7%的高级别EEC、25%的混合性癌和2.3%的浆液性癌。其特征为低突变负荷、低拷贝数变异且*TP53*是野生表达的。分子水平上，其没有MSI的表现，且CTNNB1变异明显增加，高达52%。此类型具有中等预后。

（4）CNH型：在4个亚型中最具异质性，包含了约94%的浆液性癌、62%的混合性癌、25%的高级别EEC和仅5%的低级别EEC。其特征为体细胞突变率最低，染色体拷贝数最高。分子水平上，特征突变表现在*TP53*（92%）、*PPP2R1A*（22%）和*PIK3CA*（47%）。其中，*TP53*抑癌基因的突变与肿瘤的发生、快速进展和较强的侵袭性有关。此分型预后最差。

由于TCGA子宫内膜癌分子分型对标本要求较高，且多组学检测费用相对较高，在临床上难以推广实行。Talhouk等通过测序、免疫组化染色错配修复蛋白及p53蛋白，提出并验证了一种简单的、临床可行的ProMisE（proactive molecular risk classifier for endometrial cancer）分型，将子宫内膜癌分为4个亚型：MMR缺陷型（MMR-deficient，MMR-D）、POLE核酸外切酶突变型（POLEEDM）、*P53*突变型（*P53* abnormal，p53abn）和*P53*野生型（*P53* wildtype，p53wt）。研究表明，该分型与TCGA分子分型的预后价值相似。但目前，POLE基因测序仍不能被其他简化方式所取代。DNA错配修复蛋白免疫组化检测与基因测序结果间仍存在5%～10%的不一致率，亦在一定程度影响了其临床应用。

2016年，Stelloo等结合ProMisE分型、CTNNB1exon3突变和临床病理学风险因子，提出Tans-PORTEC分型，分为POLE突变型、MSI型、无特异分子改变型（no specific molecular profile，NSMP）及p53突变型，其主要对中高危患者进行精准的风险分层，分子分型开始用于指导临床辅助治疗的选择。2020年子宫内膜癌分子分型被纳入NCCN指南和WHO女性生殖器官肿瘤分类标准（第5版）中。2021年，基于分子分型的风险评估规则被纳入ESGO-ESTRO-ESP指南中。

（二）分子分型在临床应用中的价值与意义

目前，根据病理类型、病理分级、国际妇产科联盟手术病理分期进行的临床病理学诊断，仍是临床制订治疗方案的主要依据，而分子分型的出现则在很大程度上为精准治疗提供了更多临床信息和价值。

1. 预后评估 自2013年TCGA首次提出子宫内膜癌的分子分型以来，已经有包括TCGA、Vancouver和PORTEC在内的一系列临床研究结果反复证明其预后价值，无论是在高危人群、早期子宫内膜癌、年轻群体，还是整体人群，子宫内膜癌的分子分型均适用，且均能判断患者预后。总体而言，POLE突变型患者极少复发，预后极好，p53突变型患者预后最差，MMRd型和NSMP型预后中等。值得注意的是，约3%的内膜癌存在多重的分子特征，具有MMRd和p53abn双重特征的内膜癌应该划分为MMRd型，具有POLE突变和p53abn双重特征的应归为POLE突变型。

2. 对诊断系统的补充价值 病理诊断是子宫内膜癌诊断的金标准。在临床工作中，对于组织形态学相近、病理难明确诊断的患者，分子分型更具有指导价值及优势。目前，国内很多医疗机构在进行病理诊断时，对微卫星不稳定状态进行检测，一则可以筛查林奇综合征，二则也可以对MSI高变异型进行初步识别。

我国子宫内膜癌诊治指南也建议，有诊断条件的单位病理诊断时，还可附有与EC药物靶向治疗（如建议晚期或复发性浆液性子宫内膜癌HER2检测）、生物学行为、错配修复基因以及判断预后等相关的分子分型及其他分子标志物的检测结果，供临床参考。

3.林奇综合征筛查　林奇综合征是一种常染色体显性遗传性癌症易感综合征，由MMR基因 *MLH1*、*MSH2*、*MSH6*、*PMS2* 的胚系突变引起。据统计，有5%左右的EC患者是遗传性子宫内膜癌。目前国内外各大指南均建议女性林奇综合征患者应密切关注子宫内膜癌风险。在分子分型检测中，针对MMR或MSI的检测不仅是分子分型的重要步骤，也是林奇综合征筛查的重要环节。2015年，Talhouk等在319例新发子宫内膜癌患者中验证了ProMisE分子分型的临床应用价值，确定该分子分型可提供独立的预后信息，指导靶向治疗并有利于林奇综合征的筛查。

4.指导治疗　2021年ESGO-ESTRO-ESP子宫内膜癌患者管理指南中，可以看到传统的组织病理学仍然是指导治疗和判断预后的重要依据。但是对于分子分型已知的患者，主要是具有POLE突变和p53abn的分子分型改变了危险分层。对于Ⅰ～Ⅱ期POLE突变型且无残余病灶的子宫内膜癌，不论组织学类型，均划分到低危组，术后不需要辅助治疗；ⅠA期p53突变型内膜样癌且无肌层浸润者划分到中危组；将伴肌层浸润、无残余病灶的Ⅰ～Ⅱ期p53abn型的子宫内膜样癌划分到了高危组，术后需辅助治疗。这些变化体现了基于分子分型和传统病理对于术后辅助治疗的指导意义。

分子分型还可指导应用的包括免疫治疗、靶向治疗及联合治疗等。TCGA分子分型提示EC中存在可能从免疫治疗中获益的潜在人群，主要集中于MSI-H型。基于5项相关临床试验的数据，美国食品药品监督管理局（FDA）在2017年批准了帕姆单抗应用于MSI-H/dMMR实体瘤二线治疗的适应证，随后在2019年又批准了帕姆单抗联合乐伐替尼应用于晚期非MSI-H/dMMREC的二线治疗。2021年4月，PD-1抑制剂，如dostarlimab被FDA批准用于治疗接受含铂化疗期间或之后病情进展、MMRd型的复发性或晚期子宫内膜癌患者等。靶向治疗包括DNA损伤修复通路相关抑制剂、PI3K/AKT/mTOR通路抑制剂、HER2抑制剂等。美国FDA已批准的子宫内膜癌用药靶点有NTRK和HER2。HER2抑制剂，如曲妥珠单抗的研究主要集中于浆液性癌。研究显示，依维莫司联合来曲唑、二甲双胍用于晚期、复发性EC可带来生存获益。

（三）分子分型在子宫内膜癌保留生育功能治疗中的研究

1.指导筛选子宫内膜癌保育治疗人群　子宫内膜癌分子分型是近年来子宫内膜癌研究的主要进展。2023年3月中国研究型医院学会发布的《早期子宫内膜癌保留生育功能治疗专家共识（2022年版）》，推荐由病理学家进行分子分型结果判定：POLE突变型患者预后好，进展风险低，适合保育治疗；低拷贝型（CNL型）患者，也称NSMP型，有可能从内分泌治疗中获益；微卫星高度不稳定型（MSI-H型）患者存在错配修复缺陷，应进一步检测是否存在林奇综合征，此时谨慎进行保育治疗；高拷贝型（CNH型）也称P53突变型，不适合保留生育功能治疗。该共识首次将"分子分型为非特殊分子亚型（no specific molecular profile，NSMP）"纳入早期EC患者保留生育功能适应证必须满足的条件之一。

2022年11月中华医学会妇产科分会病理学组等发布的《子宫内膜癌保育治疗前后病理评估专家共识》中明确提到，应将分子分型检测纳入到子宫内膜保育治疗的评估中，这样可对早期子宫内膜癌患者尽早完成风险分层，更精确地评估患者的预后，对于分子分型提示预后不良的病例，即使是G1也不建议保育治疗，而某些分子分型预后好的病例，如POLE超突变型，即使是G2或G3，也可尝试保育治疗。

2023年ESGO-ESHRE-ESGE指南中，同样鼓励G1、低级别、期望保留生育功能的早期EC患者进行ProMisE分型（证据级别Ⅳ，B级）；同时为了识别林奇综合征高危患者，建议患者进行免疫组化检测，如果发现林奇综合征，患者应就患其他癌症的风险进行适当咨询（证据级别Ⅲ，A级）。在具有p53abn表型的肿瘤中，应考虑检测MSH-H和POLE突变，以确定该患者是属于多重分类还是p53abn型（证据级别Ⅲ，A级）。对于确认是p53abn型的患者，不建议保守治疗（证据级别Ⅳ，D级）。同时结合已发表文献数据，该指南指出在低级别ⅠA期EC的年轻患者中，孕激素治疗最敏感的是NSMP型患者。

从这些指南/共识中可以看到分子分型为EC患者保育治疗提供了一个强有力的补充，可帮助患者制订个性化治疗方案，以减少过度/治疗不足，并有助于保留生育策略的完善。

2.分子分型指导早期子宫内膜癌患者保育治疗的文献报道情况

（1）POLE突变型（POLEmut）：POLE突变型患者发病年龄相对年轻，BMI多正常，临床分期多为Ⅰ期，极少复发或死亡，预后极好。多数研究发现，POLE突变型在高级别癌中的比例更高。2515例G1～G2 EEC中POLE突变型仅占6%，而在900例G3 EEC中的比例达11.9%。伴有POLE突变的高级别EEC，形态学上和患者的预后不一致，有学者形容这一组病例是"披着狼皮的羊"。

多项指南/共识推荐POLE突变型可行保育治疗。一项Meta分析纳入25项研究6346例EC病例。其中POLE突变的总比例为8.59%，生存分析显示，POLE突变型EC的总生存期（HR，0.90）、疾病特异性生存期（HR，0.41）和无进展生存期（HR = 0.23）均较好。2022年另一项Meta分析纳入49项研究12 120例EC患者。POLEmut的总比率为7.95%，同样发现POLEmut在G3、FIGO Ⅰ～Ⅱ期、肌层浸润＜50%的EC中表达较高，研究表明，4种分子亚型中POLEmut组临床疗效最好，而p53异常/突变（P53abn）组最差。

POLE突变型临床预后最好，复发的风险降级，可避免接受辅助治疗，是基于手术治疗的生存数据，而POLEmut型应用保育治疗的临床数据有限，2021年Chung等研究中，57例EC患者中仅有2例POLE突变型患者，1例完全缓解后复发，另1例出现了疾病进展，2例最终均行子宫切除术。总之POLE突变型患者建议保育，但伴有POLE突变的G2～G3 EEC能否作为保育治疗的拓展适应证，这些问题有待未来的大样本研究来解答。

（2）MMRd型：而MMRd相关EC根据突变的特征分为3个亚型：MLH1高度甲基化型EC（EC-met）、林奇综合征相关EC（Lynch syndrome associated，EC-ls）和体细胞MMR相关致病基因的等位基因双突变型EC（EC-dspv）。有研究显示MMRd患者ER、PR表达阳性率分别为73.9%和60.9%，因激素受体阳性率较低，超过90%的MMRd型AEH/EEC患者对孕激素保守治疗有耐药性。

MMRd型保育治疗缓解率较低，但复发率高。2017年一项队列研究，纳入84例保育治疗的EAH/EC患者，其中6例为MMRd，但经过至少3个月的孕激素治疗后，MMRd组均未达到完全缓解，且均接受了全子宫切除手术。2021年4月韩国学者发表的一项关于分子分型对EC保留生育功能预后影响的研究首先对57例患者根据ProMisE分型进行分类，包括45例p53野生型，9例MMRd型，2例POLE型，1例P53突变型。结果发现：9例MMRd型，最佳总体缓解率（44.4% vs. 82.2%）和6个月时的CR率（11.1% vs. 53.3%）显著低于NSMP型，在转行子宫切除术的26例患者中，dMMR型患者较NSMP型更易出现病理分期升高（75% vs. 18.2%）。

紧接着2021年6月意大利学者Raffone等公布了一项多中心研究结果，分析发现在预测CR后的疾病复发时，MMRd免疫组化缺陷的敏感度为22.2%，特异度为100%，AUC（ROC曲线下面积）为0.61（95%CI: 0.44～0.76）。研究表明，在接受宫腔镜切除术加黄体酮治疗的AEH/EEC的年轻患者中，MMRd并不是治疗耐药性的显著预测因子，而是一个具有100%特异度的复发预测因子。此外，之前研究显示，超过90%的MMRd型AEH/EEC患者对孕激素保守治疗有耐药性，但该研究只有33%的MMRd型患者对治疗耐药，提示宫腔镜切除加孕激素治疗可能作为MMRd型AEH/EEC的金标准疗法。2023年3月复旦大学附属妇产科医院陈晓军教授团队的一项单中心回顾性研究纳入了135例保育治疗的EEC和EAH患者，其中117例NSMP，14例MMRd，1例POLE型，3例p53abn型。研究发现，NSMP和MMRd型患者的16周、32周和48周完全缓解率相似。这与之前报道的dMMR型患者对孕激素治疗反应不敏感的结论并不一致，原因可能是该研究中患者常规接受宫腔镜切除术。

有研究表明，MMRd型EC中，发生MLH1基因启动子甲基化的肿瘤预后较林奇综合征相关肿瘤患者要差，提示MLH1基因启动子甲基化状态有可能作为进一步分层的标志物。因此，MMRd亚型患者复发风险高，该类患者对于激素治疗的反应尚不统一，还需进一步筛查是否为林奇综合征患者，对于该类患者需谨慎评估是否适合保育治疗，仍需进一步的大样本研究。

（3）p53野生型：又称NSMP型，NSMP型肿瘤患者预后中等，基因组呈低拷贝数，在形态学上常表现为低级别EEC。研究表明，其ER和PR的阳性率分别为92.0%和83.9%，该型患者最有可能成为内分泌治疗的获益者。

2019年的一项研究表明，在保育治疗标本中约80%为NSMP型，该型患者治疗的缓解率约为85%。陈晓军教授团队研究中，同样发现NSMP型是最常见亚型，占比86.7%（117/136），EC患者48周OR率达到87.7%，EAH的OR率为84.4%。2022年四川大学华西二院妇产科李征宇教授团队研究发现，106例接受保育治疗的早期EC患者，其中MMRd和NSMP亚型两组治疗6个月后CR率分别为47.8% vs. 64.9%（$P = 0.152$），总反应率为60.9% vs. 80.5%（$P = 0.092$），两组的复发率分别为13.0% vs. 29.9%（$P = 0.174$），虽然两组总反应率没有显著的统计学差异，但p53野生型的患者预后优于dMMR型。2023年1月北大人民医院病理科沈丹华教授团队研究同样表明POLE突变和p53野生型患者预后较p53abn和MMRd亚型患者预后好。

因此，p53野生型因ER和PR的阳性率高，最有可能成为激素治疗的受益者，临床建议保育治疗，但需要更多的大样本临床数据进一步支持。

（4）*p53*突变型：*p53*突变型的特征是*p53*基因突变、呈现高拷贝数突变，预后最差，ER和PR的阳性率最低，分别为67.4%和44.7%。*p53*突变型多见于浆液性癌，可高达93%；亦可见于早期EC中，在高级别EEC中占22%，在低级别EEC中占约5%；该型患者药物治疗反应差，病情进展迅速，最不建议保育治疗。

（5）多重分子亚型：研究表明3%～5%的EC患者存在多重分子亚型（multiple classifier），特别是p53abn与*POLE*突变或MMR-d同时并存。多项相关预后研究提示，同时发生POLEmut和p53abn的病例，建议归类为POLEmut；POLEmut-MMRd病例，建议归类为POLEmut；MMRd-p53abn病例，建议归类为MMRd。

3.其他分子分型和生物标志物在保留生育功能治疗中的研究　2022年《子宫内膜癌分子检测：SGO临床实践声明》介绍了TCGA分型之外的其他分子分型和生物标志物，利于进一步精准分层。2023年1月的一项系统评价表明，PTEN和POLE突变是早期EC的良好预后因素，可允许保留生育力的治疗。此外，MSI、CTNNB1和K-RAS改变是早期EC的中度预后因素，也允许保留生育力的治疗，但与PTEN和POLE相比，它们与更高的复发风险相关。PIK3CA、HER2、ARID1A、*P53*、L1CAM和FGFR2是早期子宫内膜癌的不良预后因素，由于复发风险高，应慎重考虑该人群的保留生育力治疗。其他如ER/PR、L1CAM、CTNNB1、PD-L1、ARID1A、PI3K/AKT/mTOR等生物标志物的临床试验研究正在进行或将要进行，尚需进一步等待大样本数据，有望在保育治疗中发挥一定作用。

（金　平　李长忠）

参考文献

樊代明，2021．整合肿瘤学：基础卷［M］．西安：世界图书出版西安有限公司．

樊代明，2021．整合肿瘤学：临床卷　腹部盆腔肿瘤分册［M］．北京：科学出版社：458-496，677-690．

樊代明，2021．整合肿瘤学：临床卷　头胸部肿瘤分册［M］．北京：科学出版社．

樊代明，王丹波，叶定伟，等，2023．中国肿瘤整合诊治技术指南（CACA）生育保护［M］．天津：天津出版传媒集团/天津科学技术出版社：9-19．

黄爱娟，赵昀，邹晓莲，等，2017．子宫颈高危型HPV阳性而细胞学阴性患者临床管理方法的初步探讨：附137例因CINⅡ行LEEP术患者的分析［J］．中华妇产科杂志，52（11）：745-750．

黄留叶，赵雪莲，赵方辉，2021．宫颈癌的发病与死亡变化趋势及其预防策略进展［J］．肿瘤综合治疗电子杂志，7（2）：21-25．

梁晓燕，方丛，李晶洁，等，2020．中国女性肿瘤患者生育力保护及保存专家共识［J］．中国肿瘤临床，47（5）：217-221．

刘继红，朱笕青，2018．卵巢恶性肿瘤诊断与治疗指南（第四版）［J］．中国实用妇科与产科杂志，34（7）：739-749．

马丁，沈铿，崔恒，2016．常见妇科恶性肿瘤诊治指南［M］．5版．北京：人民卫生出版社．

沈铿，马丁，2015．妇产科学［M］．3版．北京：人民卫生出版社．

肖银平，陶祥，赵晨燕，等，2019．LEEP标本的切缘状态与全子宫标本中HSIL及以上病变残留关系的研究［J］．中华妇产科杂志，54（1）：19-23．

谢幸，孔北华，段涛，2018. 妇产科学［M］. 9版. 北京：人民卫生出版社.

谢幸，孔北华，段涛，2018. 妇产科学［M］. 9版. 北京：人民卫生出版社.

中国抗癌协会妇科肿瘤专业委员会，2023. 卵巢癌腹腔镜技术诊治指南（2023年版）［J］. 中国实用妇科与产科杂志，39（2）：166-174.

中国医师协会妇产科医师分会妇科肿瘤学组，2022. 卵巢囊肿诊治中国专家共识（2022年版）［J］. 中国实用妇科与产科杂志，38（8）：814-819.

中国优生科学协会肿瘤生殖学分会，中国医师协会微无创医学专业委员会妇科肿瘤学组，中国医院协会妇产医院分会妇科肿瘤专业学组，2022. 卵巢恶性肿瘤保留生育功能的中国专家共识（2022年版）［J］. 中国实用妇科与产科杂志，38（7）：705-713.

中国优生优育协会妇科肿瘤防治专业委员会，2023. 卵巢非良性肿瘤生育力保护及保存中国专家共识（2023年版）［J］. 中国实用妇科与产科杂志，39（8）：809-816.

祝洪澜，崔恒，2016. 卵巢恶性肿瘤保留生育功能后化疗的策略及卵巢保护［J］. 实用妇产科杂志，32（11）：807-809.

Argyle C E, Harper J C, Davies M C, 2016. Oocyte cryopreservation: where are we now? ［J］. Hum Reprod Update，22（4）：440-449.

Bercow A, Nitecki R, Brady P C, et al., 2021. Outcomes after fertility-sparing surgery for women with ovarian cancer: a systematic review of the literature ［J］. J Minim Invasive Gynecol，28（3）：527-536. e1.

Bergamini A, Cormio G, Ferrandina G, et al., 2019. Conservative surgery in stage I adult type granulosa cells tumors of the ovary: results from the MITO-9 study ［J］. Gynecol Oncol，154（2）：323-327.

Brown K L, Barnett J C, Leath C A 3rd, 2015. Laparoscopic staging of ovarian immature teratomas: a report on three cases ［J］. Military Medicine，180（3）：e365-e368.

Chung H C, Schellens J H M, Delord J P, et al., 2018. Pembrolizumab treatment of advanced cervical cancer: updated results from the phase 2 KEYNOTE-158 study ［J］. Journal of Clinical Oncology，36（15_suppl）：5522.

Cibula D, Abu-Rustum N R, Benedetti-Panici P, et al., 2011. New classification system of radical hysterectomy: emphasis on a three-dimensional anatomic template for parametrial resection ［J］. Gynecol Oncol，122（2）：264-268.

Crafton S M, Cohn D E, Llamocca E N, et al., 2020. Fertility-sparing surgery and survival among reproductive-age women with epithelial ovarian cancer in 2 cancer registries ［J］. Cancer，126（6）：1217-1224.

DK A, 2022. Ovarian Cancer Including Fallopian Tube Cancerand Primary Peritoneal Cancer Version1. 2023. NCCN Clinical Practice Guidelines in Oncology，2022. Fontham E T H, Wolf A M D, Church T R, et al., 2020. Cervical cancer screening for individuals at average risk: 2020 guideline update from the American Cancer Society ［J］. CA Cancer J Clin，70（5）：321-346.

Gaffan J, Holden L, Newlands ES, et al., 2003. Infertility rates following POMB/ACE chemotherapy for male and female germ cell tumours-a retrospective long-term follow-up study ［J］. Br J Cancer，89（10）：1849-1854.

Hammes L S, Naud P, Passos E P, et al., 2007. Value of the International Federation for Cervical Pathology and Colposcopy（IFCPC）Terminology in predicting cervical disease ［J］. J Low Genit Tract Dis，11（3）：158-165.

Johansen G, Dahm-Kähler P, Staf C, et al., 2019. Fertility-sparing surgery for treatment of non-epithelial ovarian cancer: Oncological and reproductive outcomes in a prospective nationwide population-based cohort study ［J］. Gynecol Oncol，155（2）：287-293.

Katki H A，Schiffman M，Castle P E，et al.，2013. Benchmarking CIN 3 + risk as the basis for incorporating HPV and pap cotesting into cervical screening and management guidelines［J］. Journal of Lower Genital Tract Disease，17（Supplement 1）：S28-S35.

Khan M J，Werner C L，Darragh T M，et al.，2017. ASCCP colposcopy standards：role of colposcopy，benefits，potential harms，and terminology for colposcopic practice［J］. Journal of Lower Genital Tract Disease，21（4）：223-229.

Lin J，Chen L T，Qiu X M，et al.，2017. Traditional Chinese medicine for human papillomavirus（HPV）infections：a systematic review［J］. Bioscience Trends，11（3）：267-273.

Marabelle A，Le D T，Ascierto P A，et al.，2020. Efficacy of pembrolizumab in patients with non-colorectal high microsatellite instability/mismatch repair-deficient cancer：results from the phaseⅡ KEYNOTE-158 study［J］. J Clin Oncol，38（1）：1-10.

Minion L E，Tewari K S，2018. Cervical cancer–State of the science：from angiogenesis blockade to checkpoint inhibition［J］. Gynecol Oncol，148（3）：609-621.

Morrison A，Nasioudis D，2020. Reproductive outcomes following fertility-sparing surgery for malignant ovarian germ cell tumors：A systematic review of the literature［J］. Gynecol Oncol，158（2）：476-483.

Olawaiye A B，Baker T P，Washington M K，et al.，2021. The new（Version 9）American Joint Committee on Cancer tumor，node，metastasis staging for cervical cancer［J］. CA Cancer J Clin，71（4）：287-298.

Park J Y，Kim D Y，Suh D S，et al.，2017. Analysis of outcomes and prognostic factors after fertility-sparing surgery in malignant ovarian germ cell tumors［J］. Gynecol Oncol，145（3）：513-518.

Ramirez P T，Frumovitz M，Pareja R，et al.，2018. Minimally invasive versus abdominal radical hysterectomy for cervical cancer［J］. The New England Journal of Medicine，379（20）：1895-1904.

Rienzi L，Ubaldi FM，2015. Oocyte versus embryo cryopreservation for fertility preservation in cancer patients：guaranteeing a women's autonomy［J］. J Assist Reprod Genet，32（8）：1195-1196.

Rositch A，Levinson K，Suneja G，et al.，2021. Epidemiology of cervical adenocarcinoma and squamous cell carcinoma among women living with HIV compared to the general population in the United States［J］. Clin Infect Dis，74（5）：814-820.

Silver M I，Gage J C，Schiffman M，et al.，2018. Clinical outcomes after conservative management of cervical intraepithelial neoplasia grade 2（CIN2）in women ages 21–39 years［J］. Cancer Prevention Research，11（3）：165-170.

Sung H，Ferlay J，Siegel R L，et al.，2021. Global cancer statistics 2020：GLOBOCAN estimates of incidence and mortality worldwide for 36 cancers in 185 countries［J］. CA Cancer J Clin，71（3）：209-249.

Torre L A，Trabert B，DeSantis C E，et al.，2018. Ovarian Cancer Statistic［J］. CA Cancer J Clin，68（4）：284-296.

Uppal S，Gehrig P A，Peng K，et al.，2020. Recurrence rates in patients with cervical cancer treated with abdominal versus minimally invasive radical hysterectomy：a multi-institutional retrospective review study［J］. J Clin Oncol，38（10）：1030-1040.

Wang D，Cao D，Jia C，et al.，2018. Analysis of oncologic and reproductive outcomes after fertility-sparing surgery in apparent stage I adult ovarian granulosa cell tumors［J］. Gynecol Oncol，151（2）：275-281.

WHO Classification of Tumours Editorial Board，2020. Female Genital Tumours. WH O Classification of Tumours［M］. 5th ed. Lyon：IARC Press，8.

Wright T C, 2002. 2001 consensus guidelines for the management of women with cervical cytological abnormalities [J]. JAMA, 287 (16): 2120.

Yang B, Yu Y, Chen J, et al., 2017. Possibility of women treated with fertility-sparing surgery for non-epithelial ovarian tumors to safely and successfully become pregnant-a Chinese retrospective cohort study among 148 cases [J]. Front Med, 12 (5): 509-517.

Zhang N, Chen R, Hua K, et al., 2017. A retrospective study of reproductive outcomes after fertility-sparing surgery and postoperative adjuvant chemotherapy in malignant ovarian germ cell tumors and sex cord-stromal tumors [J]. J Ovarian Res, 10 (1): 52.

Zhang S W, Sun K X, Zheng R S, et al., 2021. Cancer incidence and mortality in China, 2015 [J]. J Natl Cancer Cent, 1 (1): 2-11.

第 6 章

恶性肿瘤治疗后生育的管理

第一节　宫颈癌保留生育功能治疗后生育的管理

宫颈癌是女性常见恶性肿瘤，2020年全球新发宫颈癌6 040 000例，342 000例女性死于宫颈癌，其发病的高峰年龄为35～44岁，其中约38%的患者确诊年龄为45岁以下。我国作为人口大国，2020年我国宫颈癌新发与死亡病例分别占全球总数的18.3%和17.6%，并呈现发病年轻化趋势。随着女性晚婚晚育的增加和国家三胎政策的开放，越来越多的育龄期宫颈癌患者有保留生育功能的要求，宫颈癌保留生育功能的手术治疗与治疗后的生育管理成为宫颈癌临床研究的热点。早期宫颈癌保留生育功能手术（fertility-sparing surgery，FSS）主要包括：子宫颈锥切术和单纯子宫颈切除术等非根治性手术，以及根治性的广泛子宫颈切除术（radical trachelectomy，RT），包括经腹广泛性宫颈切除术（abdominal radical trachelectomy）、腹腔镜广泛子宫颈切除术（laparoscopic radical trachelectomy，LRT）、机器人辅助腹腔镜广泛子宫颈切除术（robotic-assisted radical trachelectomy，RRT）、经阴道广泛子宫颈切除术（vaginal radical trachelectomy，VRT）。FSS术后需要进行规范的随访与生育管理，以改善患者的肿瘤学结局与生育结局。

一、宫颈癌保留生育功能治疗后的随访

（一）随访内容与时间间隔

早期宫颈癌患者完成FSS手术后，规范的随访和管理尤其重要。应对患者及其家属进行健康宣教，使患者充分了解病情，提高术后随访的依从性。医疗机构应建立完整的治疗和随访病案，并由专人负责治疗后的随访监测。文献报道，宫颈癌初次治疗后的中位复发时间约为7个月到3年。因此，手术后2～3年的随访非常重要。关于手术后的随访间隔，建议治疗结束后2年内每3～4个月随访1次，第3～5年每6个月随访1次，第6年开始每年随访1次，终身随访。随访的内容包括病史采集、妇科检查、盆腔彩超、子宫颈/阴道脱落细胞学检测、HPV检测、阴道镜检查、血清鳞状上皮细胞癌抗原水平检测等、盆腹腔MRI或CT检查、胸部X线片或胸部CT检查等。手术后每3个月进行1

次子宫颈/阴道细胞学检查，如果两次细胞学检查结果阴性，无其他异常情况，可考虑生育。在两次细胞学检查阴性后，至少每年进行1次宫颈/阴道细胞学检查。另外，应在术后3个月、6个月和12个月进行HPV检测，对持续HPV16/18阳者进行阴道镜检查，对可疑病灶进行活检。对于RT术后的患者，病理学医生对细胞学检查结果进行分析时，应注意细胞来源的多样化，子宫颈腺癌患者术后细胞学检查需注意区分良性反应性腺细胞和肿瘤复发，避免误诊为不典型腺细胞或细胞管状化生。治疗结束后6个月需要进行盆腔MRI平扫＋增强检查，其后每6～12个月复查1次，必要时应进行腹部MRI、胸部CT或PET-CT检查。通过规范随访及时发现肿瘤复发、术后远期并发症等异常情况，并给予积极处理。同时，也应对患者及其家属进行健康宣教，使其了解肿瘤复发可能出现的症状，如出现不规则阴道出血、同房后出血、阴道排液等异常情况，应及时就医。宫颈癌保留生育功能治疗的目的是让患者在肿瘤治愈的同时能正常生育，因此，除了肿瘤学相关随访内容以外，妇科肿瘤医生应与生殖科医生共同协作，进行生育方面管理与随访，为患者提供生育相关问题的专业指导。

（二）互联网＋医疗模式在妇科肿瘤随访中的作用

妇科肿瘤术后的随访过程漫长，在传统的医疗模式下患者需要到医院挂号和就诊，耗时耗力。在人工智能与互联网迅速发展的现代背景下，传统的医疗模式正逐渐向以人工智能为基础的智慧医疗模式过渡。医疗机构可通过人工智能、穿戴系统、微信、远程会诊、互联网医院等方式，建立互联网采集体系，通过在机构、社区、家庭中部署感知设备及健康管理设备，帮助患者记录术后生命体征，促进患者改变不良行为习惯，收集临床诊疗等健康信息，完善个人健康档案，及时反馈医院信息（如术后病理报告和后续处理措施），结合传统的线下回访模式开展妇科肿瘤治疗后随访工作，减少患者往返医院次数，提高医患沟通效率及患者的依从性，从而更好地指导患者术后康复和生育管理。

二、宫颈癌保留生育功能治疗后的生育管理

（一）宫颈癌术后的妊娠时机

关于宫颈癌FSS术后的妊娠时间，目前仍存在争议。研究显示，宫颈锥切术后宫颈组织修复需要6个月的时间，如果在术后12个月后妊娠，将明显降低早产的发生率（王袁等，2018）。因此，大多数学者建议，术后6～12个月妊娠比较合适。

宫颈切除术或广泛宫颈切除术后宫颈与阴道组织的修复需经过炎性浸润的过程，局部免疫微环境与妊娠早期细胞因子可能发生改变；局部组织可能存在隐匿感染病灶，导致妊娠后发生上行性感染，出现宫内感染、胎膜早破、流产与早产等风险。文献报道，手术后妊娠时间的间隔过短是不良孕产结局的高危因素。大部分学者建议在排除复发等异常因素后，术后6～12个月后可以妊娠。若患者未合并不孕因素，可给予至少6个月的自然受孕时间，在此期间可给予监测排卵、指导同房等措施。若6个月后未自然受孕或出现新的不孕因素，应积极纠正不孕因素，采用辅助生殖技术助孕［Abu-Rustum et al.，2023；中国医师协会微无创医学专业委员会妇科肿瘤（学组）专业委员会，2021］。

新辅助化疗用于早期宫颈癌保留生育功能治疗的疗效和安全性，目前仍存在争议，需要进一步的大样本研究。研究显示，新辅助化疗对降低临床分期、改善肿瘤预后及妊娠结局有重要意义。但是，化疗药物会损害原始卵泡，造成卵巢组织不可逆损伤，导致卵巢功能早衰、闭经，从而增加不孕的风险。化疗药物对卵巢功能的影响与患者年龄、药物种类、用药剂量及用药时间等因素相关，其中年龄是最重要的相关因素。促性腺激素释放激素类似物（gonadotropin releasing hormone analogues，GnRHa）是合成的多肽样物质，是天然的促性腺激素释放激素（GnRH）的类似物，临床上常用于治疗子宫内膜异位症。目前有研究显示，化疗期间使用GnRHa可保护卵巢功能，有效预防卵巢功能早衰的发生，但是也有研究得出相反的结果。对新辅助化疗患者，是否使用GnRHa保护卵巢功能，还需更多研究论证。需要强调的是，由于化疗药物具有潜在的致畸与卵巢功能损伤等毒性作用，患者在化疗期间及化疗结束后1年内需严格避孕，化疗结束后1年以上方可考虑妊娠。

（二）宫颈癌保留生育功能治疗后妊娠相关并发症的处理

1.子宫颈管狭窄　子宫颈管狭窄主要表现为术后周期性下腹痛、闭经与宫腔经血潴留，可继发宫腔和输卵管积血或积脓、盆腔感染与不孕症等。子宫颈管狭窄的发生与手术方式、手术入路、宫颈环扎术、抗狭窄装置的使用等因素有关。文献报道，宫颈癌FSS术后子宫颈管狭窄的发生率为10.5%，其中ART、VRT、LRT和RRT术后子宫颈管狭窄发生率分别为11.0%、8.1%、9.3%和0。文献报道，经腹广泛宫颈切除术后子宫颈管狭窄发生率高达37.5%。广泛宫颈切除术中进行宫颈环扎术后子宫颈管狭窄的发生率（8.6%）高于未行宫颈环扎术者（3.0%）。术中放置抗狭窄装置者子宫颈管狭窄的发生率为4.6%，明显低于未放置抗狭窄装置者（12.7%）（Li et al.，2015）。另外，宫颈锥切术切除了部分宫颈结缔组织，使宫颈的弹性不足，影响宫颈的伸展功能，也会导致子宫颈管狭窄的发生。

子宫颈管狭窄对患者的生活质量造成不良影响，由于继发宫腔或输卵管积血/积脓，盆腔感染等因素，可导致不孕症的发生，降低患者的术后妊娠率。因此，应重视该并发症的预防，尽可能选择腹腔镜或经阴道广泛宫颈切除术，严格把握宫颈环扎术的手术指征，减少不必要的宫颈环扎术，对可能发生子宫颈管狭窄者予术中放置抗狭窄装置。宫颈癌保留生育功能手术后应密切观察月经恢复状况，尽早检查子宫颈管是否通畅，以便早期发现子宫颈管狭窄。对术后发生子宫颈管狭窄者，应尽早进行探查与宫颈扩张术，术后放置抗狭窄装置，以免影响经血排出和受孕［Abu-Rustum et al.，2023；中国医师协会微无创医学专业委员会妇科肿瘤（学组）专业委员会，2021］。

2.宫颈功能不全　宫颈功能不全（uterine cervical incompetence，CIC）又称子宫颈内口闭锁不全、子宫颈口松弛症，是指在没有宫缩的情况下，子宫颈由于解剖或功能缺陷而无法维持妊娠最终导致流产或早产。宫颈结构和功能的完整性是妊娠维持至足月的，避免流产和早产发生的重要因素。

宫颈功能不全的诊断标准可归纳为：①≥3次的无产兆出现无痛性晚期流产或极早产史。②≤2次的无产兆出现无痛性晚期流产或极早产史，伴下列条件之一：妊娠期24周前阴道超声测量子宫颈长度≤25mm，伴进行性子宫颈扩张，子宫颈管缩短；或非妊娠期时，阴道超声测量子宫颈长度≤25mm；或非妊娠期时，8号子宫颈扩张棒无阻力通过子宫颈内口（中国妇幼保健协会宫内疾病防治专委会，2023）。

宫颈锥切术是早期宫颈癌保留生育功能的非根治类术式，包括宫颈冷刀锥形切除术和LEEP手术。无论是LEEP手术还是宫颈冷刀锥形切除术，均需要切除部分子宫颈肌层与结缔组织，使子宫颈的完整性受损甚至子宫颈过短，从而发生子宫颈功能不全，最终导致流产、早产及急产等不良妊娠结局。普遍认为，宫颈锥切的深度越大、范围越广、创面越大，对子宫颈功能的影响越大。研究显示，宫颈锥切术后患者早产发生率（21.2%）明显高于对照组（6.1%）；宫颈锥切深度与早产的发生率呈正相关，宫颈锥切深度≥20mm者，早产的发生率为10.2%，高于对照组的3.4%。

因此，对于需要保留生育功能的患者，手术医生应精确把握宫颈锥切手术的切除范围，完全切除病灶的同时尽可能保留宫颈组织与解剖结构，减少患者因宫颈组织缺失与解剖结构破坏，降低日后发生宫颈功能不全，流产、早产、急产等不良产科结局的风险。

普遍认为，子宫颈环扎术是治疗子宫颈功能不全的安全有效方法。子宫颈环扎术可加强子宫颈管张力，帮助子宫颈内口承受妊娠期胎儿及附属物的重力，避免发生妊娠晚期流产。目前对于宫颈锥切术后是否需要进行预防性子宫颈环扎术仍存在争议，宫颈锥切术本身并不是预防性子宫颈环扎的指征。研究证实，宫颈锥切术后宫颈的长度随着时间的延长可得到很大程度恢复，宫颈LEEP手术后3～6个月子宫颈长度基本恢复，而宫颈冷刀锥切术后的恢复时间需要9～12个月。不少学者认为，预防性子宫颈环扎并不能改善子宫颈锥切术后的妊娠结局。宫颈锥切术后是否需要进行子宫颈环扎术，主要取决于患者术前是否存在子宫颈功能不全，以及术后残留子宫颈的长度，若锥切术前已明确合并子宫颈功能不全或子宫颈管缩短，可以考虑子宫颈锥切同时行子宫颈环扎术。

结合宫颈功能不全的诊断标准，宫颈锥切术后患者可以在妊娠前进行子宫颈功能检查，包括：在黄体期进行宫颈8号Hegar扩张试验；子宫输卵管碘油造影测量子宫颈内口水平的颈管宽度；Foley导管水囊牵拉试验等。普遍认为，子宫颈长度小于25mm是宫颈功能不全的高危因素。因此，子宫颈锥切术后若子宫颈明显缩短，或宫颈松弛度检查提示子宫颈功能不全，可考虑在患者充分知情同意下进行预防性子宫颈环扎术。

目前常用的子宫颈环扎术包括经阴道宫颈环扎术和腹腔镜/开腹宫颈环扎术。经阴道宫颈环扎术操作简单、手术时间短、术后恢复快，但因为手术是经阴道进行，无论环扎部位高低都需要一定长度的子宫颈组织，因此，子宫颈阴道部缺如或过于短小者无法行经阴道子宫颈环扎术（黄佳明和姚书忠，2022）。一项荟萃分析收集了3560例子宫颈锥切术后患者，其中605例接受了预防性经阴道子宫颈环扎术，研究结果提示预防性经阴道子宫颈环扎术不但不能改善不良妊娠结局，相反还增加了早产风险（RR = 1.85，$P = 0.004$）和胎膜早破风险（RR = 1.5，$P = 0.001$）（Wang et al.，2021）。有文献报道，腹腔镜子宫颈环扎术成功率为95.8%。但其也有不足之处，若发生胎膜早破或胎儿畸形、死胎等情况，一般需麻醉下手术剪断环扎带；环扎带亦有切割子宫峡部，导致不完全子宫破裂的风险。目前关于子宫颈锥切术后预防性开腹或腹腔镜子宫颈环扎术的数据仍有限，未来需要更大样本量的进一步研究。姚书忠等学者认为，对于有经阴道子宫颈环扎术失败或多次子宫颈环扎术史的患者，预防性经腹或腹腔镜子宫颈环扎术是治疗子宫颈功能不全及改善产科预后的重要治疗方式，随着宫颈癌保留生育功能手术的发展，其重要性可能会逐渐增加（黄佳明和姚书忠，2022）。

RT是宫颈癌保留生育功能手术的根治性式式，此类手术的切除范围包括80%及以上的子宫颈、部分阴道穹窿及一定范围的宫旁组织，保留子宫体，吻合阴道上段与子宫峡部断端（Abu-Rustum et al.，2023）。由于切除了大部分子宫颈组织，妊娠发生中期流产及早产的概率明显上升。由于缺乏大样本高质量的临床研究，RT术后是否应同时行预防性子宫颈环扎术仍是目前最大争议。多数学者认为，RT术后进行预防性子宫颈环扎术可降低因为子宫颈功能不全导致流产、胎膜早破和早产的发生率，有效改善妊娠结局，但是预防性子宫颈环扎应该在妊娠前或妊娠早期进行比较合适。也有学者建议，在实施RT手术的同时进行预防性子宫颈环扎手术，以降低子宫颈扩张导致的流产和早产的发生率。也有学者认为预防性子宫颈环扎术可导致宫颈狭窄，影响妊娠结局。

关于RT手术患者进行子宫颈环扎时机的选择，目前仍有争议。不少研究显示真实世界里RT术后患者的妊娠意愿并不迫切，部分患者根据术后病理情况需接受放化疗等辅助治疗，导致患者心理压力增加而不愿意生育。而子宫颈环扎带是异物，长时间可能会导致感染、侵蚀子宫及对子宫肌层的切割，部分患者甚至出现妊娠期子宫破裂（黄佳明和姚书忠，2022）。因此，有学者认为，对于有晚期流产或早产史的患者，建议在妊娠前进行预防性环扎，而不是在RT术中。但是，广泛子宫颈切除往往手术比较困难，术中行盆腔淋巴结切除造成盆腔粘连，对术后子宫颈环扎手术造成不小的挑战。如果在妊娠早期行子宫颈环扎，则对术者要求较高，建议由有妊娠期子宫颈环扎经验的手术医生完成，并在术前充分沟通并告知患者流产风险。姚书忠等学者认为如果患者妊娠意愿比较迫切，术前未生育，最好在RT术中同时接受环扎手术；否则可以根据患者个人意愿于妊娠前或妊娠期再接受环扎（黄佳明和姚书忠，2022）。

3. 术后不孕　宫颈癌FSS术后的自然妊娠率并不高。文献报道，宫颈癌FSS术后的总妊娠率为55%，其中20%通过辅助生殖技术受孕（Nezhat et al.，2020；Bentivegna et al.，2016）。其中，VRT的术后妊娠率（67.5%）明显高于ART和LRT（21%～35%），后者的自然妊娠率仅为17.4%～28%（Chernyshova et al.，2020）。非根治性的子宫颈锥切术或单纯子宫颈切除术的术后妊娠率明显高于根治性的RT术。术后无妊娠计划、子宫颈管狭窄、输卵管梗阻是宫颈癌FSS术后不孕的主要原因，采用辅助生殖技术助孕可改善术后妊娠率（熊光武，2021）。

综上所述，术后自然妊娠率与FSS手术路径、手术方式和范围、对盆腹腔的干扰程度不同有关，也与不孕因素的纠正程度、上行感染、生育愿望和时机选择、术后子宫颈管狭窄、性交痛恐惧或障碍、子宫和卵巢功能等多个因素相关。因此，选择对盆腹腔干扰少的手术方式和手术路径，FSS术中同时处理好合并存在的不孕因素，术后及早发现并治疗子宫颈管狭窄和性交障碍等，对于改善和提升术后自然妊娠率至关重要。辅助生殖技术助孕可显著提高宫颈癌FSS术后妊娠计划失败或合并不孕因素患者的妊娠率（熊光武，2021）。

关于宫颈癌FSS术后辅助生殖技术的时机目前尚无定论。FSS术后创面的愈合修复约需要3个月的时间，在此期间应观察月经恢复情况，以便在早期发现子宫颈管狭窄、子宫和卵巢功能异常，妇科肿瘤医生应与生殖科医生共同决策，评估男女双方的生育力状况，查找可能引起不孕的因素，确定辅助生殖技术介入的时机。手术3个月后，对于合并不孕因素未能纠正者，辅助生殖技术应尽早介入助孕过程。对于无合并不孕因素、子宫颈管狭窄、性交异常，以及子宫卵巢功能异常者，可予自然试孕6个月，在此期间可监测排卵、指导同房等促进受孕。若6个月后仍未自然受孕或出现新的不孕因素，应积极纠正不孕因素，采用辅助生殖技术受孕（熊光武，2021）。

（三）妊娠期与分娩期注意事项

宫颈癌FSS术后子宫颈存在不同程度的缩短，不论是否行子宫颈环扎术，妊娠后随着孕周增加，由于子宫颈功能不全和阴道上行感染等因素，可导致中期妊娠流产、胎膜早破、早产、绒毛膜羊膜炎、羊膜腔感染综合征等严重并发症的发生。因此，妊娠期需定期监测残留子宫颈长度和子宫颈内口扩张度，以及子宫颈黏液胎儿纤连蛋白水平变化，必要时行预防性或紧急经腹子宫颈环扎术。子宫颈环扎术后，尤其是紧急子宫颈环扎术后，应密切监测和控制阴道局部和全身感染及由此引发的宫缩，使用阴道局部清洁消毒、全身使用抗生素及宫缩剂等措施，预防上述并发症的发生（熊光武，2021）。

宫颈癌FSS术后妊娠至足月或发生早产，由于术后残留宫颈较短，部分患者可能发生无法预测的分娩期子宫颈扩张速度过快或急产，容易发生子宫颈、阴道和会阴体等软产道严重裂伤和大出血，裂伤修复和止血均非常困难，应以剖宫产为宜。部分患者子宫颈局部瘢痕坚韧或曾行子宫颈环扎术，宫口扩张困难，预期新生儿可存活者，也应剖宫产终止妊娠。对于早中妊娠期流产、预期新生儿无法存活的早产等妊娠丢失者，需要结合具体情况考虑手术切开或切除子宫颈瘢痕、切断或取出子宫颈环扎带，尽可能避免剖宫取胎术（熊光武，2021）。

（黄卓敏　姚吉龙）

第二节　子宫内膜癌治疗后的生育管理

子宫内膜癌（endometrial carcinoma，EC）是最常见的妇科恶性肿瘤。随着经济水平的发展，人们生活方式的改变，糖尿病、肥胖等一系列慢性疾病的年轻化，EC的发病率不论在发达国家或是发展中国家都逐年增高。2020年，全球新发EC病例约417 000例（死亡97 000例），其中欧洲有121 578例，中国约有80 000例。

EC主要发生在绝经后的女性，其中位发病年龄约为65岁。但EC的发病还有另一个特征——"年轻化"，约25%的患者在绝经前发病，3%～5%的患者发病年龄＜40岁（中国研究型医院学会妇产科专业委员会，2023）。

此外，近年来年轻女性的首次妊娠年龄逐渐延迟，且30岁以上女性的妊娠率也逐渐上升。在年轻的EC患者中，大部分尚未生育，或有着强烈的再生育愿望，存在着保留生育功能的强大需求。

EC的标准治疗是进行包括全子宫和双侧附件切除的全面分期手术，但这一手术方式会使年轻患者永久地丧失生育力。据统计，约79.1%的年轻EC患者（≤40岁）的组织病理学类型为子宫内膜样癌，超过50%为高分化，72%～80%为ⅠA期，5年无病生存率为93%～96%，优于绝经后及老年患者（83%），预后良好。基于这些循证医学的证据，年轻EC患者进行保留生育功能治疗成为可能。

FST保留了EC患者的子宫和附件，病变缓解后，如果不能尽快妊娠，则存在病变复发风险。因此，FST的关键是严格掌握适应证、采取合适的治疗手段来抑制和逆转子宫内膜病变、治疗成功后的密切随访、促进生育，以及完成生育后的长期管理措施。

据报道，FST治疗效果的特点为"两高、两低"。两高：第一，有效率高，可达到70%～90%；第二，复发率高，可达到20%～40%。两低为妊娠率低和分娩率低，妊娠率仅30%～40%，分娩率仅20%～30%。这部分EC患者的备孕时机掌握、助孕策略选择以及疾病复发的监测和随访等问题，尚缺乏完善证据和统一结论，也是目前的研究热点。

一、核心目标

在不影响患者的生存的前提下，帮助患者实现安全生育，是EC患者保留生育功能治疗后进行生育管理的核心目标。因此，在生育管理的过程中，应始终将肿瘤预后放于首位，同时评估影响生育功能的相关因素，平衡患者的生育需求和生存结局。强调病理学、影像学的精细化评估，并加入如分子分型、血清学标志物等其他的诊断、预后指标，更准确地综合评估患者的预后，制订后续的治疗策略，帮助更多保留生育功能的患者实现安全生育的核心目标。

二、多学科诊疗的应用

EC患者保留生育功能治疗后的生育管理属于多学科管理范畴，涵盖了妇科肿瘤、妇科、内分泌科、产科，以及遗传、影像、肿瘤病理、营养科、中医针灸科、心理科等多个学科，不仅需要进行治疗后随访和评估，更涉及生殖健康、助孕策略、围产期监护和产后管理等。只有建立起保留生育功能诊治的多学科协作诊疗（multi-disciplinary treatment，MDT）体系，通过规范、定时、定期进行多学科的充分沟通讨论和交叉合作诊疗，对诊疗方案不断进行调整和优化，为患者提供包括病情评估、疾病治疗、生育保障等在内的一体化全周期管理，将MDT贯穿生育管理的全过程，才能提升EC患者保留生育功能治疗的有效性和安全性，全面保障EC患者生殖结局（子宫内膜癌保留生育功能多学科诊疗中国专家共识编写组，2023）。

1. 妇科肿瘤科　为主要负责EC患者保留生育功能的诊疗管理的科室。应当建立患者卵巢功能、子宫内膜、子宫颈功能等影响生育力的多因素综合评价体系。安排和协调患者的评估，组织MDT会诊，综合制订诊疗和预防复发的方案；对于完全缓解的患者，进行促排卵治疗或转介至生殖科专家进行辅助生殖技术助孕；对于妊娠期患者，协助产科专家进行妊娠期监测和围生期管理；完成生育后，继续进行预防复发和随访直至子宫切除。在此过程中，负责与患者沟通交流和全程跟踪（子宫内膜癌保留生育功能多学科诊疗中国专家共识编写组，2023）。

2. 生殖科　对患者进行生育力评估，积极处理肥胖、高泌乳素血症、多囊卵巢综合征等可能影响生育的疾病；制订助孕策略，积极进行辅助生殖治疗如体外受精-胚胎移植（in vitro fertilization and embryo transfer，IVF-ET）提高妊娠率；在辅助生殖过程中采用孕激素保护内膜，预防复发，改善母胎结局。

3. 产科　EC患者妊娠属于高危妊娠，可能并发前置胎盘、胎盘植入、妊娠高血压疾病、糖尿病等，产科不良结局风险增高，需要进行严密监护。

4. 乳腺科　保育治疗需采用孕激素类药物，长期的孕激素治疗可能增加乳腺癌发生的风险。因此，需要对乳腺进行定期评估。

5. 病理科　在生育管理过程中，需要定期监测子宫内膜变化，对宫腔镜定点活检标本进行定性和定量诊断，判读有无肌层浸润或病灶，提出诊疗建议，指导个体化诊疗方案的制订。

6. 影像科　在生育管理过程中，超声是最常用手段，但准确性不如磁共振。盆腔磁共振可准确评估可疑病灶的部位及大小、有无复发并指导宫腔镜下定位活检。CT可用于评估上腹部有无其他脏器受累和腹膜后淋巴结的评估。

7. 其他　EC患者常合并胰岛素抵抗、糖尿病或肥胖症，这些疾病将影响患者的保育治疗效果和妊娠结局。因此，需要在内分泌科、营养科的指导下，进行生活方式的调整、治疗内科合并症及体重管理。EC患者中有3%～5%为遗传因素，可能遗传给子代，因此均应在保育治疗前进行遗传因素筛查。对于单基因突变所致的肿瘤，可用胚胎植入前遗传学诊断技术进行阻断（子宫内膜癌保留生育功能多学科诊疗中国专家共识编写组，2023）。

只有进行MDT，才能合并多学科力量，进行逆转肿瘤、治疗合并症、保护生育功能的个体化、系统性、全周期治疗，兼顾生存和生殖健康。

三、妊娠前评估和管理

子宫内膜评估和管理：保留生育功能的EC患者在保守治疗期间，每3个月要进行子宫内膜病理评估，推荐在宫腔镜下进行定位活检，如无条件也可行分段诊刮术。在至少2次病理学阴性后，再次进行生育力评估。EC患者保育治疗后复发率高达15.8%～35.2%，其复发中位时间为完全缓解后的16个月，且时间越长，复发率增加。因此，鼓励患者尽快妊娠，并积极进行辅助生殖等助孕措施，据报道，使用辅助生殖技术可提高EC患者的妊娠率（47%→80%）和活产率（28%→66%）。在助孕治疗期间，由于内源性雌激素增高，要特别注意子宫内膜的监测和保护，防止EC复发。保护子宫内膜可采用地屈孕酮，强调足剂量、足疗程，每周期给予10mg每天2次，14～20天，或促排取卵期间宫腔内继续放置左炔诺孕酮宫内缓释系统（LNG-IUS）。如未受孕，则每6个月要进行子宫内膜取样活检直至妊娠。

1. 生育力评估　包括年龄、卵巢功能、输卵管通畅性和子宫内膜容受性的全面评估，尤其需要关注多次内膜侵入性检查后子宫内膜变薄、宫腔粘连、子宫内膜容受性下降、子宫颈松弛等问题，进行必要的治疗进行纠正，制订个体化助孕方案。虽然原则上符合适应证的45岁以下患者可进行保留生育功能治疗，但超过35岁者生育力明显下降，即使子宫内膜病变逆转后采取辅助生殖措施，活产率也不理想。因此，要进行全面的评估和告知。对于生育力低下的患者，例如合并严重的子宫内膜受损、卵巢储备功能低下的患者，预计采用辅助生殖技术也难以获得妊娠或活产者，不建议继续保留生育功能的治疗。

2. 遗传评估 对于遗传性子宫内膜癌患者，有遗传给子代的风险，应充分告知，保留生育功能应慎重。对于合并复发性流产、染色体异常或其他遗传性疾病等患者，也应进行遗传咨询，必要时可考虑行胚胎植入前遗传学诊断。

3. 全身评估和管理 评估有无内科合并症如肥胖、胰岛素抵抗、糖尿病、高血压、高脂血症等。肥胖及糖代谢异常患者，内膜逆转至完全缓解需要的时间明显延长，妊娠率和活产率也明显降低。体重指数（body mass index，BMI）$\geqslant 30kg/m^2$不仅与完全缓解失败相关，也与复发风险增高相关。因此，在孕激素治疗过程中及助孕前要积极调整生活方式，控制体重，尽可能达到正常的BMI。如合并糖尿病、胰岛素抵抗、高血压、高脂血症等，均需要治疗，纠正代谢紊乱，方可获得更好的妊娠结局。

四、助孕策略

EC保守治疗后复发率高。一项Meta分析表明，保守治疗完全缓解率为80%，其中17%在1年内复发，29%在2年内复发。可见，完全缓解后复发高峰在1年内，这是由于多数患者的病因如PCOS、肥胖、糖代谢异常等持续存在，因此复发率高。在内膜逆转后，应尽快完善生育力评估，明确有无影响妊娠的因素并进行助孕，帮助患者尽早妊娠，缩短受孕时间，同时注意进行子宫内膜的监测，避免复发。成功妊娠后，体内高孕激素水平，可以拮抗雌激素作用，保护内膜，预防内膜病变复发，因此妊娠患者的疾病复发率明显低于非妊娠者。

通过生育力评估，全面了解和掌握患者的情况，包括有无不孕病史、有无合并PCOS、肥胖、超重、胰岛素抵抗、糖代谢异常等。如合并丈夫精液异常、输卵管性不孕、排卵障碍、代谢异常等，需进行相应的治疗，并根据患者具体情况实施个体化的助孕治疗。经过评估自然受孕困难或经促排卵后仍受孕困难者，可行辅助生殖技术（assisted reproductive technology，ART）助孕。

EC患者多数合并排卵障碍，与自然受孕相比，ART可以缩短患者受孕时间，缩短无拮抗的雌激素刺激时间，因此可以降低患者肿瘤复发的风险。其次，ART的妊娠率、活产率均高于自然受孕的患者。一项纳入16项研究的Meta分析表明，EC患者完全缓解后接受ART的临床妊娠率较自然妊娠明显增高（66.8% vs. 43.7%），活产率也明显增高（75.3% vs. 47.8%）（Xiao et al.，2021）。

（一）具体助孕策略

1. 对于没有合并不孕的患者 如果男方精液检查正常，双侧输卵管通畅，卵巢储备功能良好，可周期性自然排卵的患者，建议自然妊娠，进行卵泡监测、指导性生活，可期待治疗3～6个周期。如果仍未妊娠，建议进行ART治疗。也可直接进行ART助孕。

2. 男方精液检查正常，双侧输卵管通畅，卵巢储备功能良好，无自然排卵或稀发排卵的患者 建议进行诱导排卵治疗，同时进行卵泡监测并指导性生活，可诱导排卵治疗3～6个周期。考虑EC为雌激素依赖性肿瘤，诱导排卵方案建议采用芳香化酶抑制剂如来曲唑。如果仍未妊娠，建议改行IVF-ET治疗。或直接进行ART助孕。如果合并PCOS、肥胖，考虑自然妊娠难度较高，可以尽早进行ART助孕。

3.卵巢储备功能低下，高龄，和（或）输卵管不通，和（或）子宫内膜薄，和（或）男方少精、弱精症等存在各种不孕不育因素的患者　建议直接行ART助孕。ART方案包括人工授精（intrauterine insemination，IUI）和体外受精-胚胎移植（in vitro fertilization and embryo implantation，IVF-ET）。

（1）人工授精：包括夫精人工授精和供精人工授精。夫精人工授精适用于男性少精、弱精，性功能障碍，生殖道畸形，免疫因素或不明原因不孕患者。供精人工授精适用于无精子症、严重的少弱精症或畸精症、射精障碍、输精管复通失败者等。除了无精子症者外，其他少弱精等男性不育患者也可通过卵胞浆内单精子显微注射（intracytoplasmic sperm injection，ICSI）技术进行助孕。IUI的妊娠率为10%～15%，如果经过3～6个周期IUI仍未妊娠，建议进行IVF-ET助孕。

（2）IVF-ET：适用于输卵管阻塞、排卵障碍、子宫内膜异位症、免疫性或不明原因性不孕、男方少弱精症及IUI后未孕者。由于大部分患者存在肥胖、多囊卵巢综合征、糖代谢异常等病因，自然妊娠相对困难，考虑以尽快实现妊娠为目的，可适当放宽IVF-ET助孕的指征。

（3）ICSI：适用于男方无精子症、严重的少精弱精或畸形精子症、体外受精失败、精子顶体异常、免疫性不育。

（4）植入前胚胎遗传学诊断：适用于单基因相关遗传病、性连锁遗传病、染色体病等（中国研究型医院学会妇产科专业委员会，2023）。

（二）促排卵药物及卵巢刺激方案的选择

芳香化酶抑制剂来曲唑是EC患者的一线促排卵药物。来曲唑有助于诱导单卵泡发育，减少卵巢过度刺激的发生，尤其适用于合并PCOS者。近年来，学者建议采用黄体期促排卵方案或卵泡期高孕激素状态下超促排卵（progestin-primed ovarian stimulation，PPOS），这能有效预防卵巢产生的雌激素水平升高所致的EC进展或复发，且能改善妊娠结局。适用于高龄、卵巢储备功能差患者，其缺点为仅能进行冻胚移植。

多项研究发现芳香酶抑制剂来曲唑结合控制性卵巢刺激的方案更为安全，对子宫内膜有一定的保护作用。该方案可以有效抑制取卵时雌激素的升高，使雌激素高峰水平比较接近自然周期，既能减少过高雌激素的暴露，避免病变的复发和进展，又不影响卵母细胞质量及获得胚胎的数量。因此，来曲唑联合促性腺激素方案在雌激素依赖性肿瘤促排卵方面具有一定的优势。

促性腺激素释放激素（gonadotropin-releasing hormone，GnRH）激动剂本身可用于EC患者的治疗，也可用于长方案及超长方案的卵巢刺激。GnRH激动剂可以对垂体产生降调节作用，从而降低卵巢产生的雌激素水平，有助于抑制子宫内膜的增殖。同时，通过较长时间的降调节，使机体能更彻底地代谢和清除EC保守治疗所用的药物，降低对子代的影响。该方案的缺点是在超促排卵过程中，需要加用促性腺激素来促使卵泡发育，因此会升高雌激素水平，不利于子宫内膜的抑制，需要严密监测子宫内膜的情况和减少促性腺激素的用量。

（1）拮抗剂方案：GnRH拮抗剂通过与GnRH受体的迅速结合，不产生垂体和卵巢的抑制作用，促性腺激素的用量更少，雌激素峰值水平也较低，而且与长方案相比，冻胚移植的妊娠率没有差异。该方案对卵巢储备功能低下或高龄患者更为适用。

（2）随机启动卵巢刺激方案：适用于月经不规律患者如PCOS，或因放化疗时间所限，需要紧急保存卵母细胞等患者。通过性激素检测，排除妊娠并确定仍处于早卵泡期水平，可以随机启动卵巢刺激的超促排卵，能在短时间内获得一定数量的卵母细胞，且可进行鲜胚移植。

（3）未成熟卵体外成熟技术：适用于卵巢储备功能良好、PCOS等患者。

胚胎移植策略：对于早期EC患者，鲜胚移植与冻胚移植相比能获得更高的妊娠率（23.8% vs. 17.8%）和活产率，且冻胚移植的妊娠期并发症如妊娠高血压、妊娠糖尿病等的发生率较鲜胚移植增高。因此，应争取进行鲜胚移植，缩短受孕的时间。

（4）冻胚移植患者的内膜准备：最好采用自然周期进行子宫内膜准备。对于合并无排卵或PCOS患者，可进行来曲唑诱导排卵方案内膜准备。如果以上方案子宫内膜均未达到移植要求，方考虑进行人工周期子宫内膜准备。

（三）助孕期间的子宫内膜保护和监测

为了降低促排卵导致的血液循环中高水平的雌激素对子宫内膜的不良影响，尤其对于EC复发风险高的患者，在促排卵过程中可以同时在宫腔内放置左炔诺孕酮宫内缓释系统（levonorgestrel releasing intrauterine system，LNG-IUS）保护子宫内膜，等进行冻胚移植前再取出。其原理类似于高孕激素状态下的促排卵方案。使用LNG-IUS不影响诱导排卵的效果，能有效降低雌激素高峰20.93%，尤其适合需要多次进行超促排卵治疗或卵巢功能低下的患者。如果在ART过程中助孕周期中断，应进行孕激素后半周期治疗12～14天，以充分转化内膜，预防病变复发。除了子宫内膜定期监测外，多次促排卵患者更应对子宫内膜进行严密监测。在胚胎移植前应进行宫腔镜检查或子宫内膜活检，了解宫腔形态和子宫内膜情况，排除病变复发，判断是否适合移植。

妊娠能降低EC复发的风险，应积极进行助孕措施，尽可能缩短病变缓解至受孕的时间。为了减少子宫内膜的刺激和复发，控制雌激素的升高，可以使用低剂量促性腺激素进行诱导排卵治疗，并推荐使用芳香化酶抑制剂如来曲唑等进行高雌激素控制。助孕过程中应密切关注子宫内膜情况，积极预防病变复发或进展。鲜胚移植和冻胚移植各有利弊，应根据患者情况积极进行多学科会诊，制订个体化的助孕和胚胎移植策略，切实保障患者的生命和生殖健康。

五、妊娠期和围产期管理

EC保育患者的妊娠属于高危妊娠，可能存在多种导致母胎不良结局的因素，包括肥胖、糖尿病、妊娠高血压疾病、胎盘植入、前置胎盘等，需要在严密监护下妊娠，以保障母胎安全。

（一）妊娠期

在妊娠早期，EC患者流产风险增高，据Meta分析报道流产率高达20.6%（De Rocco et al.，2022），因此需要加强监测，必要时给予保胎治疗。妊娠期间应严密随访肿瘤的状况，至少每6个月进行超声等影像学评估。妊娠期应做好营养摄入及体重管理，使妊娠期体重合理增长，避免体重增长过快过多，降低妊娠期代谢相关并发症如妊娠糖尿病、妊娠高血压疾病等发生的风险。妊娠状态下为血液高凝状态，加上患者长时间使用孕激素治疗，可能增加血栓的风险，需要警惕深静脉血栓的形成，进行血栓风险评估。多次的宫腔操作可能造成子宫内膜损伤或子宫颈功能不全，妊娠期应关注胎盘位置，进行超声监测评估胎盘有无低置、前置、粘连或植入，以及有无脐带血管前置，动态监测宫颈管长度的变化，必要时行宫颈环扎术（中国研究型医院学会妇产科专业委员会，2023）。了解有无存在内科合并症或并发症，如肥胖、糖尿病、高血压、血栓形成等，请MDT团队会诊共同评估处理。

（二）分娩期

根据孕妇有无合并症、并发症、胎儿生长发育的情况，决定终止妊娠的方式和时间。EC保育治疗并非提前终止妊娠或进行剖宫产手术的指征。如无内科合并症，可于41周前适时终止妊娠。根据产科因素选择分娩方式，由于胎儿珍贵，可适当放宽剖宫产指征。如出现并发症或合并症，根据病情适时终止妊娠并决定分娩方式。多次宫腔操作可能导致胎盘前置、粘连甚至植入，分娩前应全面评估产时风险，制订应急预案，积极处理并预防产时、产后出血。若行剖宫产术，应行子宫内膜多点活检并行病理检查，排除子宫内膜病变进展，并将胎盘、胎膜送病理检查。在剖宫产的同时是否一并切除子宫，需与患者充分沟通并经MDT团队详细评估和讨论后决定。若保留子宫，产后继续严密随访（中国研究型医院学会妇产科专业委员会，2023）。

六、生育后管理

保育治疗不是EC患者的标准治疗方式，患者完成生育后，仍存在较高的癌症进展、复发甚至影响生命的风险，尤其是存在高危因素患者，如BMI＞30kg/m²、PCOS、伴肌层浸润、合并林奇综合征等。因此，大部分指南建议患者一旦完成生育后，应建议患者尽早行全子宫切除术，年轻患者经评估卵巢转移风险低者可保留卵巢（中国研究型医院学会妇产科专业委员会，2023）。对于高龄、无生育要求，经MDT团队评估后可考虑剖宫产同时切除子宫。若患者分娩后拒绝手术，强烈要求继续保留生育功能，但短时间尚无妊娠计划者，需要充分沟通病变进展及复发的风险，并签署知情同意书。要求继续保留生育功能患者必须使用长期维持治疗如宫内放置LNG-IUS或使用孕激素治疗（例如：口服地屈孕酮10mg每天2次，每周期共20天；醋酸甲羟孕酮10mg每天1次，每周期共15天等），可以降低EC的复发风险。据报道使用LNG-IUS和口服孕激素相比，复发风险并无差异，但使用LNG-IUS的患者依从性更好。此外，应联合多学科团队进行严密随访。一旦疾病进展或复发，应谨慎对待，必要时终止保留生育功能的治疗。同时应该告知随着患者年龄的增长，生育力会下降。

随访内容如下。

（1）病史询问：每个月进行门诊随访，了解有无阴道出血、腹痛、体重增加或减少等。

（2）妇科检查：了解阴道、宫颈、子宫、附件、盆腔的情况。

（3）肿瘤标志物检查：如CA125，可早于影像学可见的肿瘤复发前升高，能早期发现生化或肿瘤复发。

（4）影像学检查：如无异常出血症状，至少每3～6个月进行一次经阴道超声检查，判断有无子宫内膜增厚或异常回声，有无肌层浸润或子宫外转移，必要时可行磁共振检查，以获得更准确的结果。若有异常子宫出血要应及时就诊。

（5）子宫内膜检查：推荐每3～6个月进行一次宫腔镜检查并定位活检，根据术中所见或以往子宫内膜异常部位。若出现异常子宫出血、超声提示子宫内膜异常，应及时进行宫腔镜检查以排除病变复发或进展。仅行分段诊刮或子宫内膜活检有漏诊可能，如无宫腔镜检查条件时可考虑。

（6）长期管理及随访的期限：目前指南并无统一的建议，需要结合药物对患者子宫内膜的逆转程度、患者生育愿望强烈程度、患者的生育力进行综合评估，判断继续进行保守治疗的安全性并与患者充分沟通。

对于短期内有生育计划的女性，则应在病理学诊断子宫内膜病变完全缓解后，尽快进行生育力评估，了解自然妊娠的可能性及是否需行ART助孕，如诱导排卵、IUI、IVF-ET等方法来完成生育。在此过程中，同样需要联合MDT团队的力量进行综合评估、管理相关疾病，降低妊娠和分娩的风险。

七、保留生育功能治疗后的妊娠安全性

国内外研究均表明，妊娠是子宫内膜病变的保护性因素，妊娠可以使患者受益，因其内源性孕激素增高且维持时间较长，治疗后妊娠或生育过的患者的无病生存率显著高于没有妊娠的患者，复发率也显著低于没有妊娠的患者。

ART过程中使用超促排卵药物、多卵泡发育导致内源性雌激素增高，以及在调节子宫内膜时使用人工周期药物导致的外源性雌激素增高，是否会加速子宫内膜病变的进展甚至复发，是医患双方共同关注的重点之一。根据目前发表的循证证据显示，EC患者接受保留生育功能治疗达到完全缓解后，进行ART助孕是安全的，不会增加肿瘤复发的风险。

在ART过程中，是否使用促排卵药物如氯米芬和促性腺激素，对患者的无病生存率、复发率并没有影响，接受辅助生殖的患者和自然妊娠的患者在5年无病生存率方面的差异没有统计学意义。另一方面，也有研究对比了经过IVF-ET助孕后复发的患者和无复发的患者，两组间促性腺激素的使用时间和剂量并无差异，因此，肿瘤的复发与促性腺激素的使用无关。也有研究发现，随着IVF-ET次数增加和随访时间的延长，EC保育患者的复发增高，但累积妊娠率无改善。如进行IVF-ET和促排卵时间较长、次数较多，应再次行子宫内膜活检排除病变进展或复发后再进行移植。这也强调了肿瘤学专家和生殖科专家之间密切合作、共同决策的重要性。

因此，诱导排卵不会增加疾病复发的风险，ART后妊娠也不会导致肿瘤恶化。考虑与ART增加患者妊娠率，缩短备孕时间，妊娠期长时间高水平的孕激素对子宫内膜的保护作用有关。

但需要注意的是：促性腺激素用量、多次IVF-ET的安全性以及IVF助孕后肿瘤复发的影响因素，仍需要进行大规模研究来证实。在ART助孕的过程中，需要根据患者的生育机会和病变进展、复发的风险对助孕方案随时进行调整，在两者间取得平衡，一

旦保育治疗对患者的生存造成威胁，则需要立即停止并进行根治性手术。因此，在患者的助孕过程中，离不开妇科肿瘤专家和生殖专家的合作、共同评估及决策。

八、复发后再次保留生育功能治疗的问题

保留生育功能治疗的EC的复发率较高，为30%～40%，中位复发时间为15个月（4～66个月）。有Meta分析表明，在至少5年内，随着时间的延长，复发的可能性增加。也就是说，部分保育的EC患者还没完成生育，就面临着复发的问题。复发依据病理学和影像学，即病变完全缓解后，再次活检标本经病理诊断为子宫内膜样癌；或经影像学诊断子宫内膜和（或）肌层再次出现病灶。

保留生育功能治疗后的早期EC与多数子宫内膜癌不同，其复发部位几乎均为原位复发，即复发于子宫腔，多数局限于子宫内膜，极少超出子宫或盆腔。

复发后再次保留生育功能的治疗数据仍很有限：Tamauchi等报道了39例子宫内膜非典型增生（AEH）和子宫内膜癌保育成功的患者，初治完全缓解率为92%，其中21例复发，复发率为58%，复发的中位时间为67周；复发患者中18例再次采用孕激素保育治疗，有17例达到再次完全缓解，并活产5例，3例自然妊娠，2例为IVF-ET助孕（Tamauchi et al.，2018）。Yamagami等分析了82例复发（其中AEH 28例、子宫内膜癌54例）再次进行保育治疗的患者，以162例初治保育治疗患者作为对照，结果显示两组子宫内膜癌患者的完全缓解率没有差异（98.1% vs. 90.7%），两组妊娠率也没有差异（20.8% vs. 22.7%），但复发组再次复发率较初治组的复发率高（81.1% vs. 63.2%）（Yamagami et al.，2018）。北京协和医院的数据显示：41例保守治疗后复发的ⅠA期子宫内膜癌患者，26例再次接受保育治疗，其完全缓解率低于初次保育治疗（82.6% vs. 94.7%），3例活产，复发后行保守治疗或根治性手术的总生存率无显著差异（Wang et al.，2019）。另一项更大样本量的研究中，98例复发患者中有80例再次行保育治疗，其中达CR的患者占88.6%，有14.3%成功分娩；2次复发后的第3轮保守治疗，仍有70%的患者可达CR（Chen et al.，2021）。

以上文献说明EC保育治疗达到完全缓解后复发，经全面评估和知情同意，若复发病灶仅局限于子宫内膜，无子宫外浸润及远处转移，仍为早期子宫内膜癌，则并不提示疾病恶化，或者生存率下降。仍有强烈保育愿望的患者可以选择再次保育治疗，再次保育治疗仍是安全、有效的，具有一定的完全缓解率和妊娠率。但需小心谨慎，由于具有较高的再复发率，要进行比初治时更严密的随访，必要时行盆腔MRI检查，以及再次子宫内膜活检判断病理类型及分化，若一旦考虑有子宫外浸润，需及时终止保育治疗，进行全面分期手术。若病变复发并非早期，尤其短期内复发，则不建议继续保留生育功能。若复发≥3次，也应终止保留生育力的治疗。

九、林奇综合征患者保留生育的管理

林奇综合征（Lynch syndrome）约占所有EC的3%，但有9%的患者发病时年龄在50岁以下。对于林奇综合征患者能否行保留生育功能的治疗，目前尚未达成共识。对于这部分尚未完成生育，有强烈保育愿望的患者：首先应告知，与其他患者相比，其疾病持续及复发的风险更高；要进行全面检查，排除有无合并其他恶性肿瘤。由于临床上患

者较少，循证依据有限，尚不足以说明保留生育功能在林奇综合征人群中的肿瘤和生育结局。对于符合指征的年轻患者，其保留生育的治疗应个体化，在充分知情同意的前提下，常规进行遗传学咨询和管理，谨慎实施保育治疗，并加强治疗后的随访检测（白瑜和杨业洲，2023）。

十、总结

综上所述，为了实现早期子宫内膜癌患者的生育愿望，在经过保守治疗完全缓解后，需在多学科联合诊疗下，结合患者情况，全面评估生育力，综合考虑患者的子宫内膜状况、年龄及合并疾病和生育意愿等制订个体化助孕措施，适当应用辅助生殖技术，并进行严密监测，在不影响患者的生存的前提下，帮助患者实现安全生育。

（曾薇薇　姚吉龙）

第三节　卵巢肿瘤保留生育功能治疗后的生育管理

在女性生殖系统恶性肿瘤中，卵巢恶性肿瘤的发病率仅次于宫颈癌和子宫内膜癌，但其死亡率居于首位，严重威胁女性健康。卵巢恶性肿瘤患者中育龄期女性约占12%。全球每年15～40岁年龄段女性新增卵巢恶性肿瘤约38 500例，其中育龄期患者占12%，而这部分患者中ⅠA期至ⅠB期的5年生存率可达91.2%，其中70%以上年轻患者有生育意愿（中国优生科学协会肿瘤生殖学分会，2022）。大多数年轻卵巢肿瘤患者的期别较早，预后相对较好，具备保留生育功能治疗的需求和条件，对于妇科肿瘤医生，除关注患者的肿瘤治疗结局外，生活质量和生育力保护也不容忽视。对于完成保留生育功能治疗的卵巢肿瘤患者，规范完善的生育管理显得非常重要。

一、卵巢肿瘤保留生育功能治疗后的随访和生育力评估

（一）卵巢肿瘤保留生育功能治疗后的随访

卵巢恶性肿瘤保留生育功能治疗指通过手术和化疗等手段，保存患者的卵巢和子宫，在保证肿瘤治疗效果的前提下，保留患者的生育功能。治疗后的随访应兼顾肿瘤学结局和生育力评估，以及妊娠策略制订和管理等方面。肿瘤学的随访主要关注治疗效果、肿瘤复发、手术并发症、化疗不良反应等。随访间隔为治疗结束后2年内，每2～4个月1次；第3～5年，每4～6个月1次；5年后，每6～12个月1次。随访内容包括：病史采集、体格检查、血常规、肝肾功能、肿瘤标志物、盆腹腔CT/MRI、胸部CT、必要时进行PET-CT或PET-MRI等（中国优生优育协会妇科肿瘤防治专业委员会，2023）。

（二）生育力的评估与遗传咨询

卵巢肿瘤患者生育力的评估应由妇科肿瘤医生和生殖科医生共同完成。生育力的评估应在肿瘤治疗前开展，评估对象包括患者及其配偶。医生要充分告知患者和配偶（或家长）手术和放化疗对生育力的影响，若患者和配偶合并不孕不育，应同时提供相关诊

疗建议。生育力的评估内容包括：一般情况（年龄、生活方式和生活环境、遗传背景、是否合并其他基础疾病）、卵巢储备功能与排卵情况。

目前常用的卵巢储备功能评估指标包括：年龄、抗米勒管激素（anti-Müllerian hormone，AMH）、窦卵泡计数、基础卵泡刺激素、雌二醇、抑制素B（inhibin-B）、卵巢体积等。通过询问月经周期、超声监测排卵、黄体中期孕酮水平检测等手段，了解患者的排卵恢复情况。其中，AMH和窦卵泡计数是评估卵巢储备功能的较常用指标，可预测卵巢对促排卵刺激的反应程度。另外，化疗对卵巢功能损害的风险也不容忽视，可根据患者年龄、化疗药物的种类和剂量、化疗前AMH水平等预测化疗后发生卵巢功能减退的风险。对于治疗前已合并不孕症的患者，可在手术中评估输卵管和卵巢的情况，以利于术后生育策略的制订。医生应告知患者，完成生育后仍需酌情完成全面分期手术（中国优生优育协会妇科肿瘤防治专业委员会，2023；中国优生科学协会肿瘤生殖学分会，2022）。

随着基因诊断学和分子诊断学的迅速发展，遗传因素在卵巢肿瘤发病中的作用越来越受到重视。对于卵巢肿瘤保留生育功能治疗的患者，卵巢癌易感基因的检测与评估尤为重要。普遍认为，卵巢癌与乳腺癌家族史是卵巢恶性肿瘤，尤其是卵巢高级别浆液性癌的重要危险因素。研究已证实，有家族史的卵巢肿瘤患者中约40%存在 *BRCA1/2* 基因突变。非上皮性卵巢肿瘤的发病则与非 *BRCA1/2* 基因的突变有关，其中60%的支持-间质细胞瘤合并 *DICER1* 基因突变，多见于中低分化支持-间质细胞瘤患者（De Paolis et al.，2021）。因此，推荐对所有卵巢恶性肿瘤患者行基因检测；对患有遗传性乳腺癌和卵巢癌综合征、林奇综合征等遗传性癌症综合征的女性提供遗传咨询。对于检出胚系突变患者，需进一步对其家系进行"逐级检测"。对于携带癌症易感基因的患者，可通过胚胎植入前基因检测（preimplantation genetic testing，PGT）筛选不携带癌症易感基因的胚胎进行移植，以避免子代患遗传性癌症的风险。研究证实，*BRCA1/2* 突变的患者进行双侧卵巢输卵管切除术可使卵巢恶性肿瘤的风险降低80%；口服避孕药可使卵巢恶性肿瘤的风险降低约50%。对于合并 *BRCA1/2* 突变的育龄期女性，暂无生育需求者可考虑使用口服避孕药。学者认为，*BRCA* 突变患者完成生育后须进行全面分期手术（中国优生科学协会肿瘤生殖学分会，2022）。另外，研究显示 *BRCA* 突变导致的DNA修复缺陷可能导致卵母细胞更容易遭受DNA损伤，对卵巢储备和生育力造成负面影响，该类患者接受化疗更容易发生卵巢储备功能下降。基于上述原因，对于 *BRCA* 突变的卵巢肿瘤患者，应在生育力保存前对保留生育力的适应证和风险进行多学科综合评估（Anderson et al.，2020）。另外，林奇综合征患者的结直肠癌、子宫内膜癌、卵巢恶性肿瘤和其他癌症的风险增加，在完成生育后应进行全面分期手术（中国优生科学协会肿瘤生殖学分会，2022）。

二、卵巢恶性肿瘤化疗期间的生育力保护

化疗是治疗卵巢恶性肿瘤的重要手段，而化疗药物会引发生长期的卵泡闭锁，损伤静止期的始基卵泡，影响始基卵泡募集，从而导致卵巢生殖细胞和支持细胞损伤。此外，化疗药物还会导致卵巢间质纤维化和卵巢血管的减少，从而造成各级卵泡闭锁和始基卵泡的过度激活，最终导致卵巢储备功能减退乃至丧失生育力。各种化疗药物对性腺

的毒性不尽相同，其中以烷化剂类药物对卵巢功能损伤最为显著，在保留生育功能的治疗中，应避免选择性腺毒性高危药物（表6-1）（中国优生优育协会妇科肿瘤防治专业委员会，2023）。

表6-1 性腺毒性化疗药物危险分级

性腺毒性危险分级	化疗药物
低危或无危险	氨甲蝶呤
	依托泊苷
	吉西他滨
	长春新碱
	氟尿嘧啶
	放线菌素D
	博来霉素
中危	顺铂
	奥沙利铂
	多柔比星
	多西紫杉醇
	白蛋白紫杉醇
	紫杉醇
高危	环磷酰胺
	美法仑
	白消安

　　放疗在卵巢肿瘤的治疗中应用主要用于卵巢无性细胞瘤的治疗，其对卵巢功能的损害也应引起重视。研究显示，放射线照射剂量达2Gy将导致50%卵泡丢失，累积照射剂量24Gy将导致不可逆转的卵巢衰竭，40岁以上女性卵巢照射剂量大于5Gy即可导致永久生育力丧失（Lawton and Pavlik，2022）。

　　在化疗前或化疗期间可进行卵巢的保护性治疗，以预防化疗导致的卵巢储备功能损害，以保护患者的生育力。临床上使用的药物包括细胞凋亡抑制剂、自由基清除剂、GnRHa等，但目前仍缺乏充足的循证医学证据。临床上使用最多的是GnRHa，其用于生育力保护的理论是基于青春期前静息的卵巢组织对生殖性腺毒性药物具有更好的耐受性，通过暂时抑制下丘脑-垂体-性腺轴，人为制造假性青春期激素状态，抑制促性腺激素分泌、降低颗粒细胞增殖率、阻止卵泡募集与发育、防止卵泡遭到化疗药物破坏，也可通过降低子宫、卵巢血流灌注，减少化疗药物到达卵巢组织以保护生育力。但是GnRHa在女性恶性肿瘤生育力保护中的作用仍存在争议（中国优生优育协会妇科肿瘤防治专业委员会，2023）。研究表明，化疗期间联合应用GnRHa组中85%～90%的患者恢复正常月经和卵巢功能，而单纯化疗组仅有40%～50%的患者恢复正常月经和卵巢功能。化疗期间联合应用GnRHa组患者的自然妊娠率为23%～88%，明显高于单纯化疗组（11%～35%）（Chen et al.，2019；Moore et al.，2019）。也有研究结果显示，恶性肿瘤患者化疗期间使用GnRHa并无卵巢功能保护作用（Phelan et al.，2016；Demeestere et al.，2016）。在GnRHa应用于卵巢恶性肿瘤方面，目前仅有一项Ⅲ期RCT研究，纳入30例12～45岁患者，结果显示GnRHa在较为年轻的人群中更具有生育力保护作用。化疗结束6个月后GnRHa组所有患者恢复正常月经，而对照组中33%的患者出现闭经和卵巢早衰（中国优生优育协会妇科肿瘤防治专业委员会，2023）。多项关于乳腺癌患者生育力保护的研究结果显示，GnRHa在化疗期间，无促进肿瘤生长的不良影响，对患者有潜在的生存获益（Huerta-Reyes et al.，2019）。2011年Cochrane数据库得出结论，接受化疗的育龄女性应在治疗前或治疗期间使用GnRHa，尽管未见妊娠率的显著差异，却可能有效保护卵巢功能。由于GnRHa的点火效应，应在化疗开始前至少10天开始使用，持续至化疗结束后2周。美国临床肿瘤学会临床实践指南建议，化疗药物与GnRHa共同治疗可能具有一定益处，但鉴于成本和潜在的相关副作用（如骨丢失、潮热等），以及对雌激素敏感癌症的治疗反应，目前没有足够的证据表明GnRHa治疗是可靠的保护生育力的方法。GnRHa目前还未获得美国FDA的批准用于生育力保护，但其可能会被"说明书外"使用。因GnRHa费用较高，临床使用上有一定限制，关于其保护卵巢功能的临床研究观察时间较短，其对于肿瘤细胞及化疗效果产生的影响仍需更多临床研究来证实（韩丽萍和刘丽雅，2019）。

三、卵巢恶性肿瘤治疗后妊娠时机的选择

卵巢恶性肿瘤治疗后妊娠时机的选择，需要兼顾化疗药物毒性时间及肿瘤复发的高峰期。手术后不需要化疗者应尽快妊娠，在严密监测随访下于术后3～6个月试孕。由于化疗药物的性腺毒性，接受化疗的患者应在停用化疗药物6～12个月后方可妊娠（中国优生优育协会妇科肿瘤防治专业委员会，2023；Matsuo et al.，2018）。多数卵巢上皮性肿瘤和恶性生殖细胞肿瘤在术后2年内复发，卵巢性索间质肿瘤患者的中位复发时间为治疗后4～6年。手术后延迟妊娠，会因输卵管粘连、患者年龄增大等因素降低生育力，影响生育结局。若患者积极试孕后6个月未受孕，应重新进行生育力与不孕因素的评估，积极进行临床干预。目前无证据显示辅助生殖技术会增加卵巢肿瘤复发的风险，年龄＞35岁、卵巢功能减退、双侧输卵管切除的患者可考虑行辅助生殖技术受孕，建议治疗结束1年后进行。妊娠期仍需密切监测妊娠和肿瘤复发情况。对于有生育要求，保留生育功能治疗后未能完成生育的患者，应动态综合评估肿瘤复发风险和生育力，及时给予肿瘤治疗和生育指导（中国优生优育协会妇科肿瘤防治专业委员会，2023）。

四、卵巢肿瘤生育力保存后的管理

近年来，辅助生殖技术在卵巢恶性肿瘤生育力保护方面的应用发展迅速，主要包括已应用于临床的胚胎冷冻保存、卵母细胞冷冻保存技术，以及实验性的卵巢组织冷冻保存技术。胚胎冷冻保存和卵母细胞冷冻保存技术是临床一线治疗方案，患者在肿瘤治

后的妊娠时机应结合肿瘤的类别、排除肿瘤复发、患者的年龄和生育要求等情况酌情考虑，需要使用辅助生殖技术受孕。卵母细胞冷冻保存技术可获得未成熟或成熟的卵母细胞进行冷冻保存，其中未成熟的卵母细胞可在不需要刺激的情况下获得，然后在冷冻前或解冻后体外成熟。此外，由于未成熟卵母细胞不包含中期纺锤体，因此其比成熟卵母细胞更能抵抗低温损伤。然而，尽管未成熟卵母细胞低温保存后的核成熟率很高，但其生产率和妊娠率仍然较低（中国妇幼保健协会生育力保存专业委员会，2021）。

卵巢组织冷冻保存是青春期前女性或需要立即接受肿瘤治疗的患者保留生育力的唯一选择，全世界已经报道了超过200例使用卵巢组织冷冻保存成功活产的病例，我国也有成功病例报道，但是目前该技术仍处于实验性阶段。卵巢组织冻存再移植后肿瘤细胞的种植是该技术的主要难题，肿瘤细胞可能存在于低温保存的卵巢组织中。使用组织学评价或肿瘤标志物检测等手段进行评估和筛选，以降低肿瘤细胞再种植的风险，其准确性仍需要进一步临床验证。

卵巢组织冷冻的患者在完成肿瘤治疗后，经肿瘤学检测确定处于无瘤生存状态，有生育要求者可进行冷冻卵巢组织移植。卵巢组织移植的年龄应＜45岁，卵巢组织移植通常在腹腔镜下进行，主要采用原位移植，移植后应详细记录移植的具体位置。常见的移植部位包括剩余的对侧卵巢、阔韧带、输卵管系膜等。一次移植的组织通常建议为整个卵巢的15%～20%。切开卵巢窝腹膜0.5～1cm，钝性分离形成囊袋，并将组织块放入囊袋；组织块需并排放置，不能相互重叠。卵巢内移植需切开卵巢皮质，形成囊袋，将组织粒移植到卵巢皮质下方，随后缝合卵巢皮质。卵巢表面移植需要移植物的体积足够大，可以利用单次间断缝合进行固定（中国妇幼保健协会生育力保存专业委员会，2021）。

卵巢组织移植后平均3个月就能显示活性，若输卵管通畅且无其他不孕因素，可尝试自然妊娠。为了增加受孕的可能性，可以进行排卵监测，必要时诱导排卵指导同房。由于患者本身卵巢功能的下降，如合并输卵管阻塞等其他不孕因素，应尽快使用辅助生殖技术助孕。若卵巢组织移植后6个月以上仍无卵巢功能恢复迹象，可考虑再次移植（中国妇幼保健协会生育力保存专业委员会，2021）。

随着恶性肿瘤早期诊断和治疗手段的不断进步，越来越多的年轻女性卵巢恶性肿瘤患者的生命得以延长甚至彻底治愈。规范卵巢肿瘤治疗后的生育管理，不断改进生育力保存与保护技术，将使更多的年轻卵巢肿瘤患者获得生育希望。

（黄卓敏　姚吉龙）

参考文献

白瑜，杨业洲，2023. 2023 ESGO/ESHRE/ESGE子宫内膜癌保留生育功能治疗指南解读［J］. 实用妇产科杂志，39（11）：828-832.

韩丽萍，刘丽雅，2019. 卵巢非上皮性恶性肿瘤生育力保护［J］. 中国实用妇科与产科杂志，35（6）：626-631.

黄佳明，姚书忠，2022. 子宫颈环扎在子宫颈癌保留生育功能手术中的意义及争议［J］. 实用妇产科杂志，38（7）：495-497.

王袁，郑友红，王沂峰，2018．宫颈病变手术术式与妊娠相关问题［J］．实用妇产科杂志，34（2）：93-95.

熊光武，2021．早期子宫颈癌保留生育功能手术的并发症预防和处理［J］．中国微创外科杂志，21（8）：680-685.

张剑峰，张旭垠，丁岩，等，2023．子宫颈癌手术治疗质量控制与质量评价标准中国专家共识（2023年版）［J］．中国实用妇科与产科杂志，39（7）：712-724.

中国妇幼保健协会宫内疾病防治专委会，2023．子宫颈机能不全临床诊治中国专家共识（2023年版）［J］．中国实用妇科与产科杂志，39（2）：175-179.

中国优生优育协会妇科肿瘤防治专业委员会，2023．卵巢非良性肿瘤生育力保护及保存中国专家共识（2023年版）［J］．中国实用妇科与产科杂志，39（8）：809-816.

中国优生科学协会肿瘤生殖学分会，2022．卵巢恶性肿瘤保留生育功能的中国专家共识（2022年版）［J］．中国实用妇科与产科杂志，38（7）：705-713.

中国医师协会微无创医学专业委员会妇科肿瘤（学组）专业委员会，2021．早期子宫颈癌保留生育功能手术的中国专家共识［J］．中国微创外科杂志，21（8）：673-679.

中国妇幼保健协会生育力保存专业委员会．2021．女性生育力保存临床实践中国专家共识［J］．中华生殖与避孕杂志，41（5）：9.

中国研究型医院学会妇产科专业委员会．2023．早期子宫内膜癌保留生育功能治疗专家共识（2022年版）［J］．中国妇产科临床杂志，24（2）：215-219.

子宫内膜癌保留生育功能多学科诊疗中国专家共识编写组．2023．子宫内膜癌保留生育功能多学科诊疗中国专家共识［J］．中华生殖与避孕杂志，43（4）：346-356.

Abu-Rustum N R，Yashar C M，Arend R，et al.，2024．NCCN Guidelines® Insights：Cervical Cancer，Version 1.

Anderson R A，Amant F，Braat D，et al.，2020．ESHRE guideline：female fertility preservation．Hum Reprod Open［J］．Nov 14；2020（4）：hoaa 052.

Bentivegna E，Maulard A，Pautier P，et al.，2016．Fertility results and pregnancy outcomes after conservative treatment of cervical cancer：a systematic review of the literature［J］．Fertil Steril，106（5）：1195-1211，e5.

Chen H，Xiao L，Li J，et al.，2019．Adjuvant gonadotropin-releasing hormone analogues for the prevention of chemotherapy-induced premature ovarian failure in premenopausal women［J］．Cochrane Database Syst Rev，Mar 3，3（3）：CD008018.

Chen J Y，Cao D Y，Yang J X，et al.，2021．Management of recurrent endometrial cancer or atypical endometrial hyperplasia patients after primary fertility-sparing therapy［J］．Front Oncol，11：738370.

Chernyshova A，Kolomiets L，Chekalkin T，et al.，Fertility-sparing surgery using knitted TiNi mesh implants and sentinel lymph nodes：A 10-year experience［J］．J Invest Surg，34（10）：1110-1118.

De Paolis E，Paragliola R，Concolino P，2021．Spectrum of DICER1 germline pathogenic variants in ovarian sertoli–leydig cell tumor［J］．Journal of Clinical Medicine，10（9）：1845.

De Rocco S，Buca D，Oronzii L，et al.，2022．Reproductive and pregnancy outcomes of fertility-sparing treatments for early-stage endometrial cancer or atypical hyperplasia：a systematic review and meta-analysis［J］．Eur J Obstet Gynecol Reprod Biol，273：90-97.

Demeestere I，Brice P，Peccatori FA，et al.，2016．No evidence for the benefit of gonadotropin-releasing hormone agonist in preserving ovarian function and fertility in lymphoma survivors treated with chemotherapy：final long-term report of a prospective randomized trial［J］．J Clin Oncol，34（22）：2568-2574.

Huerta-Reyes M，Maya-Núñez G，Pérez-Solis MA，et al.，2019．Treatment of breast cancer with gonadotropin-releasing hormone analogs［J］. Front Oncol, 9: 943.

Lawton F G, Pavlik E J, 2022. Perspectives on ovarian cancer 1809 to 2022 and beyond［J］. Diagnostics, 12（4）: 791.

LI X, LI J, WU X, 2015. Incidence, risk factors and treatment of cervical stenosis after radical trachelectomy: A systematic review［J］. Eur J cancer, 51（13）: 175-179.

Matsuo K, Machida H, Grubbs B H, et al., 2018. Trends of low-grade serous ovarian carcinoma in the United States［J］. J Gynecol Oncol, 29（1）: e15.

Moore H C F, Unger J M, Phillips K A, et al., 2019. Final analysis of the prevention of early menopause study（POEMS）/SWOG intergroup S0230［J］. J Natl Cancer Inst, 111（2）: 210-213.

Nezhat C, Roman RA, Rambhatla A, et al., 2020. Reproductive and oncologic outcomes after fertility-sparing surgery for early stage cervical cancer: a systematic review［J］. Fertil Steril, 113（4）: 685-703.

Phelan R, Mann E, Napurski C, et al., 2016. Ovarian function after hematopoietic cell transplantation: a descriptive study following the use of GnRH agonists for myeloablative conditioning and observation only for reduced-intensity conditioning［J］. Bone Marrow Transplant, 51（10）: 1369-1375.

Tamauchi S, Kajiyama H, Utsumi F, et al., 2018. Efficacy of medroxyprogesterone acetate treatment and retreatment for atypical endometrial hyperplasia and endometrial cancer［J］. J Obstet Gynecol Res, 44（1）: 151-156.

Wang T, Jiang R, Yao Y, et al., 2021. Can prophylactic transvaginal cervical cerclage improve pregnancy outcome in patients receiving cervical conization? A meta-analysis［J］. Ginekol Pol, 92（10）: 704-713.

Wang Y, Yu M, Yang J X, et al., 2019. Prolonged conservative treatment in patients with recurrent endometrial cancer after primary fertility-sparing therapy: 15-year experience［J］. Int J Clin Oncol, 24（6）: 712-720.

Xiao Z R, Song Z Y, Wang J L, et al., 2021. Pregnancy outcomes after fertility preservation in women with endometrial carcinoma and atypical endometrial hyperplasia: a systematic review and meta-analysis［J］. Gynecol Obstet Clin Med, 1（4）: 190-196.

Yamagami W, Susumu N, Makabe T, et al., 2018. Is repeated high-dose medroxyprogesterone acetate（MPA）therapy permissible for patients with early stage endometrial cancer or atypical endometrial hyperplasia who desire preserving fertility?［J］. Gynecol Oncol, 29（2）: e21.

第 7 章

展 望

　　肿瘤生殖学（oncofertility）最早是肿瘤学（oncology）与生殖学（fertility and sterility）交叉领域的一门新兴学科，美国妇产科学 Teresa K.Woodruff 教授最早于 2006 年提出，将"Oncology"和"Fertility"结合在一起，出版了第一部肿瘤生殖学专著 *Oncofertility*：*Fertility Preservation for Cancer Survivors*，并成立了肿瘤生殖学协会（Oncofertility Consortium），旨在为年轻、有生育要求的肿瘤患者提供保存、恢复生育力的方法与途径。美国临床肿瘤学会（ASCO）及美国生殖医学学会（ASRM）亦发布部分指南，指导肿瘤专科医师在肿瘤治疗的同时重视对生育力的保护。肿瘤生殖学使肿瘤患者的生育力保存成为可能，但仍存在诸多问题。对于年轻的恶性肿瘤患者，如何在治疗前充分评估患者生育力保存的可能与风险，如何选用最适合的生育力保存方案（包括手术方式、术后放化疗方案的酌情制订等），在治疗后又该选择怎样的最佳时机为患者提供相应的助孕策略？这些问题的提出涉及一个系统研究体系和治疗理念的建立，也为广大的肿瘤学家、生殖医学家和生物医学基础研究学者开创了广阔的发展空间和前景。

一、男性肿瘤患者生殖保存的展望

　　相对于国外对男性肿瘤患者生育力保存的重视程度相比，我国男性肿瘤患者生育力保存的相关基础研究与临床应用较为落后，现阶段男性肿瘤患者、家属及社会公众，甚至部分医务工作专业人员对男性肿瘤患者生育力保存的重视程度不足，为男性生育力保存的基础研究和临床工作带来了相应的困难。因此，应从多方面提高对男性肿瘤患者生育力保存的重视。

（一）提高肿瘤科医生对生育力保存的重视

　　肿瘤患者相对于其他疾病而言面临着巨大的身体和精神压力，尤其对于年轻未生育的男性肿瘤患者，为了尽早接受肿瘤疾病的治疗忽视了肿瘤治疗相关诊疗对其自身生殖能力的影响。尤其在放化疗治疗过程中，其生殖毒性将不可避免地影响生育力。由此可见，肿瘤专科医生应提高对生育力保存的重视，深入了解科学有效的生育力保存方法；此外，生殖专科医师应对生育力保存进行专业宣教与授课，多维度、多角度共同促进肿瘤专科医生、生殖专科医生的相互协作，共同制订肿瘤患者个体化、科学化的保存生育力的诊疗方案，并纳入肿瘤诊疗计划，实现保护及恢复生育力的目标，提高肿瘤患者长期的生活质量与生育力。肿瘤患者生育力保护治疗的目的是生育，只有获得良好的生育结局，才是成功的生育力保护治疗，而生育力保护治疗的前提是安全，良好的肿瘤结局是生育力保护治疗的底线。因此，保留生育功能治疗的决策必须兼顾肿瘤结局与生育结局，应做好专业工作获得良好的肿瘤结局与生育结局。在掌握好适应证的前提下尊重患者意愿。最终的选择可根据患者对肿瘤结局与生育结局的期望。在不改变肿瘤结局的前提下改进生育力保护治疗方法以改善生育结局。同时，决策应个体化，保留生育功能治疗的适应证是依据循证医学的证据级别予以推荐的，低级别证据推荐或尚未被推荐的治疗具有相对较高的风险，但以高级别证据推荐的治疗也并非毫无风险，肿瘤专科医师应有充分的认识。更重要的是，现代医学模式决定了医疗行为的对象是患者本人，而不是疾病。每例患者和家属对肿瘤结局的期望是基本一致的，但对生育结局的期望并不完全相同。做出治疗决策的医师，应掌握好适应证，了解与尊重患者和其家属的意愿，并充分告知保留生育功能治疗的风险与获益，在规范化的前提下，实施个体化治疗，以保证良好的肿瘤结局并获得满意的生育结局。

（二）加强专业医疗咨询与宣教，提供专业医学指导

现阶段对于青春期后男性肿瘤患者的生育力保存技术已十分成熟，但绝大多数男性肿瘤患者无法从专业机构或专业医生得到专业信息，由此导致未行生育力保存，影响长期生活质量。因此，建立生育咨询机构、科普宣传栏及发放相关宣传资料等能有效增强肿瘤患者对生育力保存的正确认识，能更科学地认识自己的相关生殖问题。

1.加强肿瘤专科与生殖专科的相互协作与合作，建立有效转诊与咨询机制　绝大多数肿瘤患者在确诊后为求尽早治疗在很大程度上忽视了生育力保存。生育力保存更应该在肿瘤疾病相关治疗之前进行。现阶段我国肿瘤医院及肿瘤专科与精子库之间缺乏健全的生育力保存、咨询与转诊的机制，致使进行生育力保存的患者人数较少，学科研究发展缓慢，专科综合治疗效果差强人意，更影响了肿瘤患者的后续生活质量。目前，大多数男性肿瘤患者对生育力保存缺乏了解，可能与患者的教育程度、婚育情况、医务工作者宣教工作不足等因素有关。多数患者通过医务工作者了解生育力保存，但存在相当一部分有生育意愿患者不了解生育力保存，因而未实施生育力保护。由此可知，对于男性肿瘤患者，尤其对有生育意愿的年轻适育患者，宣教工作仍有很大的提升空间。医务工作者需要加大生育力保存的宣教力度，避免使有生育意愿的肿瘤患者失去繁衍后代的机会。随着医疗技术及教育水平的日渐提高，男性肿瘤患者的生育力保存迎来了新的发展机遇，尤其是年轻男性肿瘤患者具有进一步选择生育力保存的想法与实践。因此，肿瘤专科与生殖专科之间应当相互协作，即时沟通，完善转诊机制与流程，为男性肿瘤患者生育力保存提供更加科学、专业和便捷的绿色诊疗通道，帮助肿瘤患者及时有效地保存生育力。

2.加强公众社会媒体的宣传　由于传统观念及社会文化的影响，关于男性肿瘤患者生育力保存的相关宣传明显不足，社会公众对于男性肿瘤患者生育力保存的专业知识知之甚少，尤其当自身确诊肿瘤时得不到有效的生育力保存信息，导致肿瘤患者对生育力保存缺乏科学客观的认识。其次，社会舆论的偏失以及大众的不了解使得肿瘤患者对生育力保存的途径与方法知之甚少，尤其对相关伦理问题以及精液冻存等专业问题存在疑

虑和认识不足。因此，公众社会，包括网络媒体、电视以及专业杂志等应多途径多方位对男性肿瘤患者的生育力保存进行正面、客观、科学的宣传，促使大众社会接受男性肿瘤患者生育力保存的知识，进一步推动生育力保存事业的健康有序发展。

3.国家层面出台相关医疗保险政策，减轻患者负担　针对广大男性肿瘤患者及家庭而言，肿瘤疾病本身的诊疗费用昂贵，对个人及家庭造成了极大的经济及精神压力。与此同时，生育力保存也需要支付相应的费用，尤其针对长期保存的肿瘤患者，因此在一定程度上患者自身会将经济因素纳入是否考虑做生育力保存的决策中来。政府层面若能提供更多政策性扶持，出台相关医疗保险政策，将能够在很大程度上减轻肿瘤患者的经济与精神压力，亦更能推动肿瘤患者生育力保存事业健康地发展。

二、女性肿瘤患者生殖保存的展望

随着癌症早期诊断和治疗方法的显著进步，癌症患者的总生存期大大提高，白血病、乳腺癌等几种癌症可以几乎或完全治愈。这些改进使越来越多的年轻女性癌症幸存者活得更久，生活更有成效，从而使人们越来越关注癌症治疗的副作用及患癌后的长期的生活质量。

卵巢毒性是年轻女性癌症患者癌症治疗的主要副作用。几乎所有癌症的标准治疗方法，包括外科手术、化疗和放射治疗，都会威胁到女性的生育潜能。为了在"挽救生命"和"挽救生育力"之间找到一个平衡的解决方案，自20世纪90年代以来，人们一直致力于在癌症治疗之前、治疗期间和治疗之后保护患者的生育力。因此，在癌症存在的情况下，保护生育力已经变得非常重要，询问绝经前癌症妇女是否有生育意愿，并全面解释现有的生殖保存方法。美国临床肿瘤学会（ASCO）和美国生殖医学学会（ASRM）建议，在开始任何性腺毒性治疗之前，都应与被诊断为癌症的女性对于所有可能的生殖保存方案进行讨论。目前针对女性肿瘤患者进行生殖保存的入选标准和技术选择尚无明确的规定，相应的诊疗方案也各异。

（一）辅助生殖技术和其他保存生育力的方法

在某些情况下，"早期"妇科癌症被认为更具有侵袭性。对于最终将接受性腺毒性化疗和（或）盆腔/腹部照射的妇科癌症妇女，保留生育力的标准手段是使用辅助生殖技术。标准的辅助生殖技术干预包括癌症治疗前卵母细胞和胚胎的冷冻、卵巢组织冷冻；对于需要保留生育力、有禁忌证或缺乏时间行辅助生殖技术的女性来说，在化疗期间可选择使用生育保护剂和盆腔或卵巢转位。

目前，辅助生殖技术的最大风险之一是卵巢过度刺激综合征，特别是在卵巢功能储备良好、追求卵母细胞/胚胎冷冻保存的年轻患者中，严重时可能危及生命，并可能延迟癌症治疗开始的时间。而且，由于卵母细胞和胚胎冷冻保存是一种相对较新的生育保存方法，因此尚未对第二代或跨代的健康结果进行研究。卵巢组织冷冻保存包括冷冻卵巢组织，其中主要包含早期的卵泡。卵巢皮层，即卵巢的外层，通过手术收集。一旦患者接受并完成癌症治疗，冷冻的卵巢组织将被解冻，用于移植。这种保留生育力的方法可用于青春期前女性癌症患者。迄今为止，有许多卵巢组织冷冻保存和移植后恢复生育力和活产的成功案例，这也是尚未性成熟的儿童女性癌症患者的唯一选择。卵巢组织冷冻保存的好处是可以通过外科微创手术快速完成，且不需要激素刺激即可移植，但存在的主要风险是，对于某些类型的癌症，比如白血病，这个过程可能会给身体重新植入无法识别的恶性细胞。而当上述选择在临床中不可行或患者不希望使用时，也可以选择使用生育保护药物。目前已提出的GnRH激动剂的作用机制包括通过抑制促性腺激素水平、减少卵巢组织灌注和其他未知机制来保护现有的卵泡免受化疗期间的破坏，然而，因为原始卵泡不表达促性腺激素或GnRH受体，因此不受GnRH水平变化的影响。此外，研究表明，促性腺激素通过卵母细胞DNA断裂诱导原始卵泡死亡，而GnRH激动剂的作用机制并不直接抑制这一过程，所以，关于使用GnRH激动剂对化疗期间卵巢保护疗效的数据是有争议的，在癌症治疗期间使用GnRH激动剂可能有其他好处，如降低治疗期间因血小板减少症或全血细胞减少症患者阴道出血的概率。然而，由于GnRH激动剂缺乏保存生育力的有效性证据，美国临床肿瘤学会建议GnRH激动剂的卵巢抑制作用仍处于实验阶段，不能用于替代已证实的生育力保存方法。对于腹部和骨盆接受促性腺毒性辐射的女性，以及不希望在治疗前进行卵母细胞冷冻保存的女性，可以考虑卵巢转位。然而，这种方法并不总是成功的，而且有可能使卵巢和植入的卵母细胞重新迁移回辐射区域，除此之外，在这个过程中，虽然卵巢被手术移出辐射场，然而，卵巢移位术后子宫仍不受辐射保护，必须考虑子宫辐射对未来妊娠可能性的潜在影响。近年来，腹腔镜下子宫转位至上腹部已获初步成功报道，该方法可能为此类患者子宫保护提供一种可行的选择。

此外，还有子宫移植，但目前大量病例来自于活体供体，且获得适当的供体器官在目前仍然是个挑战。体外卵母细胞生长和成熟的培养也是一项很有前途的技术，这项技术将克服卵巢组织冷冻保存后微小残余癌灶的风险，目前在啮齿动物中取得了成功，但尚未成熟地应用于人类研究。研究发现，虽然恢复的卵母细胞数量在初潮前和初潮后的患者之间没有差异，但初潮后的IVM成功率显著高于初潮前癌症患者。关于IVM对肿瘤女性生殖保存的有效性后期还需要大量的研究和更多的临床数据，同时，在技术和伦理方面也仍存在极大的挑战。

（二）生殖保存的实施情况

尽管已建立许多生育力保存指南，并提出了最佳实践准则，但仍有超过50%的癌症患者没有得到他们所需要的关于生殖保存的全部信息，而且很少有患者真正接受生殖保存的治疗。这些事实背后的主要原因可能是患者和医疗保健人员对可能的计划生育策略缺乏认识。此外，社会人口差异已被证明会影响生育计划服务的获得。这些差异可能与教育水平的差异和无力负担生育费用有关。其他原因还包括时间限制、担心手术的安全性、担心未来妊娠有癌症复发的风险，以及担心将癌症传播给后代。

肿瘤患者的生殖保存与相关的医疗保健人员息息相关，包括：认识到跨专业医疗保健人员合作开发肿瘤生育服务的最佳方式，确定改善以患者为中心的肿瘤生育护理策略和原则，改善医疗保健人员关于肿瘤生育保存和支持决策的沟通方式，明确医疗人员在提供肿瘤生殖保存方面的作用，确保每个中心的护理是常规和可靠的，有更清晰的肿瘤生育专业发展和培训方法，并应用策略来改善可明确评估的肿瘤生育质量。目前，仍有大量医疗人员缺乏对肿瘤生殖保存的培训或该领域的专业知识。为了给关键医疗保健人员提供更清晰的指导以便更好地服务于生殖保存的肿瘤患者，后期需要进一步研究提高医疗保健人员技能的策略，以及优先考虑哪些医疗保健人员首先接受培训。实施肿瘤生育力系统培训将有助于各服务机构确定其护理模式和转诊途径，并根据现有的国际准则提供一致的高标准肿瘤生殖保存服务。

从患者的角度来说，最令人担忧的是，第三方支付人无法持续、及时地获得维持生育保存的资金。目前，许多国家立法没有包括肿瘤生殖保存这方面的规定，国家层面应该指导金融服务部门研究如何确保肿瘤患者能够获得癌性生育服务，提供不同形式生育保存的保险。

综上所述，关于辅助生殖技术及其他生育保护措施在癌症女性中的成功信息仍然是有限的，未来需进一步研究如何更好地确定生殖保存和肿瘤结果之间的关系，最终制定出适合我国国情的诊疗指南，致力于让临床医生在临床实践中有证可循，让肿瘤女性患者能够得到更全面和及时的生育保存治疗。

（张　燕　李长忠）

缩 略 词 表

英文缩略词	英文全称	中文
ACOG	American College of Obstetricians and Gynecologists	美国妇产科医师学会
AEH	atypical endometrial hyperplasia	子宫内膜非典型增生
AFC	antral follicle count	窦卵泡计数
AFP	α-fetoprotein	甲胎蛋白
AI	aromatase inhibitor	芳香化酶抑制剂
AMH	anti-müllerian hormone	抗米勒管激素
APS	antiphospholipid antibody syndrome	抗磷脂抗体综合征
ART	assisted reproductive technology	辅助生殖技术
ASCO	American Society of Clinical Oncology	美国临床肿瘤学会
ASRM	American Society for Reproductive Medicine	美国生殖医学学会
BEP	bleomycin, etoposide, cisplatin	博来霉素、依托泊苷、顺铂（一种化疗方案）
BMI	body mass index	体重指数
BRCA	breast cancer susceptibility gene	乳腺癌易感基因
CA125	carbohydrate antigen 125	糖类抗原125（一种肿瘤标志物）
CACA	China Anti-Cancer Association Guidelines for Integrated Diagnosis and Treatment of Tumors	中国抗癌协会肿瘤整合诊疗技术指南
CC	cervical carcinoma	宫颈癌
CCCT	clomiphene citrate challenge test	氯米芬刺激试验
CED	cyclophosphamide equivalent dose	环磷酰胺当量剂量
CI	confidence interval	置信区间
CIC	uterine cervical incompetence	宫颈功能不全
CMV	cytomegalovirus	巨细胞病毒

英文缩略词	英文全称	中文
CNL	copy number low/microsatellite stable	低拷贝型/微卫星稳定型
	copy number high，CNH/serous-like	高拷贝型/浆液性样型
COC	combined oral contraceptive	复方口服避孕药
COX	cyclooxygenase	环氧合酶
CR	complete response	完全缓解
CRF	corticotropin-releasing factor	促肾上腺皮质激素释放因子
CSFP	Chinese Society on Fertility Preservation	中华预防医学会生育力保护分会
CSRM	Chinese Society of Reproductive Medicine	中华医学会生殖医学分会
CT	computed tomography	计算机断层扫描
CTX	cyclophosphamide	环磷酰胺
DFS	disease-free survival	无病生存期
DMARD	disease modifying anti-rheumatic drug	抗风湿药物
DOR	diminished ovarian reserve	卵巢功能减退
E2	estradiol	雌二醇
EC	endometrial carcinoma	子宫内膜癌
EC-ls	Lynch syndrome associated-EC	林奇综合征相关EC
EC-met	MLH1-hypermethylationged EC	MLH1高度甲基化型EC
EEC	endometrioid carcinoma	子宫内膜样癌
EEJ	electroejaculation	电刺激诱导取精
EFI	endometriosis fertility index	子宫内膜异位症生育指数
EMR	electronic medical record	电子病历
EOC	epithelial ovarian cancer	上皮性卵巢癌
ER	estrogen receptor	雌激素受体
ESGE	European Society of Gynaecological Endoscopy	欧洲妇科内镜学会
ESGO	European Society of Gynaecological Oncology	欧洲妇科肿瘤学会
ESHRE	European Society of Human Reproduction and Embryology	欧洲人类生殖与胚胎学会
ESMO	European Society for Medical Oncology	欧洲肿瘤内科学会
FIGO	International Federation of Gynecology and Obstetrics	国际妇产科联盟
FSH	follicle-stimulating hormone	卵泡刺激素
FSS	fertility-sparing surgery	保留生育功能手术
FST	fertility-sparing therapy	保留生育功能治疗

英文缩略词	英文全称	中文
GCIG	Gynecologic Cancer InterGroup	国际妇癌组织
Gn	gonadotropins	促性腺激素
GnRH	gonadotropin-releasing hormone	促性腺激素释放激素
GnRHa	gonadotropin-releasing hormone agonist	促性腺激素释放激素激动剂
GTN	gestational trophoblastic neoplasia	妊娠滋养细胞肿瘤
HBOC	hereditary breast ovarian cancer	遗传性乳腺癌/卵巢癌
HER2	human epidermal growth factor receptor 2	人表皮生长因子受体2
HNPCC	hereditary non-polyposis colorectal cancer	遗传性非息肉病性结直肠癌（又名林奇综合征）
HRT	hormone replacement therapy	激素替代治疗
HSG	hysterosalpingography	子宫输卵管造影
HSIL	high-grade squamous intraepithelial lesion	高级别鳞状上皮内病变
HyCoSy	hysterosalpingo-contrast sonography	子宫输卵管超声造影
ICSI	intracytoplasmic sperm injection	卵胞质内单精子注射
IGCS	International Gynecologic Cancer Society	国际妇科肿瘤学会
IL-6	interleukin-6	白介素-6
ISFP	International Society for Fertility Preservation	国际生育力保护协会
IUI	intrauterine insemi-nation	宫腔内人工授精
IVF	*in vitro* fertilization	体外受精
IVF-ET	*in vitro* fertilization and embryo transfer	体外受精-胚胎移植
IVM	*in vitro* maturation	体外成熟培养
LE	letrozole	来曲唑
LH	luteinizing hormone	黄体生成素
LNG-IUS	levonorgestrel-releasing intrauterine system	左炔诺孕酮宫内缓释系统
LPS	Laparoscopy	腹腔镜手术
LPT	laparotomy	经腹手术
LRT	laparoscopic radical trachelectomy	腹腔镜广泛子宫颈切除术
LS	Lynch syndrome	林奇综合征
LUF	luteinized unruptured follicle	黄体化未破裂卵泡
LVSI	lymphovascular space invasion	淋巴脉管间隙浸润
MA	megestrol acetate	醋酸甲地孕酮

英文缩略词	英文全称	中文
MDT	multi-disciplinary treatment	多学科协作诊疗
MELAS	mitochondrial encephalomyopathy with lactic acidosis and stroke-like episodes	线粒体脑肌病伴高乳酸血症和卒中样发作
MFP	male fertility preservation	男性生育力保护
micro-TESE	micro surgical testicular sperm extraction	显微镜下睾丸切开取精术
MMR	mismatch repair	DNA错配修复
MMR-D	MMR-deficient	MMR缺陷型
MOGCT	malignant ovarian germ cell tumor	卵巢恶性生殖细胞肿瘤
MPA	medroxyprogesterone acetate	醋酸甲羟孕酮
MRI	magnetic resonance imaging	磁共振成像
MSI	micro satellite instability	微卫星不稳定性
	micro satellite instability/hyper mutated	MSI高突变型
MTX	methotrexate	氨甲蝶呤
MUSE	medicated urethral system for erections	经尿道给药
NACT	neoadjuvant chemotherapy	新辅助化疗
NCCN	National Comprehensive Cancer Network	美国国家综合癌症网络
NEOC	non-epithelial ovarian cancer	卵巢非上皮性肿瘤
NICE	National Institute for Health and Care Excellence	英国国家卫生与临床优化研究所
NIH	National Institutes of Health	美国国立卫生研究院
NR	no response	无反应
NSMP	no specific molecular profile	非特殊分子亚型
OC	oral contraceptive	口服避孕药
OS	overall survival	总生存期
OTC	ovarian tissue cryopreservation	卵巢组织冷冻
p53abn	*P53* abnormal	*P53*突变型
p53wt	*P53* wild-type	*P53*野生型
PALB2	partner and localizer of BRCA2	BRCA2伴侣和定位蛋白
PCOS	polycystic ovarian syndrome	多囊卵巢综合征
PD	progressive disease	疾病进展
PDE5	phosphodiesterase type 5	磷酸二酯酶Ⅴ型
PESA	percutaneous epididymal sperm aspiration	经皮附睾穿刺精子抽吸术

续表

英文缩略词	英文全称	中文
PET	positron emission tomography	正电子发射断层扫描
PET-CT	positron emission tomography-computed tomography	正电子发射计算机断层显像
PFAS	per- and polyfluoroalkyl substances	全氟和多氟烷基物质
PFS	progression-free survival	无进展生存
PGC	primordial germ cell	原始生殖细胞
PGT	preimplantation genetic testing	植入前遗传学检测
PID	pelvic inflammatory disease	盆腔炎
POEMS	prevention of early menopause study	绝经早期的预防研究
POI	premature ovarian insufficiency	早发性卵巢功能不全
POLEEDM	exonuclease domain mutations of POLE	POLE核酸外切酶突变型
PPOS	progestin primed ovarian stimulation	高孕激素状态下超促排卵
PR	partial response	部分缓解
PR	progesterone receptor	孕激素受体
ProMisE	proactive molecular risk classifier for endometrial cancer	子宫内膜癌的主动分子风险分类器
PTMC	processed total motile sperm count	前向精子运动总数
PVS	penile vibratory stimulation	阴茎振动刺激
RA	rheumatoid arthritis	类风湿关节炎
RAD51C	RAD51 paralog C	RAD51旁系同源物C
RAD51D	RAD51 paralog D	RAD51旁系同源物D
RCT	randomized controlled trial	随机对照试验
RFS	recurrence-free survival	无复发生存
ROS	reactive oxygen species	活性氧
RPFT	rate of progressive sperm after frozen-thawed test	冷冻复苏试验后前向运动精子百分率
RRPM	Recovery rate of progressive motile sperm	前向运动精子冷冻复苏率
RRT	robotic-assisted radical trachelectomy	机器人辅助腹腔镜广泛子宫颈切除术
RS	radical surgery	根治性手术组
RT	radical trachelec-tomy	广泛性宫颈切除术
SC	sperm concentration	精子浓度
SCST	sexcord-stromal tumor	性索间质肿瘤
SD	standard deviation	标准差

续表

英文缩略词	英文全称	中文
SIOP Europe	The European Society for Paediatric Oncology	欧洲儿科肿瘤学会
SLE	systemic lupus erythematosus	系统性红斑狼疮
SS	Sjögren's syndrome	干燥综合征
SSC	spermatogonial stem cell	精原干细胞
SSc	systemic sclerosis	系统性硬化
TCGA	the Cancer Genome Atlas	癌症基因组图谱
TESA	testicular sperm aspiration	睾丸穿刺取精术
TESE	testicular sperm extraction	睾丸切开取精术
TNF-α	tumor necrosis factor-α	肿瘤坏死因子-α
TPSA	total PR sperm count after frozen-thawed test,	冷冻复苏试验后前向运动精子总数
TTP	time to pregnancy	受孕时间
USO	unilateral salpingo-oophorectomy	单侧输卵管卵巢切除术
VRT	vaginal radical trachelectomy	经阴道广泛子宫颈切除术
WHO	World Health Organization	世界卫生组织